高等院校药学类专业
创新型系列教材

供药学、药物制剂、临床药学、制药工程、中药学、医药营销及相关专业使用

药物毒理学

主　编　韩　峰
副主编　王　文　沈甫明
编　者　（按姓氏笔画排序）
王　文　首都医科大学宣武医院
王　锐　宁夏医科大学
王义俊　南京医科大学
卢应梅　南京医科大学
刘启兵　海南医学院
沈甫明　同济大学附属第十人民医院
张跃文　河南中医药大学
陈靖京　长治医学院
陶蓉蓉　广州中医药大学
韩　峰　南京医科大学

华中科技大学出版社
http://www.hustp.com
中国·武汉

内 容 提 要

本书是高等院校药学类专业创新型系列教材。

本书内容包括绪论、药物毒代动力学等二十四章。本书突出两个特点：一是结合临床用药实际进行编写；二是尽可能反映常用药物毒理学最新研究成果。

本书大多数章节由案例分析、毒理学机制、延伸阅读、要点总结、测试习题组成。书中以二维码的形式增加了网络增值服务，内容包括教学 PPT 课件、知识链接、知识拓展、目标检测等。

本书可供药学、药物制剂等各类医药专业本科生使用。

图书在版编目(CIP)数据

药物毒理学/韩峰主编. —武汉：华中科技大学出版社，2020.2(2024.7重印)
高等院校药学类专业创新型系列教材
ISBN 978-7-5680-5837-7

Ⅰ. ①药…　Ⅱ. ①韩…　Ⅲ. ①药物学-毒理学-高等学校-教材　Ⅳ. ①R99

中国版本图书馆 CIP 数据核字(2019)第 301216 号

药物毒理学　　　　　　　　　　　　　　　　　　　　　　　　　　　　韩　峰　主编
Yaowu Dulixue

策划编辑：汪婷美
责任编辑：孙基寿
封面设计：原色设计
责任校对：刘　竣
责任监印：周治超

出版发行：华中科技大学出版社(中国•武汉)　　　电话：(027)81321913
　　　　　武汉市东湖新技术开发区华工科技园　　　邮编：430223
录　　排：华中科技大学惠友文印中心
印　　刷：武汉邮科印务有限公司
开　　本：880mm×1230mm　1/16
印　　张：16.75
字　　数：465 千字
版　　次：2024 年 7 月第 1 版第 4 次印刷
定　　价：69.80 元

本书若有印装质量问题，请向出版社营销中心调换
全国免费服务热线：400-6679-118　竭诚为您服务
版权所有　侵权必究

高等院校药学类专业创新型系列教材
编委会

丛书顾问　朱依谆 澳门科技大学　　李校堃 温州医科大学

委　员（按姓氏笔画排序）

卫建琮 山西医科大学	闵　清 湖北科技学院
马　宁 长沙医学院	沈甫明 同济大学附属第十人民医院
王　文 首都医科大学宣武医院	宋丽华 长治医学院
王　薇 陕西中医药大学	张　波 川北医学院
王车礼 常州大学	张宝红 上海交通大学
王文静 云南中医药大学	张朔生 山西中医药大学
王国祥 滨州医学院	易　岚 南华大学
叶发青 温州医科大学	罗华军 三峡大学
叶耀辉 江西中医药大学	周玉生 南华大学附属第二医院
向　明 华中科技大学	赵晓民 山东第一医科大学
刘　浩 蚌埠医学院	项光亚 华中科技大学
刘启兵 海南医学院	郝新才 湖北医药学院
汤海峰 空军军医大学	胡　琴 南京医科大学
纪宝玉 河南中医药大学	袁泽利 遵义医科大学
苏　燕 包头医学院	徐　勤 桂林医学院
李　艳 河南科技大学	凌　勇 南通大学
李云兰 山西医科大学	黄　昆 华中科技大学
李存保 内蒙古医科大学	黄　涛 黄河科技学院
杨　红 广东药科大学	黄胜堂 湖北科技学院
何　蔚 赣南医学院	蒋丽萍 南昌大学
余建强 宁夏医科大学	韩　峰 南京医科大学
余细勇 广州医科大学	薛培凤 内蒙古医科大学
余敬谋 九江学院	魏敏杰 中国医科大学
邹全明 陆军军医大学	

网络增值服务使用说明

欢迎使用华中科技大学出版社医学资源网 yixue.hustp.com

1. 教师使用流程

（1）登录网址：http://yixue.hustp.com （注册时请选择教师用户）

（2）审核通过后，您可以在网站使用以下功能：

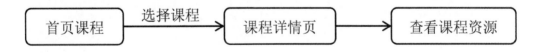

2. 学员使用流程

建议学员在PC端完成注册、登录、完善个人信息的操作。

（1）PC端学员操作步骤

①登录网址：http://yixue.hustp.com （注册时请选择普通用户）

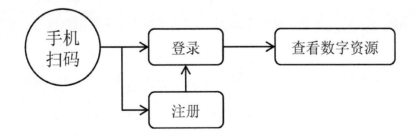

②查看课程资源

如有学习码，请在个人中心-学习码验证中先验证，再进行操作。

首页课程 → 选择课程 → 课程详情页 → 查看课程资源

（2）手机端扫码操作步骤

手机扫码 → 登录 → 查看数字资源
　　　　　↓　↑
　　　　　注册

总序

Zongxu

教育部《关于加快建设高水平本科教育 全面提高人才培养能力的意见》("新时代高教40条")文件强调要深化教学改革,坚持以学生发展为中心,通过教学改革促进学习革命,构建线上线下相结合的教学模式,对我国高等药学教育和药学专业人才的培养提出了更高的目标和要求。我国高等药学类专业教育进入了一个新的时期,对教学、产业、技术融合发展的要求越来越高,强调进一步推动人才培养,实现面向世界、面向未来的创新型人才培养。

为了更好地适应新形势下人才培养的需求,按照《中国教育现代化2035》《中医药发展战略规划纲要(2016—2030年)》以及党的十九大报告等文件精神要求,进一步出版高质量教材,加强教材建设,充分发挥教材在提高人才培养质量中的基础性作用,培养合格的药学专业人才和具有可持续发展能力的高素质技能型复合人才。在充分调研和分析论证的基础上,我们组织了全国70余所高等医药院校的近300位老师编写了这套高等院校药学类专业创新型系列教材,并得到了参编院校的大力支持。

本套教材充分反映了各院校的教学改革成果和研究成果,教材编写体例和内容均有所创新,在编写过程中重点突出以下特点。

(1)服务教学,明确学习目标,标识内容重难点。进一步熟悉教材相关专业培养目标和人才规格,明晰课程教学目标及要求,规避教与学中无法抓住重要知识点的弊端。

(2)案例引导,强调理论与实际相结合,增强学生自主学习和深入思考的能力。进一步了解本课程学习领域的典型工作任务,科学设置章节,实现案例引导,增强自主学习和深入思考的能力。

(3)强调实用,适应就业、执业药师资格考试以及考研的需求。进一步转变教育观念,在教学内容上追求与时俱进,理论和实践紧密结合。

(4)纸数融合,激发兴趣,提高学习效率。建立"互联网+"思维的教材编写理念,构建信息量丰富、学习手段灵活、学习方式多元的立体化教材,通过纸数融合提高学生个性化学习和课堂的利用率。

(5)定位准确,与时俱进。与国际接轨,紧跟药学类专业人才培养,体现当代教育。

(6)版式精美,品质优良。

本套教材得到了专家和领导的大力支持与高度关注,适应当下药学专业学生的文化基础和学习特点,并努力提高教材的趣味性、可读性和简约性。我们衷心希望这套教材能在相关课程的教学中发挥积极作用,并得到读者的青睐;我们也相信这套教材在使用过程中,通过教学实践的检验和实际问题的解决,能不断得到改进、完善和提高。

高等院校药学类专业创新型系列教材
编写委员会

前言
Qianyan

本书编写之际,适逢新中国70岁华诞。70载披荆斩棘,中国医药产业不断发展壮大,中国正由制药大国向制药强国迈进,中国的医药市场规模已连续5年位居全球第二。根据《国家药品安全"十二五"规划》《"十三五"国家药品安全规划》以及新修订的《药品经营质量管理规范》的发布实施要求,本书主要在以下方面进行了调整:适当精简了各章节生理知识的描述篇幅,加强了对产生毒理学效应的药物作用规律的归纳总结;反映临床药学特点,加强了与临床医学的融合。本书适合于各类医药专业本科生使用。

本书编写团队主要由教学科研一线的中青年教师组成,期望通过这本教材,充分利用教学资源,推动理论知识和临床实际的相互结合,从而锻炼学生的临床思维能力,提高学生的综合素质,充分激发和调动学生的学习兴趣。为达到以上教学目的,本书大多数章节由案例分析、代表药物的毒理学机制、延伸阅读、要点总结、测试习题组成。本书突出了两个特点。一是结合临床用药实际进行编写。增加了案例分析、知识链接等内容,希望有助于引发学生的思考,培养思辨能力,使医药专业学生更容易理解和掌握药物不良反应及药源性疾病的特点。二是尽可能反映常用药物毒理学最新研究成果。药物毒理学机制的解析,涉及药理学、生化与分子生物学、临床医学及病理生理学等多学科理论,我们结合最新进展介绍临床用药导致的副作用及其毒理学机制,希望学生在学习中能开阔视野,锤炼科研思维。

本书由8所高等医药院校的10名一线教师编写,南京医科大学药学院的张宇博士担任编写组秘书。感谢所有编者为撰写本书所付出的宝贵时间及精力。感谢中国药科大学季晖教授百忙中对本书的审核和修改。南京医科大学药学院冯黎黎博士协助整理与校对部分稿件。限于编者学识和水平,本书难免存在不足之处,敬请同行专家、使用本书的师生和其他读者批评指正。

韩 峰

目录

第一章 绪论 /1
- 第一节 药物毒理学的性质与任务 /1
- 第二节 药物毒理学的发展简史 /3
- 第三节 药物毒理学与临床合理用药 /6
- 第四节 药物毒理学在新药研究中的应用 /8
- 第五节 药物毒理学研究方法与技术 /9

第二章 药物毒代动力学 /15
- 第一节 药物毒性作用产生机制 /16
- 第二节 药物毒代动力学概述 /20

第三章 药物对肝脏的毒性作用 /33
- 第一节 药物对肝脏结构及功能的影响 /34
- 第二节 药物对肝毒性作用的类型及作用机制 /38
- 第三节 致肝毒性的常见药物 /45

第四章 药物对肾脏的毒性作用 /49
- 第一节 药物导致肾脏毒性概述 /50
- 第二节 药物对肾脏毒性作用的类型及作用机制 /55
- 第三节 药物肾脏毒性常见药物 /59

第五章 药物对心血管系统的毒性作用 /68
- 第一节 药物心血管系统毒性概述 /68
- 第二节 药物对心血管系统毒性作用的类型及作用机制 /73
- 第三节 心血管系统毒性常见药物及评价方法 /78

第六章 药物对神经系统的毒性作用 /87
- 第一节 药物神经系统毒性的作用机制 /87
- 第二节 药物对神经系统毒性作用的类型及作用机制 /90
- 第三节 导致神经系统毒性的常见药物 /94
- 第四节 药物神经毒理学机制研究方法 /97
- 第五节 药物成瘾与依赖性 /102

第七章 药物对消化系统的毒性作用 /107
- 第一节 药物毒性作用产生机制 /108
- 第二节 药物对消化系统毒性作用的类型及作用机制 /109
- 第三节 药物消化系统毒性常见药物 /110

第八章 药物对呼吸系统的毒性作用 /114
- 第一节 药物对呼吸系统毒性作用的解剖生理学基础 /114
- 第二节 药物对呼吸系统毒性作用的类型及机制 /116
- 第三节 呼吸系统损伤的检测方法 /122

第九章 药物对血液系统的毒性作用 /124
- 第一节 药物血液系统毒性概述 /125
- 第二节 药物对血液系统毒性作用的类型及作用机制 /128
- 第三节 药物的血液系统毒性 /132

第十章 药物对内分泌系统的毒性作用 /139
- 第一节 内分泌系统的功能与调节 /139
- 第二节 药物对内分泌系统毒性作用的类型及机制 /140
- 第三节 内分泌系统损伤的检测方法 /144

第十一章 药物对免疫系统的毒性作用 /147
- 第一节 免疫系统的组成及其功能 /147
- 第二节 药物对免疫系统毒性作用的类型及机制 /149
- 第三节 药物免疫系统毒性评价及防治原则 /152

第十二章 药物对皮肤的毒性作用 /156
- 第一节 皮肤的结构功能特点 /156
- 第二节 常见药物对皮肤毒性作用的类型及作用机制 /158
- 第三节 药物皮肤毒性的评价及防治原则 /163

第十三章 药物对耳的毒性作用 /170
- 第一节 耳的结构功能特点 /170
- 第二节 常见药物耳毒性作用及机制 /172
- 第三节 药物耳毒性的评价及防治原则 /174

第十四章 药物致癌性及其评价 /177
- 第一节 化学致癌物的分类 /177
- 第二节 化学致癌作用机制 /178
- 第三节 常见致癌药物 /180
- 第四节 药物致癌性评价 /181

第十五章 药物的生殖和发育毒性及评价 /184
- 第一节 药物的生殖毒性 /185
- 第二节 药物的发育毒性 /186
- 第三节 药物生殖与发育毒性评价 /187

第十六章 药物的遗传毒性及评价 /190
- 第一节 药物致遗传物质损伤的类型 /190
- 第二节 药物致遗传损伤的机制 /192
- 第三节 药物致遗传损伤的评价及检测方法 /194

第十七章 中药的毒性作用 /198
- 第一节 中药"毒"的含义 /199
- 第二节 中药的毒性成分及中药中毒的临床表现 /200
- 第三节 中药中毒的主要原因和合理应用 /202

第十八章　生物技术药物安全性评价　/206
　　第一节　生物技术药物概述　/206
　　第二节　生物技术药物安全性评价基本原则　/208
　　第三节　生物技术药物安全性评价　/210

第十九章　新药安全性评价和GLP规范化管理　/214
　　第一节　药物安全性评价　/214
　　第二节　GLP实验室　/216

第二十章　药物安全药理学研究　/219
　　第一节　概述　/219
　　第二节　安全药理学的基本原则　/219
　　第三节　安全药理学的基本内容　/220
　　第四节　安全药理学试验设计的基本要求　/221

第二十一章　药物单次给药毒性研究　/223

第二十二章　药物重复给药毒性研究　/230

第二十三章　药物刺激性、过敏性和溶血性毒性研究　/236

第二十四章　上市药品的安全性监测　/244
　　第一节　药品不良反应监测与报告制度　/244
　　第二节　药品风险产生的原因　/246
　　第三节　药物警戒与药品上市后的风险管理　/246
　　第四节　药品上市后安全性再评价　/248

参考文献　/250

第一章 绪 论

> **学习目标**
> 1. 掌握:药物毒理学概念。
> 2. 熟悉:药物毒理学的分类、任务、历史及研究方法。
> 3. 了解:药物毒理学的应用。

药物毒理学(drug toxicology)是研究药物对机体有害作用及其规律的学科,是伴随着现代药学和毒理学的发展派生而来的一个毒理学分支学科。药物毒理学主要根据药物的理化特性,运用毒理学的原理和方法,对药物进行全面系统的安全性评价并阐明其毒性作用机制,以降低药物对人类健康危害程度。

《中华人民共和国药品管理法》将药品定义为"药品是指用于预防、治疗、诊断人的疾病,有目的地调节人的生理机能并规定有适应证或者功能主治、用法和用量的物质,包括中药材、中药饮片、中成药、化学原料药及其制剂、抗生素、生化药品、放射性药品、血清、疫苗、血液制品和诊断药品等"。药物毒理学可帮助正确认识药品本身固有的两重性(药效作用和不良反应),做到趋利避害是药物毒理学区别于其他各毒理学分支的基本特征,既有助于药物成药性的判断,也强调对药物临床使用安全性应予以足够重视。

药物毒理学的主要目的在于指导新药研发和临床合理用药,避免或减轻药物不良反应的发生,针对药物在使用过程中出现的不良反应的规律与特征进行归纳,对毒性相关机制探索与阐明等。主要研究人类在使用药物防病治病过程中,药物不可避免地导致机体全身或局部病理学改变,甚至引起不可逆损伤或致死作用;同时也研究药物对机体有害作用的发生、发展、转归、毒理机制及其危险因素,既包括对新药上市前的安全性评价和危险性评估,也包括药品上市后的安全性监测和危险性评估,广泛应用在对新药非临床安全性评价、临床研究(clinical trials)及临床合理用药(clinical rational drug use)等方面。此外,药物毒理学研究通过对药物毒性机制的解析,有助于发现药物的新适应证和新临床用途。

第一节 药物毒理学的性质与任务

药物毒理学是医药科学的一部分,包括药物非临床毒理学研究和临床毒理学研究,既是基础科学也是应用科学。近年来,与药物毒理学相关的生物化学、分子生物学、细胞生物学、系统生物学等前沿学科及相关技术,特别是基因组学、蛋白质组学和代谢组学的飞速发展赋予了药物毒理学新的发展契机,从而拓展了研究思路、方法、技术和理念,推进了该领域从整体、器官、组织、分子水平甚至到基因水平的全面提升。

药物进入机体后,对各器官并非产生同样的毒性作用,而只选择性地对部分器官产生直接毒性作用,这些器官称为靶器官(target organ)。引起典型病变的主要部位如为组织则称作靶组织。例如,四氯化碳慢性中毒主要损害肝脏,肝脏即为四氯化碳的靶器官。药物产生毒性作用的靶部位与药物吸收进入机体分布特点并不一定一致,即药物在体内的靶器官不一定是效应器官,产生药理效应的组织器官与产生毒理作用的组织器官可能完全不同,如氨基糖苷类药物可以用于治疗泌尿道或胃肠道细菌感染,但所造成的损伤是听神经或肾组织并呈特异性。同一药物可能有一个或若干个毒性靶部位,同一个靶部位也可能受多种药物影响并导致损伤。如强心苷可分别对神经系统和心脏有毒性作用,而利福平、对乙酰氨基酚则均可对肝脏产生损伤作用。对同一靶组织能产生损伤作用的药物联合使用时,可导致该组织损伤产生的提前,并加重该组织的损伤程度。

对毒性靶组织或毒性靶器官而言,药物所引起的毒性作用可分为直接毒性作用和间接毒性作用两种,其中直接毒性作用是药物或其活性代谢产物到达靶部位引起的毒性反应,而间接毒性作用则被认为是药物或其活性代谢产物导致机体某些调节功能的变化,继而影响其他器官组织。

根据研究任务目的的不同,药物毒理学通常可分为以下三个方面。

1. 描述性药物毒理学(descriptive drug toxicology)

与传统毒理学相似,通常以药物毒性的结果为研究对象,从而为药物安全性评价和其他常规需要提供毒理学信息。描述性药物毒理学的常规研究思路是设计合理的动物实验,获得药物毒性资料,以此为基础评估药物使用时对人类的可能毒性作用参数,如药物的半数致死量(median lethal dose,LD_{50})、最大耐受量(maximum tolerated dose,MTD)等。通常的商业性或政府机构的毒性实验室的实验项目均以获得药物基本毒性信息(数据库等)为目的,用于确定大多数用药情况下对各种器官的毒性(危害),包括药物临床前描述性毒理学和药物临床毒理学。药物临床前描述性毒理学,也被称为临床前安全性评价,评价试验品的单次给药性、重复给药毒性、遗传毒性、生殖毒性、免疫毒性、药物毒代动力学和致癌性等,从而发现未观察到作用剂量(no observed effect level,NOEL)、未观察到有害作用剂量(no observed adverse effect level,NOAEL)、药物的安全范围(margin of safety,MOS)、药物毒性反应症状出现和持续及结束的时间、机体对毒物的代谢和清除、毒物的吸收、分布与蓄积,以及毒性作用的性质和可逆性等。

2. 机制药物毒理学(mechanistic drug toxicology)

机制药物毒理学通过对生理、细胞、分子、生物化学等方面的研究,探寻药物毒性产生过程对相关细胞或组织的影响,阐明药物对机体毒性作用的生物学过程、毒性效应和分子机制。通常在整体动物首先获得药物有损健康作用的组织学与功能改变的信息,随后通过细胞生物学、生物化学和分子生物学手段明确药物产生毒性的机制。据此再确定特定有害事件(如癌症、出生缺陷等)是否可能在人类出现。在新药研究的药物发现阶段对药物的危险性评估具有很高的价值,其结果在设计或优化安全有效的新化学结构时也有重要的指导意义。

3. 管理药物毒理学(administration drug toxicology)

以描述性毒理学和(或)机制药物毒理学提供的资料为基础,并通过系统的毒性研究明确特定受试药物是否能呈现足够高的安全性。我国根据应用毒理学研究资料,评价某个正在申请中的药品、化妆品、保健食品或食品添加剂的安全性,从而决定其是否可以上市,制定安全使用条件并对药物上市后的不良反应监测做出规定,以最大限度地减少其危害作用。

第二节 药物毒理学的发展简史

20世纪60年代至今,多个大规模药物毒性反应事件的暴发,使得药物使用与研发机构和监管机构对研究药物毒性及其规律愈发重视,新药临床前安全性评价与临床研究人体安全性评价,成为药物上市前避免大规模毒性反应出现的重要防线,各国政府主管部门相继制定并多次修改相应法规与细则,药物毒理学科的作用变得日益重要。

一、中国传统医学与药物毒理学起源

我国药学家薛愚在《中国药学史料》"原始社会形成与药物的萌芽"一节中指出"药物是人类在劳动生产中与疾病做斗争即萌芽的,是与物质生活联系在一起的"。我国古代的药物毒性研究或药物毒理学研究在世界上是同时代最早、最丰富和最详细的,当然主要是对给药后引起的毒副反应的记载。实际上能治病的就是药物。用药治病产生的毒副反应就是药物的毒性,研究其毒性表现并记录下来就是药物毒理学的雏形。成书于秦汉时期的《黄帝内经》成为大多数中医药著作的基础。我国古书《淮南子》的"修务训"中记有"神农尝百草,一日而遇七十毒",就是最早的药物毒理学。公元1世纪的后汉,我国出了世界上最早的药学专著《神农本草经》,它收载药物365种,总结了药物作用的基本规律。

唐代药王孙思邈于公元652年著有名著《千金要方》,将药物按药性分为三种,即上、中、下三品。上品"多服久服不伤人";中品"无毒有毒斟酌为宜";下品"多毒不可久服",如乌头、鸦片、大麻、大黄、硫黄和汞等,书中还描述了这些药物的作用及相应的解毒剂。书中收载药方5300余首,其中一首药方"砒矾丸和紫金丹"中的主药是砒霜,用于治疗哮喘。公元657年,医药学者编著《新修本草》历时两年,收载药物884种,它实际上是我国,也是世界上最早的一部药典,它比西方国家认为的世界上最早的意大利颁布的《佛罗伦萨药典》早800多年,比《丹麦药典》早1100年。明代李时珍撰写的世界上最伟大的药物学巨著《本草纲目》,共载药物1892种,附方11000余首,对今天的药物毒理学仍有重要的参考价值。

二、近代与现代的药物毒理学发展

著名的瑞士毒理学家Paracelsus(公元1493—1541年,文艺复兴时期)认为"万物皆毒,不存在任何非毒物质,剂量决定一种物质是毒物还是药物"。Paracelsus提出实验毒理学研究、毒理学中靶器官及剂量-反应关系的理论,为毒理学一些基本概念的提出做出了重大贡献,这些理论构成了药物毒理学的基础。

法国实验生理学家和医生Magendie(1783—1855年)对依米丁、士的宁和箭毒的反应机制和体内分布进行的一系列研究,成为毒理学和药理学的经典。他在生理学、药学及毒理学上的重要贡献是证明了脊髓神经的功能,研究了血液流动、吞咽和呕吐生理反应,并在士的宁、碘和溴化合物作为药物的应用中作出了贡献。

西班牙医生马修·奥菲拉(Mathieu Orfila,1787—1853年),提出了现代毒理学的定义,他确定了毒药与其生物特性之间的关系。他用犬做实验,将已知毒物的化学与生物化学知识相联系,进行系统的归纳与分析,并在1815年出版了第一本专门讨论天然物质毒性的专著《毒理学概论》,被誉为"现代毒理学之父"。

第二次世界大战期间医药科学技术迅速发展,有机化学、合成化学快速发展,实验生理学、实验药理学兴起并不断发展,生物学、统计学开始产生。1930年,美国实验毒理学杂志*Archives of Toxicology*创刊。1931年美国的磺胺酏剂事件造成107人死亡,对其中毒机理

的研究大大促进了毒理学的发展。1934年我国药理学家陈克恢提出的用高铁血红蛋白形成剂和硫代硫酸钠来解除氰化物中毒,促进了临床毒理学的发展,成为毒理学发展史上的一个重要事件。第二次世界大战时,研究者发现有机磷中毒的机制在于抑制机体的胆碱酯酶,后来发现沙林、梭曼和塔崩等神经毒剂也是胆碱酯酶的不可逆抑制剂。20世纪50年代科学家发现毒物和药物代谢与细胞色素P450氧化酶家族关系密切,促进了中毒及解毒的分子机理研究。

新中国成立后,我国在中国医学科学院建立毒理学研究室,此后军事医学科学院和其他医学院校相继建立毒理学研究所或毒理学教研室、研究室,开展药物毒理、卫生毒理、食品毒理、农药毒理、化妆品毒理的教学科研工作,为我国经济发展和保护人民健康做出了重要贡献。1985年,我国分别在中华预防医学会和中国药理学会内设立卫生毒理专业委员会和药物毒理专业委员会。各种药物毒理学有关的杂志也纷纷创刊,如《中国药理学与毒理学杂志》《中国新药杂志》《中国新药与临床杂志》《中国临床药理学杂志》《中国药物依赖性杂志》《中药新药与临床药理》等。1993年,中国毒理学会正式成立,为壮大专业队伍及开展学术交流提供了平台,我国毒理学事业迈出重要一步。

近年来,随着人类基因序列测试的完成以及高新技术和方法的应用,毒理学研究有了突破性的发展。基因组学、蛋白质组学和代谢物组学纷纷出现,使毒理学研究从传统的、经典的方法向现代化的分子、基因操纵手段发展,使机制毒理学研究有了新的发展和突破,基因在代谢活化和解毒方面的作用成为现代毒理学研究的前沿。

三、历史上产生严重危害的药物毒理学事件

历史教训不可忘记。历史上有不少新药因未进行或没有进行完整的、科学规范的安全性评价而产生严重危害的事件,今天回忆起来仍然触目惊心。

1935—1937年,美国,二硝基酚减肥引起白内障,并造成骨髓抑制导致177人死亡,二甘醇磺胺酏剂事件造成急性肾功能衰竭而导致107人死亡,这些都是因这些药物未做任何安全性评价就应用于临床而造成的惨剧。

1937—1959年,美国,女性使用黄体酮治疗先兆流产,结果使600多名女婴出现生殖器男性化。这是人们不重视动物实验结果造成的,其实早在1939年就报道化学合成的孕激素分子结构与雄激素类似,可使后代雌性动物雄性化。

1954—1956年,法国,有机锡胶囊事件引起207人视力障碍,其中102人死亡,这是因为当时单次给药毒性试验仅观察24 h,不仅LD_{50}不准确,而且让人误以为毒性不大,因为24 h内没有出现神经毒性症状,如果按现在的要求观察7~14天,则此悲剧就可以避免。

1959—1962年,举世震惊的"反应停"惨案是因为致畸实验动物选择不当,仅用大鼠、小鼠而未用敏感的兔、猴进行实验,造成欧洲国家约12000名婴儿畸形。

1966—1972年,日本,氯碘喹啉事件,因为重复给药毒性试验不完善而造成千人失明或下肢瘫痪。

部分新药在进入临床使用后因严重毒性而被撤出市场。20世纪90年代,替马沙星引起患者溶血性贫血而导致肾衰;芬氟拉明、特非那定、阿司咪唑、格帕沙星均因心脏毒性而撤出市场;溴芬酸钠因肝毒性太大而停止应用等。到21世纪初,被淘汰的上市药品依然不断,如降脂药西立伐他汀钠可引起横纹肌溶解,盐酸苯丙醇胺(PPA)因引起血压升高、心律失常、过敏等被美国、中国停止使用,胃肠用药西沙必利引起严重的心脏毒性,降糖药曲格列酮引起肝坏死,抗风湿药万络引起心肌梗死、卒中。上述药物均被停止使用。

为避免惨痛的药害事件再度发生,需要加强临床前安全性评价和临床毒理学研究。1972年,新西兰在其《实验室注册法》(Testing Laboratory Registration Act)中第一次正式提出了GLP的概念,为药物开发前期非临床研究的质量控制与管理提供了新的思路。1978年,美国

FDA推出了《药物非临床研究质量管理规范》(GLP),规范了毒理学试验的标准,使毒性试验结果更具说服力与可比性、可评价性,这标志着GLP法规的真正诞生。1993年底,我国也发布了《药品非临床研究质量管理规范》(试行),并于2003年正式颁布并实施《药物非临床研究质量管理规范》,逐步要求为药品申报注册而进行的药物非临床安全性评价研究必须在符合GLP要求的机构中进行。

此外,为了减少由于药物的潜在毒性带来的巨大研发风险,FDA 2004年制定了关键路线计划(critical path initiative,CPI),欧盟也制定了类似的创新药物计划(innovation medicines initiative,IMI)。呼吁生物医学领域继续加强实施以"化合物鉴定、毒性途径、靶向测试以及剂量反应与外推建模"为模块进行新的毒性试验方式的变革,解决因安全性原因所导致的新药研发失败的问题。

四、药物毒理学研究的转化

(一)从整体动物实验向毒理学替代法转化

近年来,随着实验动物使用的3R(Reduction,Refinement,Replacement)原则的倡导与生物医学研究模式的转变,采用大量整体动物的毒理学评价方法面临着新的挑战,建立符合3R原则的动物实验替代法已经成为毒理学研究方法发展的必然趋势。毒理学替代法是指能替代实验动物、减少所需动物数量、使动物实验程序得以优化或减少动物痛苦的方法或程序。毒理学替代法使用其他方法而不用动物进行实验,包括用组织学、胚胎学、细胞学、多种组织或计算模型等方法取代整体动物实验,以低等动物取代高等级动物等。其中,利用体外实验进行毒性预测的替代法发展最为迅速,如用于评价药物肝毒性的离体肝脏灌流模型和用于评价生殖毒性的胚胎干细胞试验。现阶段动物替代实验方法已大量应用在药理毒理学研究中,具有减少体内实验影响因素、减少动物使用、缩短实验周期以及降低实验成本等多种优越性,其应用价值逐渐被研究者认同。目前的迫切任务是对这些实验方法进行有效性验证并探索实践精准的评价指标,以获得药政管理部门的认可。

(二)由传统毒理学评价向发现毒理学转化

在新药发现早期开展发现毒理学研究是提高新药研发效率的重要策略之一。传统毒理学是以整体动物实验为主研究药物毒性,在人力、物力、时间和财力等方面都花费巨大,无法满足海量候选化合物毒性筛选的需要,因此成为限制整个药物研发的瓶颈。发现毒理学是在创新药物的研发早期,对所合成的系列新化合物实体(new chemical entities,NCEs)进行毒性筛选,以发现和淘汰因毒性问题而不适于继续研发的化合物,指导合成更安全的同类化合物。例如,高内涵分析(high content analysis,HCA)是基于高效新药筛选需求发展起来的一项新技术,主要特点是基于活细胞、多参数、实时、高通量,能够实现化合物多种生物活性及毒性的早期快速检测,为发现毒理学研究提供了高效的技术手段。目前,高内涵分析已用于多种靶器官细胞毒性、遗传毒性、神经毒性、血管毒性、生殖毒性等检测以及毒理学分子机制的研究。

(三)由描述毒理学研究向机制毒理学转化

药物毒理学的发展离不开实验方法和技术的不断改进、创新和完善。借助于现代药理学、化学生物学、生物化学和分子生物学、基因组学、病理学、医学以及应用数学、计算机技术和生物信息学等方法的发展促进了药物毒理学由描述毒理学研究向机制毒理学转化,药物毒理学实现了从整体和器官水平向细胞和分子水平甚至基因水平的飞跃。例如,近年国内外研究的重点主要集中在早期心血管、肝和肾的药物毒理损伤以及致癌作用机制的研究。机制毒理学对动物实验资料的外推(从动物推导到人)、生物学标志物的发现、危险性评定、药物发现等有重要意义。

第三节 药物毒理学与临床合理用药

据世界卫生组织估计,在所有开出的药物中,有一半以上的配药或销售行为不当,而且有半数患者没有正确用药。过度用药、用药不足和错误用药导致了稀缺资源的浪费和广泛的卫生危害。而我国城乡居民用药行为不规范现象普遍存在。全国居民健康素养监测数据显示,能够正确阅读药品说明书的居民比例不高。众多居民曾有自我采用药物治疗经历,在服药过程中随意增减疗程或自行更换药物。因此,合理用药是存在于全世界范围内的重大问题。

通过临床前研究以及Ⅰ期、Ⅱ期和Ⅲ期临床试验能避免或发现很多药物毒性反应,然后通过设置药物标签中的警示或直接禁止上市能减少严重的不良反应的发生。即使是已经上市的药物,在临床治疗时也需要平衡患者获益及其产生药物不良反应的风险。随着过去的几十年中新药研发模式的变化,人们服药频率的增加,使用者地域性差异的扩大,以及伴随复杂病理过程、生物治疗、多药并行治疗等情况,药物不良反应的指导、预防和识别需要新的原则,而这些指导原则必须基于药物毒理学的科学评价。

一、合理用药的基本概念

合理用药是指根据疾病种类、患者状况和药理学理论选择最佳的药物及其制剂,制定或调整给药方案。一般所指的合理用药是相对的,它包括安全、有效、经济与适当这四个基本要素。近年来,随着对用药安全的逐渐重视,合理用药已成为药物毒理学及临床用药中的一项重大课题。处方药、非处方药均要正确阅读药品说明书,或严格遵医嘱,切勿擅自使用。任何药物都有不良反应,非处方药长期、大量使用也会导致不良后果;特别是抗菌药物和激素类药物,不能自行调整用量或停用;孕期及哺乳期妇女用药要注意禁忌。儿童、老人和有肝脏、肾脏等方面疾病的患者,用药应当谨慎,用药后要注意观察;从事驾驶、高空作业等特殊职业者要注意药物对工作的影响;保健食品不能替代药品,等等。

二、药品不良反应与合理用药

药品作用于机体,除了发挥治疗的功效外,有的还会由于种种原因而产生某些与药品治疗目的无关而对人体有损害的反应,这就是药品不良反应(adverse drug reaction,ADR)。美国食品药品监督管理局定义了药品不良反应为药物使用中任何与药物本身治疗效应无关的不良医学事件;我国国家药品不良反应监测中心对于药品不良反应的定义是合格药品在正常用法用量下出现的与用药目的无关的有害反应。

药品不良反应一般可分为副作用、毒性反应、过敏反应和特异质反应等。药品不良反应的发生率较高,特别是在长期使用或用药量较大时,情况更为严重,甚至引起死亡。严格地讲,几乎所有药物在一定条件下都可能引起不良反应。但是,只要合理使用药物,就能避免或使其危害降低到最低限度。因此在临床前药物毒性研究及临床药物毒性研究的基础上,如何避免或降低药物上市后的不良反应发生率应该受到足够的重视。

严格遵循合理用药指导原则能有效减少临床不良反应的发生。用药前应全面地了解该药的药理性质,严格掌握药品的适应证,选用适当的剂量和疗程,明确药品的禁忌。在用药过程中还应密切观察病情的变化,及时发现药品产生的不良反应,加以处理。对于一些新药,由于临床经验不足,对其毒副作用观察及了解不充分,在使用时就更应慎重。

知识链接 1-2

三、影响合理用药的因素

(一) 药物选择

用药合理与否关系到治疗的成败。在选择用药时,必须考虑以下几点。①是否有用药的必要。在可用可不用的情况下无须用药。②若必须用药,就应考虑疗效问题,科学制定治疗方案。③药物疗效与药物不良反应的轻重权衡。大多数药物都或多或少地有一些与治疗目的无关的副作用或其他不良反应。一般来说,应尽可能选择对患者有益无害或益多害少的药物,因此在用药时必须严格掌握药物的适应证,防止滥用药物。④关注多药联用可能带来的安全问题。多药联用可能使原有药物作用增加,称为协同作用;也可能使原有药物作用减弱,称为拮抗作用。提高治疗效应,减弱毒副反应是多药联用的目的,反之,治疗效应降低,毒副反应加大,是联合用药不当所致,会对患者产生有害反应。

(二) 剂量

为保证用药安全、有效,通常采用最小有效量与达到最大治疗作用但尚未引起毒性反应的剂量之间的那一部分剂量作为常用剂量。临床所规定的常用剂量一般是指成人(18～60岁)的平均剂量,但对药物的反应因人而异。年龄、性别、营养状况、遗传因素等对用药剂量都有影响。小儿所需剂量较小,一般可根据年龄、体重、体表面积按成人剂量折算。老人用的药物可按成人剂量酌减。另外,对于体弱、营养差、肝肾功能不全者用药剂量也应相应减少。

(三) 制剂与给药途径

同一药物、同一剂量、不同的制剂会引起不同的药物效应,这是因为制造工艺不同导致了药物生物利用度的不同。选择适宜的制剂也是合理用药的重要环节。

不同给药途径(口服、注射给药、局部表面给药、吸入给药、直肠给药及舌下给药等)影响药物在体内的有效浓度,与疗效关系密切。如硫酸镁注射给药产生镇静作用,而口服给药则导泻。各种给药方法都有其特点,临床主要根据患者情况和药物特点来选择。

(四) 用药疗程

适当的给药时间间隔是维持血药浓度稳定、保证药物无毒而有效的必要条件。给药间隔太长,不能维持有效的血药浓度;间隔过短可能会使药物在体内过量,甚至引起中毒。根据药物在体内的代谢规律,以药物血浆半衰期为时间间隔恒速恒量给药,4～6个半衰期后血药浓度可达稳态。实际应用中,大多数药物是每日给药3～4次,只有特殊药物在特殊情况下才规定特殊的给药间隔,如洋地黄类药物。对于一些代谢较快的药物可由静脉滴注维持血药浓度恒定,如去甲肾上腺素、催产素等。对于一些受机体生物节律影响的药物应按其节律规定用药时间,如长期使用肾上腺皮质激素,根据激素清晨分泌最高的特点,选定每日清晨给药以增加疗效,减少副作用。

药物的服用时间应根据具体药物而定。易受胃酸影响的药物应饭前服,如抗酸药;易对胃肠道有刺激的药物宜饭后服,如阿司匹林、消炎痛等;而镇静催眠药应睡前服,以利其发挥药效,适时入睡。疗程的长短应视病情而定,一般在症状消失后即可停药;但对于慢性疾病需长期用药者,应根据规定按疗程给药,如抗结核药一般应至少连续应用半年至一年以上。另外,疗程长短还应根据药物毒性大小而定,如抗癌药物应采用间歇疗法给药。

四、个体化精准给药

患者的年龄、原有疾病史和同时进行的其他治疗都影响药物不良反应的易感性。存在肾功能损害、肝功能损害和高龄患者可增加药物不良反应的发生率。一些遗传因素也极为重要,如血管紧张素转化酶抑制剂(ACEI)引起的血管水肿在黑种人患者中的发生率比非黑人患者高三倍;从性别上来说,ACEI引起的咳嗽对女性的影响比男性更大。这些差异可以通过计算机评价系统对病史和医疗资料进行基于药物毒理学原理的危险性评分,从而得到预警。

"精准药学"服务于个体化治疗,具有药学属性的研究目标和研究特征,是"精准药学"的重要组成部分。在"大数据"时代,基因组学是精准医学和精准药学的共同基础。例如,目前临床药师利用药物基因检测工具,结合药物相互作用等,可以指导氯吡格雷的临床使用,优化抗血小板的治疗方案,实现药物的个体化治疗目标。由此,可以通过药物毒理基因组学、药物毒理转录组学和蛋白质组学等手段指导对患者的个体化精准给药,从而降低不良反应的发生率并提高药物治疗效果。

五、药物毒理学促进临床药学发展

临床药学(clinical pharmacy)是指从医院药学中分离出来的科学分支,是以患者为对象,以提高临床用药质量为目的,以药物与机体相互作用为核心,研究和实践药物临床合理应用方法的综合性应用技术学科。由于药物的不良反应及药源性的损害给许多患者、家庭和社会带来了痛苦和沉重负担,这种社会和患者的需要促成了临床药学的诞生和发展。西方发达国家在 20 世纪 50 年代中后期提出临床药学概念,20 世纪 60 年代初在高等学校设置了临床药学专业,在医院建立了临床药师制,药师直接参与临床用药,提高临床药物治疗水平,保护患者用药安全。

知识链接 1-3

我国自 2002 年《医疗机构药事管理暂行规定》首次提出"建立临床药师制"后,教育部于 2006 年 6 月决定在高等学校药学院系设置临床药学专业,卫生部采取了一系列措施,如制定关于开展临床药师培养工作的指导意见,建立临床药师培训基地、启动临床药师培训试点工作等,这些规定和举措有力地促进了医院临床药学工作的开展。

第四节　药物毒理学在新药研究中的应用

药物毒理学是新药安全性评价的重要基石。目前,新药开发过程中的安全性评价主要集中于新药临床试验和新药申请所必需的毒性研究。也就是说主要的目的还是评价候选药物能否用于新药申请,药物能否安全地用于人体(从Ⅰ期临床试验到最终被批准上市)。安全性评价对于药物研发早期,即对候选先导化合物优化为临床候选化合物这一过程同样至关重要。此过程是从大量的先导化合物优化为少数几个临床候选化合物,高通量毒理研究的应用则是适用于这些需求的重要方法。

从药物发现到临床开发和上市中的每一步都必须进行毒理学研究,并且在上市后仍然需要按照毒理学的方法及相关法规对药物进行持续的监测(表 1-1)。

表 1-1　药物毒理学在药物开发不同阶段中的工作及目的

研究阶段	主要工作	目的
药物开发阶段	确定候选药物	毒性筛选、预测及监控
确定Ⅰ期临床试验的初始剂量	安全性、累积器官或组织研究	药物的安全性、管理上的必要性
Ⅰ～Ⅱ期临床试验	急性、亚急性、安全药理、遗传毒性(部分生殖毒性)研究	累积效应并明确作用机制

续表

研究阶段	主要工作	目 的
Ⅲ期临床试验	重复给药毒性、生殖毒性研究、致癌研究及作用机制研究	管理及安全要求
上市后	发现对特定人群或使用条件下的危险性	改善安全性

近年来,疾病特异性分子生物学的发展在药物发现中发挥着越来越重要的作用。安全评价中的药物毒理学也面临着巨大改变,需要新的科学理念和技术。因此,基于多学科科学的安全性评估对于药物发现和开发的所有阶段的精确评估是非常必要的。不只是简单地描述毒性,同时也要阐明毒性发生的机制,以便对其毒性进行预测和管理。因此,采用新的和多学科的科学技术是必不可少的,并且分子毒理学方法和系统毒理学正朝着更重要的位置发展。

药物毒性过程包含了损伤起始、损伤进展和损伤修复整个过程中的生物学变化,是多样而复杂的。一般来说,有必要从毒理学、药理学、病理学、药代动力学、生物化学、生物学、生理学、分子生物学、物理化学等多个方面阐明药物毒性的机制。除了基于多学科科学的毒理学评价外,还可以利用毒理学等最新科学技术,从基因表达层面分析毒性表现,药物毒理学必须是随着各个学科发展而共同发展的。

随着科学技术的不断发展,药物毒理学与药学学科中的药物化学、药剂学、药物分析、植物化学、药事管理学和药物经济学等众多学科交叉渗透。此外,其与基础医学和临床医学学科的关系则更加紧密。药物毒理学对新药评价的发展、新药研发水平和质量的提高有巨大的推动作用。

从药物毒理学的角度来看,在药品的安全性评估中应当关注以下要点。

(1)通过合适的毒理学研究或检测发现潜在毒性。
(2)明确所需观察的不良反应类型。
(3)明确产生不良反应的原因。
(4)确定不良反应的严重程度。
(5)确定毒性损伤是否可逆。
(6)明确动物试验外推到人类的科学性。
(7)从全面科学的角度进行风险评价和管理,并确定其效果。

基于上述问题对药物毒性的原理进行估计和考虑,药物毒理学所涉及的安全性评估在药物发现和发展中的作用就是决定新药或候选药物"走"或"不走"的问题。

在药物发现和开发过程中,药物毒理学家参与从早期药物发现到临床试验、申请批准和药物上市后过程的"走"与"不走"决策。该决定在风险评估和价值评估中的轴心是基于是否存在避免药物不良反应的手段,非临床研究是否能够推断出人类的药物不良反应,以及患者在疗效和不良反应之间是否存在有利的平衡。药物毒理学是沟通应用科学与纯基础科学的重要桥梁。

第五节 药物毒理学研究方法与技术

药物毒理学进行药物毒性评价是按照一定的既定规则、标准和流程进行的。

一、非临床药物安全性评价

首先,在对动物进行任何毒理学实验或从动物身上采集组织或细胞之前,该研究应得到研究动物伦理委员会的批准,或者该方案应符合当地管理机构的指导方针。进行实验和监管要求的准则因地区而异。

(一) 整体动物在药物毒理学研究中的应用

1. 正常动物

在毒理学领域,药物的安全性评价体系常用到正常动物,包括啮齿类动物(如大鼠、小鼠、豚鼠、仓鼠等)和非啮齿类动物(如家兔、比格犬、猴、小型猪等),这些正常动物主要用于进行急性毒性试验、长期毒性试验和单次给药毒性试验、重复给药毒性试验等。通过不同的给药方式给予相应的受试药物一定时间后,采用特定方法测定各项生理生化指标。用于评价受试药物对健康动物有无毒性,并以此确定实验动物对药物的毒性反应、中毒剂量(poisoning dose)和致死剂量(lethal dose)等,为药物进入临床阶段提供参考依据并将结果外推至人类。经过毒理学工作者的不断努力,传统的单次给药毒性试验已经在减少动物的使用量上取得了很大的进步,主要表现为上下增减剂量法、固定剂量法、探测剂量法、近似致死剂量法等新的方法替代传统的单次给药毒性试验,并已经很大程度上减少了实验动物的使用量。使用多孔板的自动化系统提供了高通量平台,用于测量细胞和细胞组分中的各种响应化学品暴露的效应。此外,该方法也可用于与人类具有相对遗传同源性的脊椎动物斑马鱼的快速检测。

2. 转基因动物

转基因动物研究集整体、细胞和分子水平于一体,更能体现生命整体研究的效果,主要用于安全毒性研究,c-fos-acZ 转基因小鼠用于药物神经毒性研究,MT 基因敲除小鼠用于顺铂和 CCl_4 等的毒性敏感性增强的研究。

此外,转基因动物多用于致癌性检测和致癌作用机制研究,目前已建立的转基因动物模型如 g. AC 小鼠,TgHrasZ、xpa$^{-/-}$、pimi、hk-fos、p53$^{+/-}$、ras-H2 等转基因小鼠。毒理学试验表明,p53$^{+/-}$ 转基因小鼠进行的致癌试验可广泛应用于致癌试验和致癌作用机制研究,但在检测非遗传性致癌原时结果相关性较差,此时应选用叙利亚地鼠胚胎细胞转化实验(SHE)进行新化合物的致癌性筛选。

生殖毒性研究也可选用基因敲除小鼠,如 ZP3(编码透明带硫酸糖蛋白)基因敲除小鼠、雌激素受体基因或孕酮受体敲除小鼠和 DNA 甲基转移酶基因敲除小鼠等。

(二) 体外替代实验技术的发展

目前体外替代方法的研究已成为实用性毒理学领域研究的新方向。主要包括离体器官实验和体外细胞培养实验。这类方法的应用一方面解决了整体动物实验中大量使用实验动物且以动物濒死或死亡为终点的伦理问题,另一方面增加了实验过程中的可控因素,提升了实验结果的可靠性。

1. 离体器官实验

以体内脏器为基础的体外模型,一方面保留着完整的营养供给系统,能够确保在一定时间内保持离体器官的正常生理活性及生化功能,另一方面离体系统可排除其他组织器官的干扰,控制受试药物浓度,并定量观察受试药物对离体系统的毒性作用。目前,离体器官实验主要采用离体灌流技术,包括离体的肝脏、肾脏、心脏灌流技术等,用于研究外源化合物的靶器官毒性,如采用该技术研究抗病毒鸟苷酸类似物 AM188 以及其前体药 AM365 在肝脏的代谢情况;应用循环式离体大鼠肝脏灌流技术研究抗癌药物喜树碱和羟基喜树碱的代谢产物。离体器官实验的缺陷在于受时间限制以及操作复杂,但是排除了体内其他脏器及系统的影响,因此在药物毒性评价中应用广泛。

2. 体外细胞培养

体外细胞培养使毒理学研究从简单的整体动物实验深入到复杂的细胞和分子水平,从蛋白质、酶、受体、分子通道以及遗传因素等方面解析药物与机体间的相互作用,在给药准确性和结果可靠性方面显示了它的优越性。作为体外细胞实验金标准的原代肝细胞培养技术广泛应用于毒理学研究各领域,如通过测定培养肝细胞中转氨酶的活性,评价有机和无机化合物的肝细胞毒性。此外,通过体外培养原代人肾细胞评价霉菌素在人体外肾细胞的吸收、分布、代谢和毒性作用,都获得了很好的结果。有学者在建立胚胎干细胞测试(EST)模型时发现 EST 能对大多数化学物的胚胎毒性进行正确分类,并且其结果与整体动物体内实验一致。与离体靶器官实验模型相比,细胞培养可延长靶器官的存活时间,给实验操作和毒性观察带来极大便利,并且单层培养的细胞可用于研究毒物对完整细胞功能的影响。

当前,毒理学界对模式生物斑马鱼(zebrafish, danio rerio)的关注度颇高。斑马鱼与人类基因同源性高达 85%,其生物结构、生理功能及其信号传导通路与哺乳动物高度相似,具有饲养成本低、体积小、实验周期短、实验费用低、给药方式简单且化合物用量小、体外受精、透明易进行活体观察、单次产卵数多等特点。斑马鱼已被美国国家卫生研究院(NIH)列为继大鼠和小鼠之后的第三大模式生物。

(三)组学技术

为了弥补传统毒理机制研究方法的不足,一系列的组学技术研究正在飞速发展。目前把对细胞内 DNA、RNA、蛋白质、代谢中间产物的整体分析手段称为组学技术,主要包括基因组学(genomics)、蛋白质组学(proteomics)和代谢组学(metabolomics)等。Nount 等利用这些组学技术对候选新药进行毒理机制研究,从而开创了"反向毒理学"的药物毒性机制研究新模型。组学技术的发展实现了从器官、组织水平向分子水平的飞跃。这使人们对基因和基因组的认识,对生命本质的认识均取得了重要的进展。

1. 基因组学

药物毒理基因组学主要研究有机体在对药物的适应性反应中有重要意义的基因及其产物,从基因组全局水平研究毒物作用和基因表达的相互影响。利用基因组资源和信息研究毒物作用于人类或环境后的毒性作用机理。微阵列和 RNA 测序可以同时揭示大量基因(转录组)表达的变化。目前,用于分析表观基因组(表观遗传变化,如甲基化和组蛋白修饰)、蛋白质组(细胞中存在的蛋白质)和代谢组(小分子)变化的技术也都取得了长足发展。

2. 蛋白质组学

药物毒理蛋白质组学是一种利用蛋白质表达分析技术,确认生物体受药物影响的毒理学效应关联蛋白质和信号通路的组学技术,是在蛋白质水平上对疾病机制、细胞模式、功能联系等方面进行探索的科学。目前,对蛋白质组进行分离的方法有多种,主要包括二维液相色谱、毛细管电泳和液相色谱-毛细管电泳等技术。蛋白质组学主要通过质谱技术、蛋白质测序技术、氨基酸组成成分分析等技术对其进行鉴定以及功能研究。该技术通过比较特定细胞、组织或器官在药物作用前后蛋白质发生的变化,在短时间内筛选出与药物相关的差异蛋白,再通过抗体分析技术快速寻找新的毒性蛋白质标志物,因此比传统毒理学研究方法更具灵敏性和特异性。

3. 代谢组学

代谢组学是通过研究分析生物体液、组织中的内源性代谢产物谱的变化研究整体的生物学状况和基因功能调节的现代生物医学分支学科。主要借助现代化的仪器分析测试技术,如核磁共振技术,检测机体代谢产物谱的变化,并通过多元统计分析方法研究整体的生物学功能状况。

二、治疗药物监测

（一）治疗药物监测的定义和适用情况

在临床诊疗过程中，给予不同患者相同剂量、相同给药方法的相同药物，由于个体差异和各种病理生理因素，在作用部位的药物浓度也可能有差别。与药物剂量相比，大多数药物的血药浓度与药理效应之间的关系更密切，血药浓度的较大差异或波动可能导致药物疗效不足或发生毒性反应；有些药物的剂量与血药浓度之间并不一定呈线性关系，其代谢特征可能表现为非线性药代动力学；一些药物在吸收、分布、生物转化和排泄的过程中，可能会受到蛋白、酶、受体的影响，导致血药浓度的差异或波动，影响最终的临床疗效。

治疗药物监测（therapeutic drug monitoring，TDM）是近20年形成的一个较新的临床药学分支，在药物治疗过程中，通过观察药物疗效，监测患者体液（包括全血、血清、血浆或尿液等）中药物及活性代谢产物的浓度，结合药动学及药效学基本理论，指导临床用药方案的制定和调整，从而达到满意的疗效及避免发生毒副反应，同时TDM也为药物过量中毒的诊断和处理提供有价值的实验室依据，将临床用药从传统的经验模式提高到比较科学的水平。

尽管血药浓度与药理效应存在较密切的关系，但是并非所有的药物和患者都需要监测血药浓度。在临床实际工作中，需根据药物的特点、患者的临床状况和现有的检测技术，开展相关的TDM项目。一般来讲，开展TDM的药物应当具备下述三个条件：具有可供参考的药物治疗浓度范围和中毒水平，药动学（PK）参数已明确；治疗作用、毒性反应与血药浓度相关；具有快速、灵敏、准确的药物浓度检测方法。在满足上述条件后，可考虑行TDM的情况包括如下几点。

（1）治疗指数低、安全范围狭窄的药物。

（2）同一剂量可能出现较大血药浓度差异的药物。

（3）具有非线性药动学特性的药物。

（4）肝、肾功能不全的患者使用主要经过肝脏代谢或主要以药物原形经肾脏排泄的药物。

（5）长期用药但依从性差的患者。

（6）长期使用易产生耐药性的药物。

（7）诱导肝药酶的活性而致药动学及药效学显著改变的药物。

（8）怀疑药物中毒，但药物中毒与药物剂量不足的症状相似，临床无更客观的诊断及鉴别诊断指征。

（9）联合用药易产生相互作用而影响疗效。

（10）药动学、药效学个体差异大，尤其因遗传因素造成显著性差异的药物，如免疫抑制剂霉酚酸酯，编码UGT1A9、UGT2B7、MRP2等基因的遗传多态性对霉酚酸酯药动学有显著影响。

（二）TDM常用的检测方法

药物分析技术的飞速发展是TDM兴起的重要基础，目前常用方法包括免疫学方法、高效液相色谱法（HPLC）、液相色谱-质谱联用技术（LC-MS）等。其中，HPLC或HPLC/MS是目前TDM使用最广泛的方法，尽管其操作较繁琐、步骤较多，但由于定量准确、灵活性高，对于检测量大的用药品种尤为适用。值得一提的是，无论使用何种方法检测血药浓度，质量控制都是非常重要的环节，否则检测结果难以取信，而根据错误的浓度调整给药剂量将造成十分严重的后果。不同检测方法的特点、优势和缺点详见表1-2。

表1-2 TDM不同检测方法的对比

检测方法	适用范围	优势	缺点	备注
免疫学方法	批量样品检测	灵敏度高、分析速度快、自动化程度高、操作简便	受药物抗体种类的限制,不能同时测定多种药物或代谢物	包含酶扩大免疫测定技术(EMIT)、荧光偏振免疫分析(FPIA)、化学发光微粒子免疫法(CMIA)等方法
HPLC	广泛用于分析生物样本中药物浓度	专属性强、线性范围广、稳定性好、成本低廉、普及率高	灵敏度低、样品前处理周期长	
LC-MS	生物样本中小分子定量分析的金标准	灵敏度高、特异性强、分析速度快、高通量等	仪器昂贵、普及率低	最具潜力的TDM分析技术

(三) 临床需要开展TDM的常见药物

结合患者的药物代谢特点,TDM常用于毒副作用大、治疗窗窄、药物相互作用等情况下。目前,国内进行TDM的药物约占临床常用药物的10%,主要包括免疫抑制剂、抗菌药物、抗肿瘤药物、抗癫痫药物及心血管系统药物等。

需要开展TDM的常见药物见表1-3。

临床TDM操作应有严格的操作规程和基于循证医学的结果解读,国内外均发表了治疗药物监测的专家共识或指南,如关于中国儿童治疗性药物监测的专家共识、《中国万古霉素治疗药物监测指南》、国际抗癫痫联合会有关抗癫痫药TDM的专家共识以及国际治疗药物监测和临床毒理学会关于免疫抑制剂TDM的指南等,但真正基于循证医学制定的指南并不多,仍有广阔的空间和需求去研究TDM与临床治疗结局的关联性。

表1-3 需要开展TDM的常见药物

药物类别	常见药物	监测原因	备注
免疫抑制剂	环孢素A(CsA)、他克莫司(FK506)、依维莫司(EVE)、霉酚酸(MPA)、雷帕霉素(SIR)	免疫抑制剂治疗窗窄且个体差异较大,用于实体器官移植时需进行TDM	
抗菌药物	万古霉素、替考拉宁	糖肽类抗菌药物的杀菌效应与其血药浓度超过最低抑菌浓度的时间及抗菌药物后效应有关,这种药动学特点使其成为TDM中应用最广泛的抗菌药物之一	
	氨基糖苷类	有肾、耳毒性,个体药动学差异性大;常用于重症患者;临床上常因药物体内浓度过低而达不到治疗目的等	

续表

药物类别	常见药物	监测原因	备 注
抗肿瘤药物	甲氨蝶呤	最早采用TDM的抗肿瘤药物,通过检测不同时间点患者血药浓度,指导亚叶酸钙进行解毒治疗	目前抗肿瘤药物TDM尚未广泛应用于临床,主要受限于靶值范围的确定、检测技术、多药联合应用和疗程周期长等;随着相关基础研究的深入和检测技术的提高,临床上将会针对越来越多的抗肿瘤药物开展TDM。与基因检测结果相结合,TDM在临床抗肿瘤治疗中更有利于患者的个体化治疗,提升抗肿瘤疗效的同时降低药物的毒副作用
抗肿瘤药物	氟尿嘧啶、紫杉醇、多西他赛	个体间药动学差异大,通过TDM调整给药剂量可显著降低毒副反应发生率,其中氟尿嘧啶TDM除能降低毒副反应发生率外,还可提高治疗有效率	
抗肿瘤药物	伊马替尼、帕唑帕尼、舒尼替尼	小分子激酶抑制剂的药动学差异巨大,其暴露与疗效密切相关,TDM可有效避免由于给药剂量不足导致的疾病进展	
抗癫痫药物	卡马西平、苯妥英钠、丙戊酸钠等	治疗安全范围窄,治疗效果与毒性反应不易区分,再加上患者的个体差异大、依从性差,在治疗过程中,患者的癫痫状态往往不易控制,故需要进行血药浓度等监测	
心血管系统药物	地高辛	治疗指数低,安全范围窄,个体差异大	

本章小结

药物毒理学是一门评价药物对机体有害作用及其规律的科学,是伴随着人类对药物认识增加及科学技术进步建立起来的一门学科。该学科对于人类的安全用药、药物新靶点的发现以及药物治疗规律的发现,都有着重要的意义。了解不同的研究目的和任务有助于更好地了解药物毒理学。而了解药物毒理学的发展历史,有助于更好地认识药物毒理学现今的研究任务。药物毒理学不仅仅是一门基础研究性学科,它的发展和变革顺应了人类的需求,因此必须将药物毒理学的知识和发现用于临床合理用药和新药研究中,而药物毒理学也为有效但治疗窗狭窄的药物提供了药物监测方案及理论依据。药物毒理学是一门不断发展的学科,它在传统整体动物(包括转基因动物)研究的基础上,离体细胞、离体器官以及以组学为代表的新技术、新方法已经用于现代药物毒理学的研究。

(韩 峰)

第二章 药物毒代动力学

学习目标

1. 掌握:毒代动力学基本概念、研究内容。
2. 熟悉:药物毒性作用产生机制;吸收、分布、代谢和排泄的特点和影响因素;熟悉毒代动力学常见参数。
3. 了解:毒代动力学房室模型及消除动力学。

本章PPT

案例导入2-1

富马酸沃诺拉赞(vonoprazan,Takecab)是新型抗胃酸药物,属于钾离子竞争性酸阻滞剂(potassium-competitive acid blocker,P-CAB),能够抑制 K^+ 与 H^+、K^+-ATP酶(质子泵)相结合,能强劲、持久地抑制胃酸分泌。研究人员利用比格犬研究其毒代动力学特征,通过观察重复给予受试药物后比格犬体内药物代谢的改变、全身暴露量与给药剂量和时间关系,解释毒性研究结果。

40只比格犬按体重随机分为溶媒对照组(0.9%氯化钠注射液)和低剂量组(1 mg·kg^{-1}·d^{-1})、中剂量组(3 mg·kg^{-1}·d^{-1})、高剂量组(10 mg·kg^{-1}·d^{-1}),每组10只,雌雄各半。静脉推注给药,每天1次,连续4周。分别于给药前0 h以及给药1/12、0.5、1、2、4、7、10、24 h经犬前肢内侧皮下静脉取血。用蛋白沉淀法处理血浆样品,LC-MS/MS分析。结果显示,首次给药比格犬低、中、高剂量组的毒代动力学参数如下。C_{max}:(0.54±0.03)、(1.30±0.20)、(3.51±0.52)μg·L^{-1}。$AUC_{(0\sim24\ h)}$:(1.35±0.24)、(5.13±0.94)、(23.74±3.12)mg·h·L^{-1}。$t_{1/2}$:(1.77±0.30)、(2.37±0.29)、(3.71±0.39) h。末次给药比格犬低、中、高剂量组的毒代动力学参数如下。C_{max}:(0.53±0.09)、(1.44±0.26)、(5.05±0.64) μg·L^{-1}。$AUC_{(0\sim24\ h)}$:(1.29±0.25)、(4.92±0.97)、(25.25±2.96) mg·h·L^{-1}。$t_{1/2}$:(1.56±0.26)、(2.11±0.34)、(3.51±0.33) h。

以上药物毒代动力学参数有何意义?

案例导入2-1答案

药物毒代动力学(toxicokinetics)是一门新兴的涉及药动学和毒理学研究的交叉学科,是药物毒性试验的组成部分,也是药物毒理学领域的重要分支。它综合运用药动学的原理和方法,结合毒性研究定量分析药物及其代谢产物在毒性剂量下全身暴露的代谢动力学,是药动学在全身暴露评价中的延伸。其研究结果可用于阐明毒理学结果之间及其与临床安全性的关系,是新药安全性评价和开发上市的重要实验依据,也是目前国外新药安全性评价的常规内容。目前,我国正鼓励在创新性药物研究中进行毒代动力学研究。毒代动力学具有重大研究价值,其数据对指导临床合理安全用药也有着重要参考意义。

第一节 药物毒性作用产生机制

一、药物毒性作用分类

从药物毒理学的角度而言,药物的毒性作用有以下几种。

(一)毒性反应

在治疗剂量下不出现,仅在剂量过大、用药时间过长或体内药物蓄积过多时才出现的反应。

(二)变态反应

机体对药物的不正常免疫反应,是非肽类药物作为半抗原与机体蛋白结合后,经过敏化过程而发生的反应,也称为过敏反应。

(三)特异质反应

因用药者有先天性遗传异常,对某些药物反应特别敏感,出现的反应性质可能与常人不同,属于生理遗传异常所致。

(四)致癌性

属于长期用药产生的毒性,一般指药物因存在潜在致癌作用,在机体长期使用后诱发产生肿瘤性疾病的风险。

(五)生殖毒性和发育毒性

(1) 生殖毒性 针对育龄人群,用药后对生殖系统及其与生育相关的神经或内分泌系统产生的毒性。

(2) 发育毒性 考察药物对胚胎的影响,特别是药物的致畸毒性。

(六)致突变与遗传毒性

药物损伤遗传物质而发生突变作用,产生对人类本身(致癌毒性)及其后代的影响(致畸毒性)。

二、药物毒性作用机制

几乎所有药物在高剂量下都是有毒的,而在较低剂量下是相对安全的。偶然的药物过量所导致的药物毒性反应常常引发机体严重功能紊乱和器质性损害,但较为罕见。更需要引起关注的是药物在治疗剂量下引起的毒性和不良反应事件。以下是常见的药物毒性作用机制。

(一)药理作用

药物产生此类毒性作用的靶点与其产生药理作用的靶点相同。这并不意味着毒性作用与药理作用产生了竞争性拮抗,而是药物在与其靶标结合时表现出的药理效应与产生毒性作用的机制相同。原则上,这种类型的毒性难以处理,可以说是药物固有的毒性作用,除非改变药物的作用靶点。例如,他汀类药物通过抑制肝脏中 3-羟基-3-甲基戊二酸单酰辅酶 A(HMG-CoA)还原酶而产生降胆固醇作用,其不良反应也是由于抑制肌肉及其他组织中的 HMG-CoA 还原酶而产生横纹肌溶解等副作用。

(二)免疫作用

药物本身或其所含杂质导致的超敏反应也是药物毒性作用的重要机制之一。药物或其代谢产物与体内半抗原结合,可诱发抗原-抗体反应从而产生毒性。如青霉素因其化学稳定性较差,其降解产物可与机体蛋白质共价结合生成完全抗原而产生严重超敏反应。

(三) 脱靶作用

药物进入体内后,其结合的靶点并非完全特异,也会与其他靶点结合而导致毒性。这是因为药物常常干预复杂的生物调控路径及多个基因家族。例如特非那定,它不仅可以作用于 H_1 组胺受体产生期望的抗组胺效应,同时也可作用于心脏钾离子通道 hERG 而导致心律失常。原则上,加大药物筛选力度,尽可能选择针对特异性靶点 IC_{50} 更低的药物可减少因药物的脱靶作用所导致的毒性。

(四) 生物活化

许多药物在代谢过程中生成活性物质(常被称为活性代谢产物),这些活性物质可引起相应蛋白质结构修饰改变而产生毒性。其具体毒性机制不明,可能与其引起的蛋白质调控域或结构相关的重要氨基酸的修饰相关,也有可能是蛋白质结构改变后所诱发的免疫反应所导致。

(五) 特异质反应

特异质反应较为罕见,发生率为千分之一至万分之一且机制研究非常困难。在动物的毒理学及毒代动力学研究中,特异质反应很难暴露和预测。其低发病率使得即使在大型临床试验中也难以显现。然而,对于大规模使用的药物,即使该毒性反应发生率低但仍会有不少患者会发生,因此仍需高度关注。

三、药物毒性作用的影响因素

药物中毒后可能对机体的功能和结构造成损伤,阐明药物中毒机制对预测和防治药物毒性作用具有重要的理论价值。药物中毒是机体和药物之间相互作用的结果,很多药物发挥毒性作用是通过影响脂质过氧化等病理过程导致的。所以药物中毒机制主要包括药物和机体方面的机制。

(一) 药物方面的机制

1. 药物的选择性

某些药物选择性差,作用范围广,在实现治疗目的时,对其他系统、脏器也产生影响。例如抗恶性肿瘤药在杀死肿瘤细胞的同时,也杀伤宿主功能活跃的正常细胞,对机体产生毒性。

2. 药物的毒性作用

某些药物通过抑制 ATP 酶的氧化磷酸化过程引起细胞能量代谢中断而导致"钠泵"失调,细胞内水潴留,细胞死亡和组织坏死,如巴比妥类药物、氨基酚类药物等。另外,一些氧化性强的药物可引起氧化反应,产生自由基,导致机体内还原型谷胱甘肽(GSH)巯基氧化,发生脂质过氧化和细胞膜瓦解、细胞死亡、组织坏死,或者发生非致死变化如突变和恶变。

3. 药物的相互作用

两种或两种以上药物联合应用时,由于药物不良相互作用可产生毒性。这种毒性反应在单一用药时不发生,其发生率可随合并用药种类增多而增多。其主要机制包括药物之间相互作用影响吸收、分布、代谢和排泄等(图 2-1)。

(1) 促进吸收 某些药物如阿托品、溴丙胺太林等通过延缓胃排空,减慢肠蠕动速度而增加合用药物的吸收,造成血药浓度增加而导致毒性发生。

(2) 影响分布 血浆蛋白结合力高的药物可置换结合力低的药物,使其游离型增多,毒性反应增强。如抗心律失常药物胺碘酮具有较强的血浆蛋白结合力,与抗凝血药华法林合用可增加出血倾向。

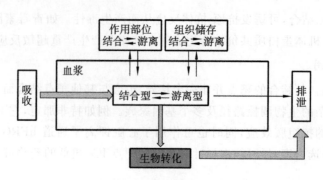

图 2-1 药物在体内的动态变化过程

（3）影响代谢　被肝药酶代谢的药物与肝药酶抑制剂合用时，药物代谢减慢，血药浓度增加，毒性反应增加。常用的肝药酶抑制剂如氯霉素、咪唑类抗真菌药、大环内酯类抗生素、异烟肼、西咪替丁等。

（4）影响排泄　某些药物通过竞争性抑制肾小管的排泄、分泌和促重吸收等功能，可减缓其他药物的排泄。如丙磺舒、阿司匹林等可减少青霉素在肾小管的排泄，使青霉素的血浆药物浓度增高，血浆半衰期延长，同时毒性增加。

（5）药物协同作用　联合用药增加疗效的同时也会增加毒性。例如，抗焦虑药地西泮和催眠药水合氯醛合用可致中枢神经过度抑制。

4. 药物杂质的影响

药物生产过程中常残留一部分中间产物，有时还需加入一些赋形剂，这些物质可能会引起毒性反应。如青霉素引起过敏性休克的成分就是青霉噻唑酸和青霉烯酸：前者是在生产发酵过程中由极少量青霉素降解而成；后者是在酸性条件下由部分青霉素分解而来。

5. 药物的制剂工艺

药物的制剂工艺不同会影响药物的吸收速率，导致血药浓度不同而发生毒性反应。如苯妥英钠的赋形剂为碳酸钙，碳酸钙与苯妥英钠形成可溶性复盐可减少苯妥英钠的吸收，将赋形剂改为乳糖后，乳糖并不与苯妥英钠发生相互作用，致使苯妥英钠的吸收率增加 20%～30%，从而导致毒性的发生。

6. 药物的剂量、剂型和给药途径

有些药物安全范围窄、治疗指数低，在正常剂量范围内，剂量稍大即可发生毒性反应。同一药物不同剂型，生产工艺和给药途径不同都会影响药物的吸收速率，引起药物毒性发生。如氯霉素口服时引起造血系统毒性，外用引起较多过敏反应。

（二）机体方面的机制

1. 遗传方面因素引起的药物反应异常

遗传因素引起药物反应异常主要体现在药物代谢异常，包括代谢速率的差异和代谢产物类型的差异。药物在同一剂量下，不同个体的血浆稳态浓度差别很大而引起药效差异。其差异包括"量"和"质"两个方面。其中："量"的方面是由同一剂量的药物在不同患者体内代谢差异所引起的，如同一剂量的华法林在不同基因型患者体内延长凝血酶原时间（PT）及升高国际标准化比率（INR）的效果不同；"质"的方面大多由药物的特异质反应引起，如全身麻醉药氟烷和肌松药琥珀胆碱在有遗传性恶性高热患者中引起高热、持续肌强直和酸中毒等。

2. 药物反应敏感性增高

患者的某些生理因素如年龄、妊娠等可导致药物反应过敏性增高，从而出现药物中毒。老年患者由于肾清除功能下降导致药物作用时间延长出现蓄积中毒，如 70 岁以上的老人服用吡罗昔康，药物的半衰期由 48 小时延长至 72 小时。新生儿、婴儿的肝肾发育不全，对药物的消除较慢,也易发生药物中毒,如氯霉素可以引起灰婴综合征。妊娠时肝脏对药物的硫酸化作用和氧化作用降低且代谢减慢,易出现药物中毒。

另外,药物作用的受体数目有个体差异,或者由于某些靶器官代谢改变使药物受体出现异常,均可导致患者靶器官敏感性增强而出现药物中毒。如:低血钾时,机体对地高辛毒性作用敏感性增高;呼吸抑制或垂体功能减退时,催眠药可引起过度的中枢抑制。

3. 肝肾功能异常的影响

肝肾功能异常等可降低肝代谢和肾排泄的速率和程度,引起血药浓度升高,导致药物毒性的发生。

(1) 肝功能异常　肝硬化患者服用利多卡因,利多卡因在体内的代谢受损,血药浓度显著升高,引起严重的中枢神经系统毒性;肝炎患者服用麦角类药物可因代谢障碍而产生毒性;肝硬化患者对氯丙嗪和单胺氧化酶抑制剂特别敏感,常规剂量即引起中毒;肝硬化性水肿和腹水时,利尿剂可引起肝性昏迷。

(2) 肾功能异常　肾功能损伤患者使用常规剂量的地高辛可引起心脏毒性等毒性反应;有肾脏疾病的患者使用氨基糖苷类抗生素易引起耳毒性,使用呋喃妥因无一例外地引起外周神经炎。

4. 其他机制间接反应

药物的毒性发生在第三者,如:妊娠患者妊娠期间服用某些药物(如沙利度胺)导致胎儿畸形;妊娠时孕妇使用己烯雌酚,女性子代在青春期时可能发生阴道癌。

四、药物毒性防治基本原则

药物毒性的严重程度与后果主要取决于作用药物的剂量、作用时间以及诊治是否准确与及时。药物中毒后应果断采取有效的治疗措施,以挽救生命,减轻损害程度,避免后遗症。尽管中毒方式各异,但防治基本原则是相同的。

(一) 清除未吸收的毒物

毒物吸收的途径主要包括呼吸道吸收、皮肤和黏膜吸收、消化道吸收等,应采用相应的处理方法,尽快清除未吸收的毒物。吸入性中毒应尽快脱离中毒环境,呼吸新鲜空气,必要时给予氧气或人工呼吸;经皮肤和黏膜吸收中毒者,根据中毒的化学物质成分采用清水或5%碳酸氢钠溶液或2%醋酸等进行清洗;经消化道吸收中毒者,宜采用催吐、洗胃的方法,清除毒物。

(二) 加速毒物排泄

通常采用导泻、灌肠、利尿、血液净化等方式加速体内毒物排泄。

1. 导泻

口服5~20 g硫酸钠。

2. 灌肠

1%微温盐水、1%肥皂水或将药用炭加于洗肠液中吸附中毒药物后排出。

3. 利尿

利尿剂强化利尿是加速由肾脏排泄的中毒药物排出的重要措施之一。但需进行静脉补液,同时考虑心脏负荷等情况。对于弱酸性或弱碱性药物中毒,可通过碱化尿液或者酸化尿液的方式促进中毒药物排出。例如,苯巴比妥药物中毒,可采用5%碳酸氢钠溶液静脉滴注以碱化尿液,减少重吸收而促进排出。

4. 血液净化

用于毒性强烈或大量毒物突然进入机体内,在短时间内导致中毒者心、肾等脏器功能受损

知识链接 2-1

的情况,采用血液净化疗法可迅速清除体内毒物,改善重症中毒患者的预后。

(三) 药物拮抗

某些药物中毒有特效的拮抗剂,在排毒的同时应积极使用特效拮抗剂。药物拮抗机制包括以下四个方面。

1. 物理性拮抗

药用炭等可吸附中毒药物,牛乳、蛋白质可沉淀重金属。

2. 化学性拮抗

酸碱中和拮抗中毒药物,如弱酸中和强碱,强碱中和弱酸,二巯丙醇夺取已结合于组织中酶系统的重金属。

3. 药理性拮抗

采用药理作用相反的药物拮抗中毒药物。如 M 胆碱受体拮抗药阿托品拮抗胆碱酯酶抑制剂有机磷中毒、M 胆碱受体激动药毛果芸香碱减轻 M 受体拮抗药颠茄类药物毒性。

4. 中西药联合应用减轻药物毒性

中药与西药联合应用可减轻西药的毒副作用,充分发挥治疗作用。其减毒机制包括:①减轻激素的反馈抑制作用;②防治撤停激素后的反跳现象;③防治化疗药物的毒副作用;④防止一些药物在服用时产生胃肠道或神经系统的毒副作用。如灵芝、云芝、鸡血藤、刺五加、人参、生黄芪、女贞子等,分别与环磷酰胺、氟尿嘧啶等抗癌药联用,均能缓解或消除后者所导致的白细胞减少等不良反应。小柴胡汤、人参汤与丝裂霉素 C 同用,能减轻丝裂霉素 C 对机体的毒副作用。甘草与链霉素联用,黄精与链霉素联用,均能减轻链霉素对第 8 对脑神经的损害。雷公藤及其总苷有抑制骨髓造血等毒副作用,若与小剂量糖皮质激素联用,毒副作用即可减轻。含麻黄类平喘药与巴比妥类药物联合使用,可减轻前者导致中枢神经兴奋的不良反应。

第二节 药物毒代动力学概述

一、药物的体内处置

药物作用于机体引起生理生化功能改变从而产生药效或毒性反应,同时机体也将反作用于药物,而药物对机体产生毒性作用的强弱程度,不仅取决于药物固有活性,还取决于机体对特定药物的处置,表现为吸收(absorption)、分布(distribution)、代谢(metabolism)和排泄(excretion),此称药物代谢动力学/毒代动力学过程(pharmacokinetic/toxicokinetic events),而此过程决定了药物在作用位点的浓度。因此,掌握和了解药物的体内处置对判断药物的毒性产生至关重要。

(一) 吸收

药物从给药部位进入血液循环的过程称为吸收。除血管内给药外,其他给药方式均存在吸收过程。药物的吸收与给药途径密切相关,其吸收速率的快慢顺序通常为吸入>舌下>肌肉注射>皮下注射>口服>直肠>贴皮给药。

1. 经胃肠道吸收

胃肠道是药物(毒物)最重要的吸收部位之一,试图自杀者及儿童药品误用事故也多发生于口服途径。药物的吸收可以发生在整个胃肠道,但绝大多数是通过小肠吸收,主要因其具有吸收面积大和血流量丰富及蠕动性强等特点。胃肠道吸收多数是被动转运,脂溶性大、解离度小的药物容易被吸收。直肠给药主要通过痔上、痔中和痔下静脉进入血液循环,有可能存在首

知识链接 2-2

关效应。直肠给药的特点：吸收面积不大，但血流丰富，药物容易吸收；直肠吸收不规则，剂量难以控制。

许多因素均可改变药物在胃肠道的吸收，如药物的脂溶性、溶解度以及胃肠 pH、胃排空、胃内容物和肠蠕动的影响等，此外还与首关效应有关。首关效应(first-pass effect)是指某些药物口服后经肠壁或肝代谢转化使其进入体循环的药量减少，又称首过效应或首关消除。

2. 经呼吸道吸收

气体、挥发性药物可经呼吸道给药，如吸入给药（吸入麻醉）、喷雾给药（喷雾剂），可通过鼻腔、气管黏膜或肺泡壁吸收产生毒性。肺是呼吸道主要的吸收器官，吸收十分迅速，因为肺泡的表面积很大，血液供应很丰富，毛细血管与肺泡上皮细胞膜很薄，并且具有高度的通透性。药物主要通过简单扩散方式经呼吸道吸收，无首关效应。经由肺部吸收的药物，可随血液循环遍及全身。分子量小于 100 道尔顿的药物可通过鼻黏膜吸收。

鼻腔给药有以下特点：存在众多微绒毛而具有较大的表面积；避免口服给药的首关效应；排出迅速，因此接触时间短。

3. 经皮肤吸收

皮肤是人体的最外层组织，具有较好的屏障作用，一般情况下，大部分物质不易经皮肤吸收，仅少数药物可经皮肤吸收，无首关效应。皮肤可以简单地分为四个层次：角质层、生长皮层、真皮层和皮下脂肪组织。真皮层存在丰富的毛细血管丛、汗腺、皮脂腺和毛囊等。药物通过角质层的转运是透皮吸收的关键因素，由于角质层具有类脂膜性质，因而脂溶性较大的药物易于透皮肤吸收，而分子量大、极性或水溶性的化合物则难以通过。

（二）分布

吸收入血的药物随血流转运到机体各组织器官的过程称为分布。药物必须到达其靶器官或组织才能发挥作用。药物分布可受到诸多因素的影响。

1. 分布容积

药物（毒物）在体内的浓度取决于其分布体液容积的大小，它们的血液浓度很大程度上取决于其分布容积，如仅分布在血浆液体中，将呈很高的血浆浓度，而如果分布在总体液的区域中，则血浆浓度将会很低。

2. 器官组织血流量及组织亲和力

分布程度取决于器官组织中血流大小及其从毛细血管床扩散进入特定器官和组织细胞的速率，最终取决于药物对组织的亲和力。通常药物分布第一阶段主要靠血流，在高血流量灌注的器官如肝、肾、脑、肺等分布较快，而在低血流量灌注的器官如肌肉、皮肤等分布较慢。最终药物分布则主要由组织的亲和力决定。

3. 药物的脂溶性和体液 pH

药物的分布必须经过跨膜转运，因此药物的脂溶性和体液 pH 就成为主要的影响因素。通常脂溶性的药物易于通过被动扩散跨膜转运。细胞内外 pH 梯度将有利于弱碱性药物从胞外进入胞内，而不利于弱酸性药物从胞外向胞内的转运。

4. 储存库

药物作用于机体时，如消除速率慢于吸收速率，则体内药物浓度会逐渐升高，这种现象称为药物蓄积。如蓄积部位为药物靶点时，成为靶器官，而如药物对蓄积部位相对无害，则这些器官组织成为药物的储存库。药物的储存库具有双重意义，储存库中的药物多数处于无活性状态，对机体不产生毒害，为保护性机制，可使靶器官中药物量减少而使机体免于急性中毒；另外，在慢性中毒时，储存库可能成为游离型外源化学物的来源而具有潜在危害。常见的储存库包括如下几种。

(1) 血浆蛋白　血浆蛋白是体内药物的有效转运载体,药物进入血液循环后,通常与血浆中蛋白质结合而转运,称为结合型药物,这种结合是可逆的;未与血浆蛋白结合的药物称为游离型药物,当游离型药物浓度降低时,结合型药物将释放出游离型药物,从而保持动态平衡。结合型药物具有以下特点:①暂时失去药理(毒理)活性;②暂时不能跨膜转运;③暂时不能进行代谢与排泄反应。只有游离的药物才能透过生物膜进入相应的组织或靶器官,产生药效或者毒性反应。从这个意义上讲,药物与血浆蛋白结合将作为一个药物储存库而对药物作用和血药浓度起到缓冲作用。

(2) 肝脏和肾脏　肝脏和肾脏血流量大,是机体主要的代谢和排泄器官,具有很强的与多种化学物质结合的能力。这两个器官可通过主动转运或与组织结合而完成药物蓄积,如肝细胞内谷胱甘肽S-转移酶与有机酸类具有高度的亲和力,在将血浆有机阴离子转入肝组织中起很大作用。此外肝、肾组织中含有金属硫蛋白,与镉、铅、锌等金属离子结合,引起重金属的毒性作用。药物在肝、肾中的浓度往往较高,从而导致很多药物易造成肝毒性和肾毒性。

(3) 脂肪组织　亲脂性化合物易通过简单扩散转运至脂肪组织而蓄积储存。由于脂肪在人体比重较大,故药物在脂肪组织的蓄积的毒理学意义不容忽视。脂肪作为储存库降低了化合物在靶器官的浓度,因此化合物在脂肪的储存也成为短期暴露的肥胖者较消瘦者对毒物具有更强耐受性的原因。当发生快速的脂肪动员时,血液中化学物质浓度可能突然增加并因此可能造成对靶器官的毒性突然增加。

(4) 骨骼　四环素、氟喹诺酮类等药物及氟、铅等毒物易在骨骼中储存,化合物中的铅在骨骼中沉积和储存对骨骼没有毒性,但是氟化物沉积(氟骨症)和放射性锶(骨肉瘤和其他肿瘤)在骨骼中的慢性效应已经被证实。

5. 生理性屏障

机体具有多种生理性屏障,这对于保护生命的重要器官有重要意义。

(1) 血脑屏障　脑是机体最重要的器官之一,但由于有血脑屏障的保护,药物在脑组织中浓度一般较低。血脑屏障可保障血液和脑组织之间的正常代谢产物的交换,阻止非必需物质进入,从而维持脑的正常功能。在组织学上,脑毛细血管内皮细胞间紧密连接,细胞间没有或仅有很小的孔隙,血管基底膜外还有一层星状细胞包围,小水溶性和中等水溶性的分子较难穿透进入脑脊液;中枢神经系统组织间液的蛋白质浓度较机体其他部位要低,使药物较难穿透进入脑脊液,尤其是脂溶性小或极性大的药物,这些都是大脑形成的自我保护机制。但血脑屏障并非毒性物质进入中枢神经系统的完全屏障,有些药物在治疗量时,虽有部分可通过血脑屏障,但不会呈现明显的毒性,只有当剂量过高时可产生明显的毒性。

(2) 胎盘屏障　胎盘屏障是指胎盘绒毛与子宫血窦间的屏障,一般认为可阻挡外源性物质进入胎儿,从而保障胎儿的正常发育,现已阐明胎盘屏障的通透性与一般毛细血管无显著差别,脂溶性药物易经胎盘由母体进入胎儿体内,对胎儿造成毒性,因此在妊娠期间应该慎用或禁用对胚胎发育有影响的药物。

除上述两种生理屏障外,还有血-眼屏障,血-生精小管屏障等,亦可减少或减缓外源性化合物的损伤,保护组织器官。

6. 再分布

某些药物分布时首先向血流量大的器官输送,然后向血流量少的组织转移,这种现象称为再分布。药物的再分布受多种因素影响,如脂溶性、血容量、体液pH、患者脂肪含量等。

(三) 代谢

药物在体内化学结构发生变化,以改变其药理或毒理活性,并增加其水溶性,以便加速从体内排泄的过程称为代谢,又称为代谢转化或生物转化,通常是在酶的催化下发生的,也有极少数药物在体内的代谢是非酶性的。

1. 药物代谢过程

药物代谢通常分为两相反应,即Ⅰ相反应和Ⅱ相反应。Ⅰ相反应包括氧化、还原或水解反应,该反应过程可使药物引入极性基团,其产物多数丧失活性,为后续的Ⅱ相反应提供了条件。Ⅱ相反应主要为结合反应,药物与体内物质结合后,使药物活性降低或灭活,并使其极性增加,因而更易从体内排出,常见于葡糖醛酸结合、硫酸结合、磷酸结合、甲基结合以及某些氨基酸结合等。各种药物的体内过程不尽相同,有的需经过Ⅰ相反应和Ⅱ相反应转化过程,有的仅需经过Ⅰ相反应或Ⅱ相反应过程,有的则不经过生物转化,以原形从体内排出。

2. 药物代谢的意义

(1) 促进药物自机体的清除 多数药物为脂溶性化合物,经代谢后通常极性增加,水溶性增强,从而易自肾和胆汁中排出。

(2) 灭活 多数药物经代谢后生成无活性代谢物,此过程称为代谢灭活或代谢失活,即解毒作用。

(3) 活化 某些无活性药物经生物转化后形成活性代谢物,此过程称为活化。需活化的药物称为前药。

(4) 毒性代谢物形成 某些药物在体内经代谢活化后形成具有高度化学反应活性的毒性代谢物。

3. 药物代谢酶

氧化是最常见的Ⅰ相反应,又包括肝微粒体细胞色素P450(cytochrome P450,CYP)酶系微粒体药物代谢酶的氧化以及非微粒体酶系的氧化。细胞色素P450酶也称肝药酶,含有200多种酶,个体差异大,可催化绝大多数药物代谢转化,但所催化的底物特异性很低。

CYP酶系对药物RH的氧化过程包括多个步骤,其基本作用是催化1分子氧中的1个氧原子与从还原型辅酶Ⅱ(NADPH)及细胞色素b_5获得的2个H^+结合形成水,而另一个氧原子将药物RH氧化成ROH,NADPH变成氧化型$NADP^+$。其反应式如下:

$$RH + NADPH + O_2 + 2H^+ \rightarrow ROH + NADP^+ + H_2O$$

除了遗传因素外,年龄、营养状态、疾病等均可影响CYP酶系的活性。此外,该酶系还易受药物的诱导和抑制。

(1) 药酶诱导 一些化合物能够提高药物代谢酶的活性,从而加速其他药物或自身代谢速率,这种现象称为酶的诱导,具有诱导作用的化合物称为酶的诱导剂。诱导剂通常是亲脂性的有机化合物,常见药物包括巴比妥类、苯妥英钠、卡马西平、利福平等。酶的诱导可产生两种不同后果:经CYP酶代谢失活的药物表现为治疗作用和毒性减弱;而经CYP酶代谢激活的药物,则表现为治疗作用和毒性增强,易发生毒性反应。

(2) 药酶抑制 某些化合物能使药物代谢酶活性降低,从而减慢其他药物或自身的代谢速率,这一现象称为酶的抑制。具有抑制作用的化合物称为酶的抑制剂。常见抑制剂包括氯霉素、螺内酯、别嘌醇等。药酶抑制也产生两种不同后果,而与酶的诱导的结果相反。当药物与药酶诱导剂或者抑制剂同时使用时,所产生的药物与药物之间的相互作用应予重视。

(四) 排泄

药物(毒物)及其代谢产物在体内通过某种途径排出体外的过程称为排泄,肾是药物最重要的排泄器官,药物的代谢和排泄统称为药物的消除。

1. 肾排泄

肾是最有效的药物(毒物)排泄器官,药物经肾排泄取决于肾小球滤过、肾小管分泌和肾小管重吸收三个过程(图2-2)。

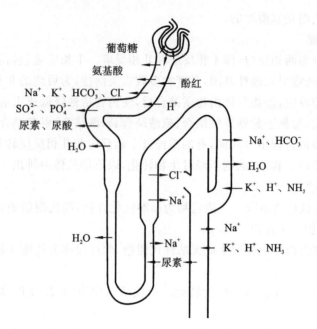

图 2-2 肾小管重吸收、分泌及排泄示意图

肾小球滤过：肾小球毛细血管膜孔较大，分子量小于 60 000 的化合物均可滤过，药物（毒物）与血浆蛋白结合后，分子量明显增大不易滤过，游离型药物及其代谢物可经肾小球滤过；滤过速率取决于药物分子量和血药浓度。

肾小管重吸收：排入肾小管的药物可被肾小管重吸收回血液，分为主动重吸收和被动重吸收。主动重吸收：主要发生在近曲小管，少数药物和必需营养物质如葡萄糖、氨基酸、维生素、某些电解质等为此方式。被动重吸收：通常在远曲小管进行，亲脂性、非解离、分子量小的药物易被重吸收，大多数外源性物质也为此方式。

肾小管分泌：一些药物也可通过主动分泌进入尿液。肾小管细胞具有两个主动分泌通道，一个是有机酸转运通道，另一个是有机碱转运通道，两个通道均由载体转运，同类药物间可能有竞争性抑制。如丙磺舒和青霉素都为有机酸，两药合用时，丙磺舒可抑制青霉素主动分泌而明显提高青霉素的血药浓度，使其排泄减慢而药效延长并增强。因此，当药物合用时，需要注意调整剂量，以防止体内药物产生蓄积中毒。

2. 胆汁排泄

药物可经胆汁排泄，最后随粪便排出体外，也是药物排泄的另一重要途径。有些药物经胆汁排入十二指肠后又被重吸收返回肝，称为肠肝循环（enterohepatic circulation，EHC）。肠肝循环使药物在体内清除减慢，药效及毒性作用持续时间延长，故具有重要药理学及毒理学意义。

3. 经其他途径排泄

药物也可经过乳汁排泄，许多碱性药物可经乳汁排泄。如经乳汁排泄的药物或活性代谢产物对婴儿有明显的不良反应，则可导致婴儿产生毒性，这就是不少药物对哺乳期妇女禁用或慎用的原因。

二、药物毒代动力学

（一）药物毒代动力学定义

药物毒代动力学（drug toxicokinetics）是运用药物代谢动力学的原理和研究方法，结合毒理学试验定量研究毒性剂量下药物体内的过程和特点，探讨药物毒性作用发生和发展规律的一门新兴学科,其研究目的是获知受试药物在毒性试验中不同剂量水平下的全身暴露程度和持续时间,预测受试药物在人体暴露时的潜在风险。毒代动力学是非临床毒性试验的重要研究内容之一,其研究重点是解释毒性试验结果和预测人体安全性,而不是简单描述受试药物的基本动力学参数特征。

毒代动力学研究的意义:①阐述毒性试验中受试药物和(或)其代谢物的全身暴露及其与毒性反应的剂量和时间关系,评价受试药物和(或)其代谢物在不同动物种属、性别、年龄、机体状态(如妊娠状态)的毒性反应,评价非临床毒性研究的动物种属选择和给药方案的合理性;②提高动物毒性试验结果对临床安全性评价的预测价值,依据暴露量来评价受试药物蓄积引起的靶部位毒性(如肝或肾毒性),有助于为后续安全性评价提供量化的安全性信息;③综合药效、暴露量和毒性及其暴露信息来指导人体试验设计,如起始剂量、安全范围评价等,并根据暴露程度来指导临床安全监测。

(二)药物毒代动力学和药物代谢动力学的关系

1. 药物毒代动力学与药物代谢动力学的区别

(1)目的不同　药物毒代动力学是在毒性试验中预测受试药物在人体暴露时的潜在风险,而药物代谢动力学研究是通过体外和动物体内的研究方法,揭示药物在体内的动态变化规律,获得药物的基本药物代谢动力学参数,阐明药物的吸收、分布、代谢和排泄的过程和特征。

(2)剂量不同　药物毒代动力学研究采用的剂量远远高于药效剂量和临床拟用剂量,并且为多次重复用药,药物代谢动力学主要研究临床治疗剂量。

(3)动力学特征不同　药物毒代动力学多表现为非线性动力学,而药物代谢动力学的行为通常表现为线性动力学。

2. 药物毒代动力学与药物代谢动力学的联系

(1)分析方式和手段相同　药物毒代动力学和药物代谢动力学的分析方式和手段相同,技术可以共享或相互借鉴。

(2)参数互为参考　已获得的药物代谢动力学参数可以为毒代动力学给药方案的设计提供参考。

(三)药物毒代动力学试验设计的基本要求

药物毒代动力学试验的给药方案设计应完全参照毒性试验研究方案,包括给药剂量、途径、动物种属选择和给药频率、周期等。药物毒代动力学研究须执行《药物非临床研究质量管理规范》。

1. 受试药物

受试药物应采用工艺相对稳定、纯度和杂质含量能反映临床试验拟用样品和(或)上市样品质量和安全性的样品。中药建议现用现配,当给药时间较长时,应考察配制后是否存在体积随放置时间延长而膨胀造成终浓度不准的因素。如果由于给药容量或给药方法限制,可采用原料药进行试验。

2. 实验动物

一般采用成年、健康的动物。常用动物有小鼠、大鼠、兔、豚鼠、犬、小型猪和猴等。伴随药物毒代动力学研究所用动物数量应保证能获得足够的药物毒代动力学数据。由于毒性试验中通常采用两种性别的动物,一般情况下,建议受试药物的每个剂量组每种性别至少4只动物。

3. 剂量设置

在毒性研究中,全身暴露应通过适当数量的动物和剂量组进行测定,暴露评估应考虑血浆蛋白结合、组织摄取、受体性质和代谢特征的种属差异、代谢物的药理活性、免疫原性和毒理学作用等因素。对于血浆蛋白结合率高的化合物,用游离浓度来表示暴露更合适。应设计低、中、高三种剂量组。

低剂量最好选择无毒性效应剂量,理论上应等于或大于患者拟用的(或已知的)最高剂量。但这种理想状态很难完全达到,所以通常视全身给药毒理学研究而定。中剂量的选择根据实验目的,通常为低剂量的适当倍数(或分数)。高剂量选择,通常应出现明显的毒性反应或实验室指标异常,一般在该剂量下应出现少数动物中毒死亡或体重明显减轻。当药物毒代动力学数据显示出由于吸收速率受限而限制了原形药和(或)代谢产物的暴露时,以该药物能达到最大暴露的最低剂量作为高剂量。

4. 样品采集

(1) 时间点确定 每项研究中的时间点数量应满足暴露评价的要求,应兼顾药物的吸收相、平衡相(峰浓度附近)和消除相,一般在吸收相需要 2~3 个采样点,在峰浓度(C_{max})附近至少需要 3 个采样点,消除相需要 4~5 个采样点。在每项研究中,时间点的数量应满足暴露评价的要求,要有 7~9 次甚至以上。在伴随药物毒代动力学研究中,采样点应尽量达到暴露评价所需的频度,但不可过于频繁以至于干扰正常研究的进行并引起动物过度的生理应激反应。

(2) 数据收集 通常情况下,在大动物的毒性试验中,药物毒代动力学数据从主研究实验动物收集,而在啮齿类动物的毒性试验中,药物毒代动力学数据可从卫星组实验动物收集。

(3) 样品选择 若受试药物在血浆中的暴露量与作用靶点或毒性靶点的受试药物浓度存在动态平衡关系,则在受试药物容易进入动物和人的全身系统时采集血样。若血液中受试药物暴露量无法反映靶组织或器官的毒性反应,则可能需考虑尿液、其他体液、靶组织或器官来测定受试药物浓度。

5. 药物毒代动力学参数

评估的药物毒代动力学参数通常有曲线下面积($AUC_{0\sim T}$)、峰浓度 C_{max}、某时间点浓度 C_{time}(图 2-3)。

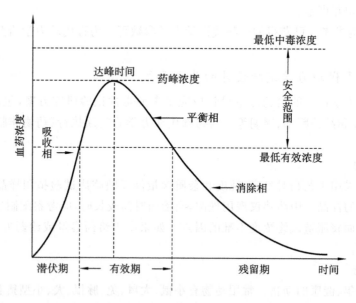

图 2-3 药物药-时曲线示意图

6. 分析方法

生物分析方法与药物代谢动力学研究一样,应根据受试药物的性质,选择特异性好、灵敏度高的测定方法。包括色谱法、放射性同位素标记法和微生物学方法等。色谱法包括高效液相色谱法(HPLC)、气相色谱法(GC)和色谱-质谱联用法(如 LC-MS,LC-MS/MS 等)。在需要同时测定生物样品中多种化合物的情况下,LC-MS/MS 和 GC-MS/MS 联用法在特异性、灵敏度和分析速度方面有更多的优势。对于前药或有活性代谢产物的药物,以及主要通过代谢从体内消除的药物,放射性同位素标记法和色谱-质谱联用法具有明显优点。

在药物毒代动力学研究中生物样品分析方法必须可靠,需要具有以下特征。

(1) 高准确度　测得值与真实值高度接近。

(2) 高精密度　相同基质中相同浓度样品的多次测量值的分散程度低。

(3) 高度特异性　能专属地测定原形药物或代谢物,而不受基质的干扰。

(4) 高灵敏度　测定定量下限样品的准确度和精密度高。

(5) 高重现性　不同实验室间的测定结果以及相同条件下在间隔一段时间后的测定结果重现性好。

(6) 高稳定性　分析物在确定条件下,一定时间内在给定基质中高度稳定。

7. 数据统计与评价

数据需有代表性,由于动力学参数多存在个体差异,且药物毒代动力学资料多来源于小样本的动物实验,因此通常难以进行高精度的统计学处理。统计分析时应注意求算平均值或中位数并评估变异情况。某些特殊情况,个体动物的数据更为重要。在评估连续给药的蓄积性时,不仅要观察蓄积现象,还要结合受试药物半衰期、对关键代谢酶或转运体的影响等方面进行综合分析。

(四) 药物毒代动力学在不同毒性试验中的应用

1. 单次给药毒性试验

一般采用啮齿类动物。药物毒代动力学研究通常在药品研发早期进行,仅在必要时测定血药浓度,可将样品储存,供以后分析用。结果有助于评价和预测剂型选择和给药后暴露速率及药物在体内的保留时间,可为后期研究选择合适的药物剂量提供依据。

2. 重复给药毒性试验

该实验动物种属的选择应尽可能与药效学和药动学原则相符合,研究内容一般纳入毒性研究设计中,包括首次给药到给药结束全过程的定期暴露监测和特征研究。在试验前期,对适宜剂量水平的全身暴露过程进行监测,后续毒性试验所采用的方案可依据前期试验的毒代研究结果修订或调整,观察第一天给药和最后一天给药的浓度差异、确定稳态浓度和 AUC 的变化。

3. 遗传毒性试验

遗传毒性的体内药物毒代动力学研究应采用与遗传毒性试验相同的动物种属、品系和给药途径,在最高剂量或其他相关剂量中进行,可通过试验中所显示的细胞毒性(如微核试验中所检测组织的未成熟红细胞占红细胞总数的比例发生显著变化)或暴露情况来证明。当体内遗传毒性结果为阴性时,可较好地描述药物全身暴露水平和特定组织药物暴露情况。当体外结果为阴性时,可采用上述方法或者为其他目的进行的啮齿类动物药物代谢、药物毒代动力学试验结果,结合体内暴露进行评估。

4. 生殖毒性试验

生殖毒性的药物毒代动力学研究主要目的在于分析生殖毒性试验的结果,妊娠动物在妊娠期和哺乳期的动力学过程与正常动物有差异,所以对具有胚胎毒性和子代毒性的药物,药物毒代动力学所提供的资料对解释这类毒性有重要意义。此研究可在生殖毒理研究中同步进行,有助于确定生殖毒性试验中不同阶段的不同剂量是否达到了充分暴露。同时药物毒代动力学数据应包括胎仔(或幼仔)数据,以评价受试药物和(或)代谢产物能否通过胎盘屏障和(或)乳汁分泌。

5. 致癌试验

致癌试验的药物毒代动力学研究为获得有助于主研究的药物毒代动力学资料，尤其是早期毒性试验中未采用的动物种属、品系以及首次采用的给药途径和方法等情况，需适当开展药物毒代动力学的监测或特征描述。根据受试动物和人可能达到的全身暴露量来确定致癌试验中的最高剂量，应超过人用最大治疗剂量时暴露量的若干倍，目前一般以最大耐受剂量（maximum tolerated dose, MTD）或有效剂量的100倍作为致癌试验的高剂量。在主研究中，根据已有的动力学资料来考虑试验方案、动物种属及品系的选择。同时建议通过监测来确保主研究中的暴露与剂量探索研究所获得的动力学特征一致。

三、药物毒代动力学基本原理和相关参数

药物毒代动力学是通过建立模型及用数学的方法来描述药物在生物体内处置的时间过程。模型分为两种，即经典毒代动力学模型和生理毒代动力学模型。

（一）经典毒代动力学

1. 房室模型

经典毒代动力学研究中常借助房室模型进行研究，这些房室并没有生理学和解剖学特征。房室模型是将机体视为由一个或两个甚至更多个房室组成。房室的区别不依赖于生理学和解剖学特征，而是根据药物体内转运速率常数确定。速率常数相同或相近的往往划归同一转运单位（单元），即房室。

（1）一室模型　最简单的药物毒代动力学模型，该模型将机体视为一个房室，药物进入机体后迅速分布于机体各部位，并瞬时达到动态平衡，只有少数药物（毒物）符合一室模型，这类药物往往脂溶性较大。描述其速率过程的方程为

$$c = c_0 \times e^{-kt}$$

式中：c是在时间t时的药物血液或血浆浓度；c_0是在时间$t=0$时的初始血浆浓度；$-k$是一级消除速率常数，用时间的倒数表示。

（2）二室模型　大多数药物在机体内分布速度并不相同，药物毒代动力学将机体视为多个房室，其中两个房室组成的称为二室模型（图2-4）。药物首先以极快速率分布至血浆及血流量丰富的组织器官，如心、肝、肾、脑等，我们称之为中央室，在该室瞬间达到平衡，然后以较缓慢的速度分布至血流灌注较差的组织如肌肉、皮肤、脂肪等，我们称之为周边室，最后达到平衡（假平衡）。描述其速率过程的方程为

$$c = Ae^{-\alpha t} + Be^{-\beta t}$$

式中：c为在时间t时的化学物质血液或血浆浓度；α及β分别为分布相（A）及消除相（B）的消除速率常数。

2. 消除动力学

药物消除包括生物转化、经呼吸道呼出及排泄过程。根据药物体内消除速率与药物量或浓度之间的关系，可将药物体内消除过程分为一级动力学、零级动力学和非线性速率过程（图2-5）。

（1）一级动力学（first-order kinetic）　一级动力学指药物在某部位的消除速率与血中药物浓度的一次方成正比，又称线性动力学，多数药物遵循一级动力学。一级动力学过程的特点如下。

①任何时间被清除的药物速率与当时体内药物的量或浓度成正比。

②半衰期恒定，与剂量或浓度无关。

③药物浓度-时间曲线下面积与给药剂量成正比。

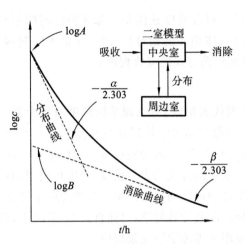

图 2-4 药物二室模型示意图　　　图 2-5 药物一级及零级消除动力学示意图

(2) 零级动力学(zero-order kinetic)　零级动力学指药物消除速率与该时刻的药物量或浓度的零次方成正比,即消除速率与剂量或浓度无关,也称恒量消除。多数情况是体内药量过大超过机体最大消除能力所致,当体内药物过多时,机体只能以最大能力将体内药物消除,消除速率与起始浓度无关。零级动力学的特点如下。

①药物浓度随时间呈直线下降。
②单位时间内药物转运量不变,故又称恒量转运。
③半衰期不恒定,与剂量或浓度有关,剂量或浓度越大,半衰期越长。
④药物浓度-时间曲线下面积与剂量不成比例。

(3) 米氏动力学(Michaelis-menten kinetic)　米氏动力学又称混合动力学过程,即低剂量(浓度)呈一级动力学过程,高剂量(浓度)呈零级动力学过程。零级动力学和米氏动力学均属于非线性动力学,属于非线性动力学消除的许多药物在治疗剂量时呈线性动力学,但在中毒剂量时,按非线性动力学消除,故在毒代动力学研究中常出现非线性动力学。

3. 药物毒代动力学常用参数

(1) 峰浓度 c_{max} 和达峰时间 t_{max}　峰浓度指血管外给药(染毒)后药物进入体循环的最高浓度,而达峰时间指给药(染毒)后药物到达峰浓度所需时间。

(2) 血药浓度-时间曲线下面积(AUC)　指药物吸收进入体循环的相对累积量,AUC 与吸收入体循环的药量成正比,反映进入体循环的相对量,是计算生物利用度的重要参数,也是毒代动力学研究中最常用的参数。

(3) 半衰期(half life, $t_{1/2}$)　也称半减期,是指体内药量或血浆药物浓度下降一半所需时间,是表示药物消除速率的一种重要参数。按一级动力学消除的药物,半衰期恒定,是临床给药方案拟定的首要考虑因素,通常按半衰期给药。对于长半衰期(8~24 h),特别是超长半衰期(24 h 以上)药物应注意蓄积中毒。

(4) 清除率(clearance, CL)　单位时间内有多少体积血浆中的药物被清除,是肝肾等的药物清除率总和,反映机体清除药物的能力。

(5) 表观分布容积(apparent volume of distribution, V_d)　药物进入机体后,当组织中药物浓度与血浆药物浓度达到动态平衡时,体内药量与血浆药物浓度的比值,它并非指药物在体内占有的真实容积,仅表示药物在体内分布的总体情况。V_d 越大,血中药物浓度越低,而 V_d 越小,血中药物浓度越高。

(6) 生物利用度(bioavailability, F)　生物利用度是血管外给药的药物吸收进入血液循环的程度和速率的一种量度指标,又分为绝对生物利用度和相对生物利用度。前者是以静脉制剂作为参比制剂获得的药物吸收进入体循环的相对量;后者是以其他非静脉途经给药的制剂(如片剂、口服溶液)作为参比制剂获得的药物吸收进入体循环的相对量,用于衡量不同制剂、不同厂家或不同批号,或同一药物不同给药途径、不同给药方式的吸收程度。

（二）生理毒代动力学

生理毒代动力学模型用一系列质量平衡方程式来代表机体,从生理学的角度对每个器官或组织做出描述的研究方法。生理毒代动力学与经典毒代动力学均以房室模型为研究基础,两种方法之间并没有根本的矛盾,但两者强调描述药物(毒物)出入房室速率常数的依据不同。经典模型中速率常数由资料决定,因此通常称为基于资料的毒代动力学模型;而生理模型的速率常数表示已知或假设的生物学过程,也称为基于生理的毒代动力学模型。在理想的条件下,生理模型能预测药物的组织浓度,而经典模型则不能。因其计算复杂,因此直到20世纪末,随着计算机科学与软件技术的发展,生理模型才迅速应用于毒理学研究领域中。

与经典模型相比,生理模型的优点在于:①能提供药物在任何组织器官的时间-分布过程;②能预测生理参数改变对组织浓度的影响;③预测药物在不同种属动物中的毒代动力学;④易适应复杂的治疗方案及非线性动力学研究。缺点:①需补充更多信息;②数学方面的难题处理困难;③许多参数在不同物种、品系或疾病状态下评价有误差。

本章小结

药物毒代动力学(toxicokinetics)是一门新兴的涉及药物代谢动力学和毒理学研究的交叉学科,是药物毒性试验的组成部分,也是药物毒理学领域的重要分支。它综合运用药代动力学的原理和方法,结合毒性研究定量分析药物及其代谢产物在毒性剂量下全身暴露的代谢动力学,是药代动力学在全身暴露评价中的延伸。常见的药物毒性作用机制包括药理作用、免疫作用、脱靶作用、生物活化和特异质反应。药物中毒机制主要包括药物和机体方面的机制。药物毒性的严重程度与后果主要取决于作用药物的剂量、作用时间以及诊治是否准确与及时。药物中毒后应果断采取有效的治疗措施,清除未吸收的毒物,使用拮抗药。药物对机体产生毒性作用的强弱程度,不仅取决于药物固有活性,还取决于机体对特定药物的处置,表现为吸收、分布、代谢和排泄。药物毒代动力学是通过建立模型及用数学的方法来描述药物在生物体内配置的时间过程,主要模型分为两种,即经典毒代动力学模型和生理毒代动力学模型。药物毒代动力学的研究结果可用于阐明毒理学结果之间及其与临床安全性的关系,是新药安全性评价和开发上市的重要实验依据,也是目前国外新药安全性评价的常规内容。因此,药物毒代动力学具有重要研究价值,其数据对指导临床合理安全用药也有参考意义。

能力检测

1. 有关毒代动力学的时量曲线,以下描述中不正确的是(　　)。
A. 用以表示血浆毒物浓度随时间的动态过程
B. 以血浓度为纵坐标,以时间为横坐标
C. 静注染毒时量曲线可以分为潜伏期、持续期及残留期三个部分
D. 峰浓度一般与毒物剂量成正比
E. 残留期长短与消除速率有关

2. 新药临床前安全性评价过程中,动物实验大多采用的给药途径是(　　)。
A. 胃肠道给药　B. 静脉给药　　C. 皮下给药　　D. 皮肤给药　　E. 皮内给药

能力检测
参考答案

3. 环磷酰胺经生物转化后毒性（　　）。
   A. 增强　　　　　　　　　　B. 减弱　　　　　　　　　　C. 不变
   D. 可能增强也可能减弱　　　E. 以上都不对
4. 毒物最有效的排泄器官是（　　）。
   A. 肝脏　　B. 肾脏　　C. 肺脏　　D. 乳腺　　E. 皮肤
5. 毒物产生作用的快慢取决于（　　）。
   A. 毒物的吸收速率　　　　B. 毒物的排泄速率　　　　C. 毒物的转运方式
   D. 毒物的光学异构体　　　E. 毒物的代谢速率
6. 常见的毒物吸收途径包括（　　）。
   A. 呼吸道　　B. 胃　　C. 肠　　D. 皮肤　　E. 以上全部
7. 毒物的生物转化过程，主要包括（　　）。
   A. 氧化、还原和水解　　　　　　　B. 氧化、还原和结合
   C. 氧化、还原、水解和结合　　　　D. 还原、水解和结合
   E. 水解和结合
8. 毒物一旦与血浆蛋白结合成结合型毒物，则（　　）。
   A. 易穿透毛细血管壁　　　　　　　B. 易透过血脑屏障
   C. 不影响其主动转运过程　　　　　D. 影响其主动转运过程
   E. 仍保持其药理活性
9. 毒物的 $t_{1/2}$ 是指（　　）。
   A. 毒物的血药浓度下降一半所需时间
   B. 毒物的稳态血药浓度下降一半所需时间
   C. 与毒物的血浆浓度下降一半相关，单位为小时
   D. 与毒物的血浆浓度下降一半相关，单位为克
   E. 毒物的血浆蛋白结合率下降一半所需剂量
10. 关于肝药酶的描述，错误的是（　　）。
    A. 属 P450 酶系统　　　　B. 其活性有限　　　　C. 易发生竞争性抑制
    D. 个体差异大　　　　　　E. 只代谢 20 余种药物
11. 毒物的排泄途径不包括（　　）。
    A. 汗腺　　B. 肾脏　　C. 胆汁　　D. 肺　　E. 肝脏
12. 毒物进入循环后首先（　　）。
    A. 作用于靶器官　　　　B. 在肝脏代谢　　　　C. 由肾脏排泄
    D. 储存在脂肪　　　　　E. 与血浆蛋白结合
13. 气体产生毒性作用的吸收部位是（　　）。
    A. 胃肠道　　B. 静脉　　C. 皮下　　D. 皮肤　　E. 肺泡
14. 毒物自用药部位进入血液循环的过程称为（　　）。
    A. 通透性　　B. 吸收　　C. 分布　　D. 转化　　E. 代谢
15. 使肝药酶活性增加的药物是（　　）。
    A. 氯霉素　　B. 利福平　　C. 异烟肼　　D. 奎尼丁　　E. 西咪替丁
16. 药物半数致死量（LD_{50}）是指（　　）。
    A. 致死量的一半　　　　　　　　　B. 评价新药是否优于老药的指标
    C. 杀死半数病原微生物的剂量　　　D. 药物的单次给药毒性
    E. 引起半数动物死亡的剂量
17. 他汀类调节血脂药物的主要作用机制是（　　）。

A. 阻止胆固醇从肠道吸收 B. 降低甘油三酯酶活性
C. 抑制 HMG-CoA 还原酶 D. 抑制游离脂肪酸释放
E. 激活脂蛋白酯酶活性

(刘启兵　韩　峰)

第三章 药物对肝脏的毒性作用

学习目标

1. 掌握：药物对肝脏损伤的类型；常见的肝毒性药物。
2. 熟悉：肝脏组织形态和生理学基础；药物对肝脏损伤的评价指标。
3. 了解：药物对肝毒性的作用机制。

肝脏是最主要的药物代谢器官。肝脏对来自体内和体外的许多非营养性物质如各种药物、毒物以及体内某些代谢产物，具有生物转化作用，通过新陈代谢将它们彻底分解或以原形排出体外。在过去 50 年中，出现了大量引起肝毒性的药物的报道（如异丙烟肼、替尼酸、奥沙普秦、曲格列酮等），这也是导致新药研发失败或上市后从市场撤出的主要原因。创新药物研发过程中候选药物潜在的肝毒性评价成为临床前药物安全性评价的重要环节。

药源性肝损伤是指由药物本身及（或）其代谢产物引起的肝脏毒性。药物对肝脏的毒性作用及机制涉及复杂病理生理过程。因此，本章主要讨论药源性肝损伤的组织解剖学和病理生理学、药物对肝脏损伤的类型、药物肝毒性的临床表现、常见肝毒性药物以及药物对肝脏损伤的评价指标、防治原则。

案例导入3-1

患者，男性，75 岁。因言语不清，左侧肢体活动不灵入院，当地医院头颅 CT 示：多发腔隙性脑梗死；给予阿司匹林 300 mg 口服后收入院。既往吸烟 50 年，10 支/日；饮酒 50 年，1～2 两/日；高血压病史 30 年，平时血压控制在 140/100 mmHg 左右；房颤病史 3 年；心功能不全病史 2 年，入院体检肝功能正常。诊断：①急性脑梗死（右侧颈内动脉系统）；②高血压病 3 期；③冠心病、心功能不全、心功能Ⅳ级；④心律失常、房颤。患者入院后给予氯吡格雷、阿司匹林抗血小板聚集，阿托伐他汀钙片稳定斑块，丁苯酞保护线粒体，美托洛尔控制心率，呋塞米及螺内酯减轻心脏负荷，去乙酰毛花苷强心，莫西沙星抗感染治疗。入院第 8 日，尿涂片见真菌孢子＋＋＋（中等量），尿白细胞＋＋，考虑尿路感染，给予氟康唑氯化钠注射液（400 mg qd）抗真菌治疗。入院第 10 日复查肝功能见 ALT 120.47 U/L、AST 127.95 U/L、γ-GGT 121.4 U/L。提示可能是药物引起的肝损伤。

根据本案例，思考以下问题：
1. 什么是药物性肝损伤？
2. 哪些药物可能导致肝损伤？
3. 药物性肝损伤的防治原则是什么？

本章PPT

案例导入 3-1 答案

NOTE

第一节 药物对肝脏结构及功能的影响

一、肝脏的结构功能特点

(一)肝脏的基本结构

肝脏是体内实质性器官中供血量最大、物质代谢最旺盛的器官。成年人的肝脏重量约占体重的3%，肝脏表面覆有致密的结缔组织被膜，含有丰富的弹性纤维。成人肝脏血液流入量约占心脏血液排出量的1/4，每分钟约有1.5 L血液经由肝动脉和门静脉流入肝窦，这种双重供血系统使得肝脏血液循环丰富，为肝脏细胞的再生与物质代谢提供了有利条件。目前关于肝脏的基本结构单位存在两种划分方法，即肝小叶与肝腺泡(图3-1)。

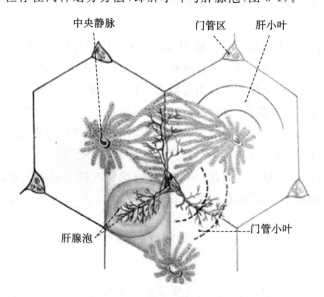

图 3-1　肝小叶和肝腺泡

肝小叶是肝脏的基本结构单位，由围绕着终末肝静脉放射状分布的肝脏细胞索组成，肝小叶的边角由含门静脉与肝动脉分支以及小胆管的汇管区构成。由肝动脉和门静脉进入汇管区的血液混合后进入窦状隙，沿肝脏细胞索渗透滤过，最终汇入终末肝静脉流出肝脏。肝小叶可分为三个区，即肝小叶中心区、带中区和门周区(图3-2)。进入肝脏的毒性物质由肝小叶门周区流向小叶中央区，因此门周区的肝脏细胞是最先接触到毒性物质的。

肝腺泡是肝组织功能性的肝单位，由门静脉的末端分支和从汇管区扩展来的肝动脉组成。一个肝腺泡分为三个相对的循环带，最接近血液流入的区域为Ⅰ区带，接近末端肝静脉的区域为Ⅲ区带，Ⅰ区带与Ⅲ区带之间为Ⅱ区带。Ⅲ区带肝脏细胞获得的血液供应继Ⅰ区带和Ⅱ区带之后，Ⅲ区带肝脏细胞对毒性物质更加敏感，再生能力也较差。

(二)肝脏细胞的组成

肝脏细胞一般分为肝实质性细胞(即肝细胞)和非实质性细胞两类，前者约占60%，后者约占40%。肝实质性细胞是组成肝脏最主要的细胞，它是一种高分化细胞，功能复杂，在电镜下可观察到多种细胞器和包含物。非实质性细胞包括胆管上皮细胞、肝窦状隙内皮细胞、库普弗细胞(亦称 Kupffer 细胞)、星形细胞(亦称储脂细胞)、窝细胞等(图3-3)。

肝细胞以中央静脉为轴心呈放射状排列，在肝组织切片上呈索状，故称为肝脏细胞索。肝

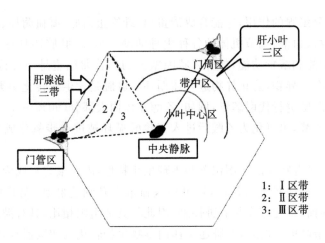

图 3-2 肝小叶分区

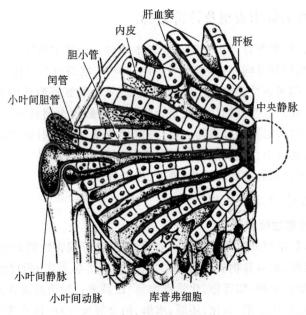

图 3-3 肝非实质性细胞

细胞是组成肝小叶的主要部分,这类细胞形态较大,数量多,是肝脏的主要代谢细胞,因此在毒理学实验中常用肝细胞作为研究材料。肝血窦是肝脏细胞索之间的通道,是扩大的毛细血管,其构成细胞主要包括内皮细胞、库普弗细胞、星形细胞等。肝细胞与内皮细胞之间几乎无基膜分隔,从而有利于液体和物质在血液与肝细胞之间的交换。内皮细胞在清除脂蛋白和变性蛋白质方面的作用十分重要,还能分泌细胞因子。库普弗细胞是定居在肝脏中的巨噬细胞,约占体内巨噬细胞总量的80%,其主要功能是摄取和降解颗粒性物质,合成和分泌细胞因子,并作为抗原提呈细胞参与免疫调节作用,是人体的卫士。肝脏星形细胞位于上皮细胞与肝实质细胞之间,是体内维生素 A 储存的重要位点,同时也是合成与分泌胶原蛋白和其他细胞外基质蛋白的主要细胞。

(三) 肝脏的生理功能

肝脏是一个具有众多生理生化功能的实质性器官,承担着人类机体的胆汁分泌与排泄、营养物质代谢、蛋白质与能量合成、外源化学毒物生物转化、凝血与免疫等多项功能。胆汁分泌是肝脏的一种特殊生物学功能,胆汁合成后由胆管进入胆囊储存并浓缩,再进入十二指肠。胆汁对小肠摄取脂类营养物、保护小肠免受氧化性损伤、排泄毒物有重要作用。

肝脏还具有内分泌腺的作用，它能合成清蛋白、纤维蛋白原、凝血酶原、纤维蛋白原以及多种载脂蛋白等，释放入血液，调节机体的各种生理活动。另外，肝脏还具有一定的自我保护功能，包括免疫防御功能和解毒功能，如肝窦状隙壁上的库普弗细胞是一种特定的巨噬细胞，吞噬从肠道来的各种有害异物，防止异物进入体循环。肝脏是含生物转化酶类最多的器官，许多外源化合物可进入肝脏进行代谢解毒，例如，乙醇在体内大部分（90%～95%）被肝脏细胞中的乙醇脱氢酶氧化为乙醛，再氧化为乙酸后进入三羧酸循环被进一步氧化成二氧化碳和水而排出体外。

在机体内，肝脏具有特殊的解剖位置和生理生化特性，因此最容易成为药物毒性作用的靶器官。药物无论从何种途径进入机体，均可通过血液循环到达肝脏，尤其从消化道吸收的毒物，在进入体液循环前，毒物首先与肝脏接触，因此与其他组织相比，具有潜在毒性的物质通常在肝脏中的浓度是最高的。此外，肝脏还是体内毒物生物转化的初级器官，生物转化中形成的毒性活化物或短暂活性物质也会对肝脏造成损害。

二、药物肝毒性的临床表现及评价指标

当药物损害肝脏时，肝脏许多生物学功能发生障碍。药物对肝脏的损害依赖于肝毒物的理化性质、暴露浓度与持续时间、机体遗传多态性、肝功能状态以及所损害的肝脏细胞类型等。轻微肝损害可能仅引起可逆性的细胞功能障碍，但是对乙酰氨基酚或四氯化碳的急性中毒可引起肝实质细胞的坏死。急性肝损伤一般是机体短期接触较大剂量肝毒性药物，或肝脏功能不全及肝脏功能异常时接触某种肝毒物引起，其病理改变常见于肝脏细胞坏死、脂肪变性、胆汁淤积等。慢性肝损伤可由长期接触低剂量肝毒物引起，也可以是一次急性肝脏细胞损伤引起的后遗症，病理改变包括肝脏的纤维化、硬变、癌变等。

（一）药物肝毒性的临床表现

1. 物质与能量代谢功能障碍

肝脏是机体营养物质与外源化学物的重要代谢器官，肝损害特别是肝衰竭时，体内的各种化学物质代谢发生紊乱，如营养物质（包括糖、蛋白质、脂类物质等）的代谢功能障碍和化学毒物解毒功能障碍，外源化学物（如药物、化学毒物等）以及来自肠道的毒性分解产物（如氨、胺类等）进入肝脏经过生物转化作用（氧化、还原、水解、结合等反应）可将其转变成水溶性物质而排出体外，但是当肝损害时，药物及各种内源性毒物的生物转化效率下降，解毒功能降低。另外，肝损害不仅影响机体化学的物质代谢，而且也影响机体的生物能量合成。每个肝脏细胞内含有1000～2000个线粒体，线粒体是细胞能量合成的重要场所，它在维持机体的各种生命活动中起着至关重要的作用。外源化学物进入肝脏细胞后，可通过影响线粒体电子传递、呼吸链复合体酶活性、氧化磷酸化、线粒体钙转运以及线粒体内膜功能等，导致ATP合成减少，使机体能量代谢功能发生障碍。因此肝脏严重损害时，患者常常出现疲倦乏力、精神不振等情况。

2. 凝血功能障碍

机体在正常情况下，凝血与抗凝血保持着动态平衡，若平衡失调则导致出血或血栓形成，肝脏在维持这一动态平衡的调节中起着重要作用。肝脏不但是大多数血浆凝血因子、凝血抑制因子、纤维系统蛋白的合成场所，同时也是许多活性因子及相应抑制因子的灭活场所。严重肝损害时常伴有凝血和（或）纤维蛋白溶解异常，出血倾向增加或易发生出血。肝损害导致凝血功能障碍的主要原因如下：①凝血因子合成减少，特别是维生素K依赖的凝血因子明显减少，如凝血因子Ⅶ、Ⅸ、Ⅹ等；②清除纤溶酶的能力降低，出现纤溶亢进，易发生原发性纤维蛋白降解；③不能充分地清除纤溶酶原激活物，血液抗纤溶酶活性减少，从而增加了纤溶酶的活力。另外，还可引起血小板数量减少与功能异常。因此，肝功能严重损害时可发生出血倾向或

出血。

3. 免疫防御功能障碍

肝脏的免疫防御功能主要由库普弗细胞完成。库普弗细胞虽仅占肝脏体积的2%，却承担着机体单核吞噬细胞系统80%～90%的功能，在维持机体内环境稳定上起着十分重要的作用。在正常的情况下，库普弗细胞能吞噬来自门静脉的病原微生物，清除体内肠源性内毒素，并具有抗原提呈、分泌细胞因子等免疫调节作用。另外，库普弗细胞还具有调控组织和基质修复、肝脏细胞和储脂细胞的增殖等作用。因此，肝脏严重损害后，机体容易遭受病原微生物的感染与肠源性内毒素的侵害，严重肝损害时常常并发菌血症、细菌性心内膜炎、尿路感染和肠源性内毒素血症(intestinal endotoxemia)等。

(二) 药物肝毒性的评价指标

1. 血液学检查

通过血液学检查能很好地了解肝脏损伤的性质和程度。常用的基本血液试验方法有两种：一种是基于肝功能测定，可同时评价多种肝脏基本生理功能，如糖代谢、蛋白合成和胆汁分泌，及从血液中提取并代谢外来物质的能力；另一种是评价血中肝脏细胞内蛋白(如转氨酶、乳酸脱氢酶)水平是否正常，如异常升高表示存在肝脏细胞损伤。

(1) 血清白蛋白　血清白蛋白在肝中合成后分泌入血，是正常人体血清中主要蛋白成分，维持循环血液胶体渗透压，并与外来物质选择性短暂结合发挥储存库作用。肝脏损伤后合成白蛋白的能力降低，如不能正常维持血液胶体渗透压，则可出现腹水。白蛋白含量与有功能的肝脏细胞数量成正比，血清白蛋白这一指标常用于检测慢性肝脏损伤。

(2) 凝血酶原时间　肝脏也合成许多凝血因子，肝脏损伤导致凝血因子合成减少，凝血时间延长。与血清白蛋白相比，凝血酶原时间专一性相对较差，因此是一项非特异性药源性肝损伤指标。但在肝功能受损早期，白蛋白检测完全正常时，维生素K依赖的凝血因子却会显著降低，因此在肝损伤早期可用凝血因子检测作为过筛试验。

(3) 血清胆红素　肝脏能催化葡糖醛酸与血红蛋白分解产物胆红素结合，并分泌这种葡糖醛酸结合物进入胆汁。结合能力受损时，胆红素在血液中蓄积而出现黄疸。急性肝损伤、胆汁淤积性损伤或胆道梗死时，血清胆红素水平升高。该指标并非特异性肝损伤指标，但通常作为试验评价指标。

(4) 血清肝酶测定　肝脏细胞急性损伤后，常有细胞内酶和其他生物大分子逸出细胞进入血液。这些酶类在血中水平高于正常范围，往往是毒性评价的指标(表3-1)。

表3-1 肝毒性的血清酶指标

酶　类	缩　写	注　解
丙氨酸氨基转移酶	ALT	主要存在于肝脏，升高主要反映肝脏细胞损伤
天冬氨酸氨基转移酶	AST	对肝脏特异性相对较小，升高主要反映肝脏细胞损伤
碱性磷酸酶	ALP	升高主要反映胆汁淤积等损伤
谷氨酰转肽酶	GGTP	升高主要反映胆汁淤积、肝脏细胞损伤
5'-核苷酸酶	5'-NT	升高主要反映胆汁淤积等损伤
山梨醇脱氢酶	SDH	对肝脏具有高度特异性，升高主要反映肝脏细胞损伤
鸟氨酸氨甲酰转移酶	OCT	对肝脏具有高度特异性，升高主要反映肝脏细胞损伤

ALT、AST、ALP和GGTP的测定为常规性肝功能评价，以判断药物潜在的肝毒性。这些指标分别表示不同的损伤意义。其中ALT存在于肝脏细胞的胞质，而AST两个亚型分别

存在于肝脏细胞的胞质和线粒体内。血清 ALT 和 AST 检测是检测肝脏损伤敏感的试验指标。血清中 ALT 和 AST 活性升高，并且它们的变化大于 ALP 活性变化，这一特征常见于肝脏细胞损伤。ALT 活性能特异性地反映胆汁淤积型肝损伤，如果上述指标出现相反的情况，则提示胆汁淤积。使用对乙酰氨基酚可出现 ALT 和 AST 活性明显升高，ALP 活性仅有轻度增高。在酒精性肝脏疾病时，AST 活性通常高于 ALT，但在大多数其他肝脏细胞损伤时，ALT 活性却往往高于 AST。血清中 GGTP 为一个极端灵敏的指标，饮酒后可有升高，但由于不是一个特异性指标，需要与其他试验结果一起评价。相比之下，OCT 和 SDH 对肝脏的专一性非常强。

（5）染料廓清试验 反映染料被肝脏清除及其从血液中消失的速率。常用的染料有磺溴酞钠和吲哚菁绿，前者与谷胱甘肽结合排入胆汁。

（6）药物廓清试验 基于肝脏损伤对生物转化能力的影响，通过测定主要通过肝脏代谢而其他清除途径（如肾排泄）不显著的药物。通过测定其清除速率并与"正常"数据相比判断是否延长，从而了解肝功能的状况。

2. 影像学检查

评价肝功能的影像学检测方法有 B 型超声多普勒仪（B 超）、电子计算机断层扫描（CT）、核磁共振（MRI）和肝血管造影等。超声多普勒可测定门静脉系统血流动力学参数；CT 可测定肝脏容积；采用 MRI 特异性对比剂（钆贝葡胺、钆塞酸二钠）增强扫描，可对肝胆排泄期的各级胆管显示情况进行评估。

3. 形态学评价

肝穿刺活检细胞学检查是在超声引导下，采用经皮肝穿刺方法，从肝内抽取少量肝组织，直接在显微镜下观察其组织形态的改变，同时结合临床数据，对肝病做出诊断的检查方法。该方法适用于肝脏病变呈弥漫性改变的检查，如病毒性肝炎、肝硬化等。

第二节 药物对肝毒性作用的类型及作用机制

肝脏损伤的常见类型通常包括肝脏细胞坏死、胆汁淤积、胆管损伤、肝血窦异常、脂肪肝、肝纤维化、肝硬化和肝肿瘤等。药物对肝脏损伤的类型各不相同，取决于所用药物性质、剂量和持续时间。损害的类型或表现的症状也与机体遗传多态性、肝功能状态以及肝脏不同部位的易感性有关。某些肝损伤类型是药物单次给药毒性的结果，如单次使用较高剂量对乙酰氨基酚即可引起肝坏死；此外还有很多通常出现在长期用药时的肝损伤类型，如阿托伐他汀引起的肝内胆汁淤积。药物引起的常见肝脏损伤有以下几类。

一、肝脏细胞坏死

（一）肝脏细胞的坏死与凋亡

根据细胞形态学特点，外源化学物引起肝脏细胞死亡（hepatocyte death）有两种模式，即细胞坏死与细胞凋亡。细胞坏死（necrosis）是一种细胞的被动死亡过程，直接由外源化学物或其他外来因素引起的细胞死亡。坏死的形态标志是细胞肿胀、内容物渗漏、核染色质蜕变裂解、线粒体极端肿胀、质膜碎裂及细胞碎片形成，局部坏死炎性细胞浸润等。而凋亡（apoptosis）是机体为了维持自身组织中细胞生成与消亡的平衡，所出现的一种在细胞基因指导下的主动自我消亡过程，即通过细胞自身基因控制，自动有序地清除生理上一些不需要的细胞如衰老的或受损的细胞,亦称程序性细胞死亡(programmed cell death)。凋亡细胞在形态上与坏死细胞差别很大,通常保持质膜的完整性并发生细胞收缩,产生细胞质浓缩和核染色质密集,出现凋亡小体,但局部一般不呈现炎性细胞浸润现象。

（二）药物引起肝脏细胞死亡的特点

肝脏细胞坏死可呈病灶状、带状、全小叶弥漫状。病灶状坏死是指细胞单个或小簇随机散在的坏死。带状坏死指死亡细胞主要位于1区带(门管周围)或3区带(肝腺泡两端)。肝毒性药物引起细胞坏死可出现在肝脏不同的区域,分布广泛或大块出现。许多药物对肝脏的毒性仅引起某个区带坏死,即坏死仅局限在肝组织的特定区带。如对乙酰氨基酚引起肝坏死,仅特征性地损害肝腺泡两端,该特定区带发生损害与药物代谢产物本身的毒性机制及代谢酶分布密切相关。一种药物对肝脏区域坏死作用也可由于使用另一种药物而改变。如通常造成小鼠2区带或3区带肝坏死的可卡因,用苯巴比妥预处理动物后,则可引起1区带坏死。

有些药物引起的细胞坏死可遍布于整个肝脏,而不是局限在某个区域。坏死的范围变化很大,如哌甲酯引起的广泛性肝坏死。这与病毒性肝炎引起的广泛性肝坏死相似。由于肝脏细胞本身具有很强的再生能力,能经受中等程度的片状坏死。若干天后坏死细胞可被清除,代之以再生细胞,重建正常的结构和功能。但如果被损害的细胞过多,肝脏重建能力不够,难以修复,则可造成肝功能衰竭。

（三）药物引起肝脏细胞死亡的机制

药物所致细胞死亡的机制包括脂质过氧化、线粒体损伤、细胞骨架损坏、大量Ca^{2+}内流(钙超载)及抗体介导的免疫攻击。下面主要阐述药物引起肝脏细胞死亡的分子生物学机制。

(1) 启动细胞凋亡　药物及其代谢产物可通过影响细胞表面凋亡受体Fas或TNF-α,导致死亡诱导信号复合物的形成,启动细胞凋亡过程,或者通过细胞毒性应激或DNA损伤活化肿瘤抑制因子p53,导致促凋亡蛋白Bcl-2家族成员如Bax的形成,继之诱导线粒体内膜凋亡相关蛋白细胞色素C、核酸内切酶G,凋亡诱导因子AIF的释放,从而启动细胞凋亡。如微囊藻素、半乳糖胺、四氯化碳等肝毒物在体内外试验中均明显观察到线粒体依赖性的细胞凋亡。

(2) 干扰肝脏细胞呼吸链中酶蛋白的合成　肝脏线粒体DNA(mtDNA)负责编码电子传递链所需的酶蛋白,某些药物如乙肝治疗药物非阿尿苷可插入mtDNA链中,使其错误编码呼吸链中酶蛋白,或终止酶蛋白的合成,导致肝脏细胞呼吸链中酶蛋白的合成发生障碍,肝脏细胞内呼吸停止,细胞死亡。

(3) 损害细胞骨架　细胞骨架主要由微管、微丝以及中间丝组成。其中由肌动蛋白组成的微丝是细胞中含量最丰富的一种蛋白复合体,它以解聚时的球状肌动蛋白或聚合时的纤丝状肌动蛋白形式存在,细胞正常时肌动蛋白两种形态的转换处于动态平衡。因此微丝结构的改变是反映外源化学毒物破坏细胞骨架的常用指标。例如,毒伞素和微囊藻毒素可以破坏肝脏细胞骨架的完整性,目前可用荧光标记法检测这些生物毒素对细胞骨架的影响。

(4) 肝细胞膜脂质过氧化　包括可卡因、乙醇、四氯化碳在内的一些化合物会引起肝细胞膜脂质过氧化。以四氯化碳(CCl_4)为例,它在细胞色素P450系统作用下,产生三氯甲烷自由基,后者可使细胞质膜或亚细胞结构膜脂质发生过氧化,破坏细胞质膜或线粒体膜的稳定性,使得大量Ca^{2+}内流,钙稳态失调,最终导致肝细胞死亡。

(5) 消耗谷胱甘肽　谷胱甘肽(glutathione,GSH)是一种具有重要解毒功能的三肽物质,某些药物或其代谢产物可与GSH相结合,形成硫醚氨酸,经胆汁或尿液排出,引起GSH急剧耗竭,导致毒物中间代谢产物与生物大分子发生共价结合,造成肝脏细胞死亡。

二、胆汁淤积

（一）药物引起胆汁淤积的特点

胆汁淤积主要由胆汁分泌损害与胆汁流动障碍引起。人类急性或慢性暴露在某些外源化学毒物下可引起胆汁淤积，病理生理学上常常表现为胆汁流动形成障碍，胆汁分泌与排泄受阻。胆汁中的正常成分如胆盐和胆红素在血清中含量增加，当胆红素在胆道中排泄发生障碍时，胆红素在皮肤和眼睛中沉积，产生黄疸，同时胆红素可从尿液中排出，使尿液呈黄色或深褐色。溴磺酞钠之类的染料经胆汁排泄，常用于评价胆汁功能。胆汁淤积的组织学特征非常细微，不经超微结构分析难以发现，其结构改变包括胆小管的肿胀、胆管与胆小管中胆栓的形成等（图3-4）。当胆汁淤积损害肝实质时，可伴有肝脏细胞肿胀、肝脏细胞死亡和炎症。临床上，有的患者由于使用了某些药物出现了黄疸，要比肝脏特异性转氨酶轻微增加更能反映肝功能的损害。

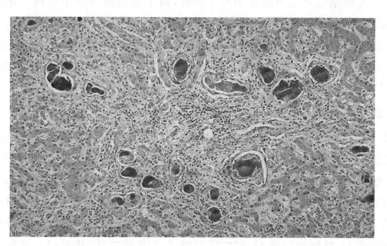

图 3-4　胆汁淤积的组织形态

许多药物可导致胆汁淤积，如阿米替林、氨苄西林、卡马西平、氯丙嗪、丙米嗪、西咪替丁、依托红霉素、雌激素、氟哌啶醇、苯妥英、丙氯拉嗪、阿托伐他汀、甲苯磺丁脲等。其中一些药物可引起原发性肝坏死并伴随少量胆汁淤积；一些药物可产生原发性胆汁淤积同时伴有肝坏死，如氯丙嗪、红霉素；还有一些药物引起胆汁淤积时几乎不伴有肝脏细胞损伤，如口服避孕药和类固醇激素。

（二）药物引起胆汁淤积的机制

导致胆汁流动异常的因素有多种，有些与收集并运送胆汁至胆囊的细胆管系统完整性损伤相关，另一些则与胆汁形成和分泌有关。有些胆汁淤积是由于各种严重的肝脏细胞损伤所致，正常的胆汁流动有赖于功能性肝脏细胞及其正常的肝脏细胞空间结构。当肝脏受损时，可继发胆汁淤积。药物所致胆汁淤积的可能机制如下。

（1）损伤肝脏细胞膜的功能　如慢性肝损伤给予雌激素，可使乙酰辅酶A-胆固醇酰基转移酶活性升高，可导致细胞质膜胆固醇酯的堆积，影响肝窦状隙膜的流动性与 Na^+/K^+-ATP 酶活性降低，使胆汁流发生障碍，胆小管分泌减少。

（2）损害肝脏细胞基底侧膜与胆小管膜的转运系统功能　胆汁酸盐输出泵障碍是导致胆汁淤积的常见原因之一。如四氯化碳导致胆汁淤积的机制是干扰胆汁酸转运蛋白的调控，即引起牛磺胆酸钠协同转运多肽和有机阴离子转运多肽下调，导致胆汁酸转运障碍。又如抗结核药利福平、内皮素拮抗剂波生坦、降糖药曲格列酮可通过直接抑制胆汁酸盐输出泵导致胆汁淤积。

（3）肝内胆管损害导致胆汁淤积　这种情况常称为胆管损害型胆汁淤积，当给予单次剂量的某些药物时可诱导原发性胆管损害，包括胆管上皮细胞肿胀、管腔内出现受损细胞碎片、汇管区炎性细胞浸润等。慢性长期使用某些化学毒物亦可导致胆管内皮细胞增生与纤维化，后者类似原发性胆汁性肝硬化，同时由于胆管壁上皮细胞增生，胆道阻塞，可导致胆汁流障碍发生胆汁淤积。肝内胆管损害常用的生化指标是定位于胆道的血清酶活性显著增加，尤其是碱性磷酸酶。另外，在患有毛细胆管胆汁淤积的患者中还可观察到血清胆酸与胆红素增加。许多药物也可引起具有原发性胆汁性肝硬化特性的持久性胆汁淤积，但是，仅有罕见的病例中会出现胆道永久性损害甚至是胆道消失，即表现为消失性胆道综合征，这种情况常常见于接受抗生素、合成胆固醇、避孕药或用抗癫痫药卡马西平（酰胺咪嗪）治疗的患者。

（4）代谢产物沉淀导致胆汁淤积　药物及其代谢产物在胆管内沉淀，胆栓形成，阻塞胆管，胆汁排泄障碍，也可导致胆汁淤积。

（5）核受体活性影响胆汁淤积　药物影响肝脏细胞核受体的调节，胆汁酸的体内平衡是由肠肝核因子法尼醇 X 受体（famesoid X receptor，FXR）、肝 X 受体（liver X receptor，LXR）与孕烷 X 受体（pregnane X receptor，PXR）等来维持的，其中 FXR 是一个重要的核受体，药物影响其活性与胆汁淤积形成过程密切相关。

三、肝窦状隙损害

窦状隙是肝窦内皮细胞与肝实质细胞之间的狭小间隙，亦称 Disse 间隙，实际上是由一种伴有许多膜孔并具有高度通透性的特殊毛细血管组成的，它是肝脏血流与肝实质细胞之间进行代谢物质交换的场所。肝窦细胞主要由四种不同的细胞群构成，即肝窦内皮细胞、库普弗细胞、星状细胞及隐窝细胞，其中肝窦内皮细胞是肝窦细胞的主要细胞群（占 50% 以上）。由肝窦内皮细胞构成的肝窦壁是全身毛细血管壁中唯一缺乏基膜的毛细血管窗孔。肝窦内皮细胞在调节肝窦血流与周围组织的物质交换方面起着十分重要的作用。

窦状隙的内腔阻塞或扩张以及肝窦内皮细胞壁的进行性损害均可影响窦状隙功能的完整性。当肝脏血液的流出被阻断时，窦状隙就会扩张，窦状隙广泛性阻塞的结果是红细胞驻留、肝脏充血。可以引起肝窦扩张的药物有合成类固醇类、达那唑、硫唑嘌呤等。还有一些药物会对窦状隙上皮细胞壁产生进行性损害，导致窦状隙内皮间隙的屏障功能丧失，这些药物包括某些植物毒素如吡咯联啶生物碱、双苄基异喹啉类生物碱以及某些化学物如氯乙烯、砷制剂等。当人体暴露在上述药物下，会使血液充满肝窦间隙，出现肝紫癜，又称紫癜性肝病。

窦状隙内皮细胞的损伤常伴有细胞内谷胱甘肽的耗竭，其进行性损坏可导致屏障功能的裂隙或破裂，并伴有红细胞的截留。某些药物或化学毒物可直接损害肝窦内皮细胞，如对乙酰氨基酚和内毒素。窦状隙内皮细胞损伤的后果是其屏障功能丧失，肝内伴有大量血液沉积物，导致低血容量性休克，此现象在微囊藻毒素处理的啮齿类动物身上已被证实。另外，微囊藻毒素可引起肝脏细胞的骨架变形，导致肝血窦结构完整性的继发性改变。窦状隙的损坏被认为是静脉血管闭塞性疾病的早期结构改变。

四、肝脂肪变性

(一) 药物引起肝脂肪变性的特点

肝脂肪变性是指肝细胞内的脂滴或脂肪颗粒在细胞质中的蓄积，主要表现为肝脏脂肪含量显著增加。肝脂肪变性可分为原发性脂肪变性与继发性脂肪变性；前者常常可在具有代谢综合征的患者中观察到，如肥胖症、糖尿病、高甘油三酯血症和胰岛素抵抗等患者；后者是由外源性有害因素如乙醇、化学药物等引起,肝脂肪变性也可伴有肝细胞坏死、炎症反应与纤维化等。因此,肝脂肪变性也是药物引起的一种常见肝脏毒性反应。

从生物化学角度上讲,脂肪肝是指肝脏的脂质(主要是甘油三酯)明显超过正常人肝脏脂质的含量,在普通情况下,正常人的肝脏脂质小于肝脏重量的5%。在标准的石蜡包埋的肝组织切片中,光镜下检查可发现含有过多脂肪的肝细胞,细胞内脂肪以脂滴的形式在细胞质中呈多个圆形囊泡存在。根据肝细胞中脂肪囊泡大小可将脂肪变性分为两类:一类是小泡性脂肪变性,在细胞质中充满微小脂滴,细胞核不受挤压;另一类是大泡性脂肪变性,细胞质中的脂滴较大,细胞核常被脂滴推向一侧。通过使用冰冻切片和特殊染色剂可确定脂肪囊泡的数量。这些脂肪变性类型都是在某些疾病或用药情况下出现的肝毒性特征。小泡性脂肪变性与四环素、丙戊酸钠、水杨酸盐、治疗免疫缺陷病毒感染的抗病毒核苷类似物有关;大泡性脂肪变性与乙醇等有关。

脂肪变性病理学损伤具有多样化特点。有的化学药物如抗癫痫药物丙戊酸、吡咯芬与抗病毒药非阿尿苷等可引起严重的脂肪变性,甚至可产生肝细胞坏死而致人死亡。在通常情况下,药物诱导的肝脂肪变性是可逆的,不会导致肝细胞死亡,如代谢抑制剂乙硫氨酸、嘌呤霉素、放线菌酮等引起的肝脏脂肪变性。

(二)药物引起肝脂肪变性的机制

一般来说,肝脂肪变性最常见的原因是饮食过量、静态生活方式或生理生化功能异常。除此之外,某些化学药物亦可导致肝脂肪变性。虽然单一轻微脂肪变性不会导致肝细胞死亡,但它可以发展成为脂肪性肝炎,可进一步使肝组织纤维化,甚至引起肝细胞癌,从而造成严重肝损伤。药物引起肝脂肪变性的机制涉及脂肪酸氧化减少,甘油三酯合成增加,载脂蛋白合成减少,肝外游离脂肪酸入肝过多等一种或多种因素。药物引起肝脂肪变性的可能机制如下。

(1)肝外游离脂肪酸进入肝内过多　如DDT(杀虫剂,二氯二苯三氯乙烷)、尼古丁、肼类等化学毒物或药物可通过刺激垂体-肾上腺,导致脂肪组织过多地释放游离脂肪酸进入肝脏。

(2)肝脏细胞线粒体损伤导致肝内脂肪酸氧化减少　许多肝毒物如CCl_4、乙醇、丙戊酸钠等可通过损害线粒体膜,使线粒体肿胀,导致脂肪酸β-氧化障碍,线粒体未被氧化的脂肪酸可酯化为甘油三酯,并以脂质小滴的形式堆积于肝脏细胞质中。

(3)甘油三酯合成增加　如异丙嗪、巴比妥类药物引起的脂肪变性;载脂蛋白合成减少,如四环素、甲氨蝶呤等能抑制载脂蛋白的合成,从而使甘油三酯从肝脏细胞排出减少,导致脂肪变性;极低密度脂蛋白转运受干扰,如四环素可抑制极低密度脂蛋白转运出细胞,使其在细胞内聚集。

(4)肝脏细胞线粒体DNA损伤　导致线粒体电子呼吸链复合体酶合成障碍,氧化磷酸化解偶联、ATP合成减少,有的化学物如乙硫氨酸可竞争性地与ATP发生共价结合,使ATP耗竭,影响甘油三酯氧化与转运过程,使甘油三酯蓄积于肝脏。

(5)谷胱甘肽(GSH)的耗竭导致肝脂肪变性　GSH是肝脏细胞内含量十分丰富的非蛋白硫醇,它通过直接清除自由基或作为一种抗氧化酶辅因子发挥抗氧化作用,有的外源化学物可通过耗竭GSH或降低GSH转运蛋白的活性,引起胆固醇在线粒体内膜的蓄积,可进一步形成脂肪肝,例如乙醇诱导的肝损伤。

(6)脂肪酸的代谢障碍　脂肪酸主要通过细胞线粒体进行代谢,外源化学物(如乙醇)可影响脂肪酸的代谢,导致肝内脂肪酸增多,后者不但可直接活化线粒体与溶酶体凋亡途径引起肝脏细胞死亡,而且过多的脂肪酸还可进一步干扰脂质代谢,未代谢的脂肪酸被酯化为甘油三酯,并以脂质小滴形式堆积于肝脏细胞质中,引起肝脂肪变性。

(7)肝磷脂蓄积症导致肝纤维化　磷脂质病是肝脂肪变性的特殊形式,它由磷脂在肝脏细胞内积聚而成,可由一些药物引起,也可由磷脂代谢先天错误所致,磷脂变性常可导致肝纤维化。胺碘酮和对氯苯丁胺等可引起肝脏细胞磷脂质病。

产生肝脂肪变性的原因往往不止一种。肝脂肪变性可单独产生,也可与肝脏细胞坏死共同出现,许多药物导致肝脏细胞损害都是由这两个原因引起的。药源性肝脂肪变性在停药后可逆转,通常不会引起肝脏细胞坏死。

五、肝纤维化与肝硬化

（一）药物引起肝纤维化与肝硬化的特点

药物引起的肝纤维化主要源于长期用药导致的肝损害,在有害因素如药物或致炎物质反复刺激下纤维组织逐渐增多,肝脏难以修复损害的细胞并维持正常肝脏结构,纤维组织形成独立的细胞墙而呈"假小叶"。肝脏微循环变形引起细胞缺氧并重建,形成更多的纤维瘢痕组织,最终肝脏结构成为由纤维组织壁包绕互连的重建肝脏细胞结节,该病理过程称为肝纤维化。常常表现为过量的纤维组织堆积,特别是纤维形成的Ⅰ型与Ⅲ型胶原增多,而血浆膜Ⅳ型胶原降低。纤维化可以发展到中央静脉、汇管区或Disse间隙中间。胶原的不断沉积可破坏肝组织结构,当纤维瘢痕将剩余的肝组织分隔成多个再生肝脏细胞结节时,纤维化可进一步发展成肝硬化,最后导致肝脏必需的功能容量降低。肝硬化是慢性进行性肝损伤的最后阶段,具有不可逆性和致命性(图3-5)。门静脉血流通过纤维化肝组织时,由于血管被挤压有梗阻而造成门静脉高压。血流避开肝组织梗阻部位从各种旁路绕道而减压,当门静脉侧支循环仍然不能达到减压目的时,常可见旁路血管破裂造成内出血。即使不出现出血性疾病,肝组织仍逐渐衰退直至肝功能衰竭。

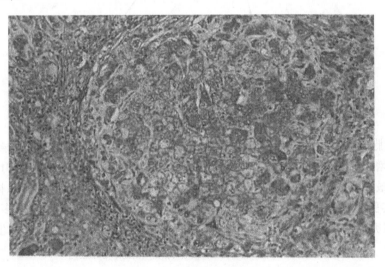

图3-5　肝硬化的组织形态

引起肝脏纤维化与肝硬化的化学毒物很多,有些已得到流行病学调查证实,人类或实验动物慢性反复接触化学药物或化学毒物如硫代乙酰胺、二甲基亚硝胺、黄曲霉毒素等化学物质均可导致肝脏纤维化。肝纤维化以过多的结缔组织蓄积为特点,对肝组织结构有严重损害作用。窦间隙纤维化使物质从窦状隙扩散受到限制;假隔膜与再生结节的形成,可引起血液流向转移,影响营养物质和氧气的正常供给。另外,化学药物诱导的肝脏纤维化还伴有胆管上皮细胞增生和炎症反应。纤维化发展的动力学过程类似于伤口愈合期的启动,包括局部免疫活性细胞的分化,细胞外基质的增加。

(二)药物引起肝纤维化与肝硬化的机制

肝硬化的可能机制包括肝细胞坏死后,细胞被分解、吸收,成纤维细胞增生,合成胶原细胞,经过一系列变化最后纤维化。肝硬化通常是由于反复接触毒性药物引起,常见的例子是长期饮酒出现的肝纤维化。另外,含砷的药物和甲氨蝶呤可引起肝纤维化。还有一些药物如甲基多巴、呋喃妥因、异烟肼、双氯芬酸等可引起类病毒性肝炎特异质反应,这种情况称为慢性活动性肝炎,如果不及时停药,也可导致肝纤维化。目前,药物引起肝纤维化和肝硬化的机制具体可分为以下两点。

(1)肝星形细胞(hepatic stellatecells,HSC)活化是肝纤维化形成的主要环节。活化的HSC所产生的细胞外基质(extracellular matrices,ECM)是形成肝纤维化并最终导致肝硬化的病理分子基础(图3-6)。肝细胞坏死后,细胞被分解、吸收,成纤维细胞增生,胶原合成增多,使胶原沉积形成纤维化。

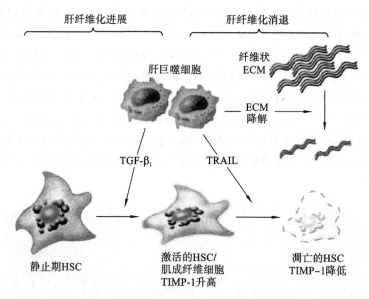

图 3-6 肝星形细胞的激活与凋亡

(2)肝细胞受损后,激活储脂细胞(fat-storing cell,FSC,Ito),细胞内脂滴减少甚至消失,内质网增多、增大,细胞内微丝增多,并产生原纤维,在细胞膜下出现平滑肌丝,Ito细胞变成肌成纤维细胞,最后成为成纤维细胞,胶原合成增多。在慢性乙醇中毒性肝硬化、四氯化碳中毒性肝硬化的实验动物肝内,Ito细胞DNA复制及增殖功能增强,细胞数量增多,肝内纤维增生。所以有研究者认为Ito细胞是一种特殊状态的成纤维细胞,能使肝脏发生纤维增生性病变。

六、肝肿瘤

(一)药物引发肝肿瘤的特点

药物等化学物质可以引起肝肿瘤,尤其是在实验用啮齿类动物常见到这种情况。新药临床前致癌试验中,最常见的肿瘤出现部位就是肝脏。肝肿瘤可分为良性与恶性,其发生机制也各有不同。性激素、合成抗氧化剂、肝药酶诱导剂如苯巴比妥和具有遗传毒性的药物均有产生肝肿瘤的可能。其中一些药物虽对啮齿类动物具有致肿瘤作用,但在人类却尚未见足够的药物流行病学资料。例如,致人类肾癌变剂马兜铃酸Ⅰ给予犬短期服用,可致肝组织癌前病变,因此服用含有马兜铃酸Ⅰ的中药制剂时,要特别关注对肝与肾的安全性。

外源化学物诱导的肝肿瘤包括肝细胞癌、胆管上皮细胞癌与肝血管肉瘤等。肝细胞癌

(hepatocellular carcinoma,HCC)是指原发于肝细胞的恶性肿瘤,占原发性肝癌的90%以上。其发病率位居世界恶性肿瘤第三位,一般男性多于女性,我国是HCC高发地区之一。HCC与长期摄入雄激素以及被黄曲霉毒素、亚硝胺污染的食品有密切关系。另外,病毒性肝炎、代谢性疾病(如色素沉着病和α-1-抗胰蛋白酶缺乏症)以及非酒精性脂肪肝均是肝细胞癌的主要危险因素。

肝血管肉瘤又称肝血管内皮细胞肉瘤或肝恶性血管内皮瘤,是由窦状隙壁内衬细胞高度恶性转化所形成的原发性恶性肿瘤,虽在血管源性恶性肿瘤中较为常见,但与其他肿瘤相比,仍为罕见。肝血管肉瘤与职业性暴露氯乙烯及某些含砷杀虫剂有关。另外,临床上影像学诊断所使用的对比介质二氧化钍能引起多种肝细胞、窦状隙细胞、胆管细胞肿瘤。二氧化钍曾被用作放射性造影剂,进入体内后可蓄积于库普弗细胞,生物半衰期较长。在1920—1950年期间曾有2500万余人使用过该造影剂。Andersson等人调查发现二氧化钍接触者患胆管癌与胆囊癌的危险性增加14倍,患肝癌危险性增加100倍。

(二)药物引发肝肿瘤的机制

肝细胞癌的分子发病机制是十分复杂的。由于慢性肝损伤、长期炎症反应、肝再生、肝硬化等原因,增加了肝细胞的恶性转化的机会。目前常见的药物引起肝肿瘤的机制如下。

(1)药物及其代谢产物直接与DNA结合,或在炎症与细胞损伤过程中产生的活性氧(ROS)对DNA的间接修饰可导致肝细胞基因的改变、癌基因的活化,或抑癌基因的失活。肝脏细胞的增殖刺激和细胞凋亡的抑制处于失衡状态,导致这些瘤前细胞生存与发展。

(2)正常细胞中端粒的缩短限制了癌细胞增生的能力,而在肝脏细胞中端粒酶稳定性受到影响。

(3)其他的肿瘤细胞生存机制还包括TGF-β凋亡信号破坏和PI3K/AKT生存通路的激活。

(4)此外,在炎症反应过程中核因子-kB(NF-kB)对存活基因如Bcl-XL和XIAP的诱导、肝细胞Fas受体的下调以及促细胞凋亡基因Bax的低表达起重要作用。这些作用与促有丝分裂剂与抗凋亡生长因子,如胰岛素样生长因子(IGF)、肝细胞生长因子(HGF)、细胞转化生长因子-α(TGF-α)和内皮生长因子(EGF)的过度表达与信号失调发挥联合效应。在这些信号通路中,有许多关键蛋白基因可作为预防或消除肝细胞癌的新靶点。

第三节 致肝毒性的常见药物

一、引起肝毒性的常见药物

1. 中草药

常见的对肝脏有直接毒性的单味中草药有何首乌、决明子、苦楝皮、蜈蚣、甘草、薄荷、大黄、鱼胆、乌头、雷公藤、苍耳子、番泻叶等。国内报道较多的与肝损伤相关的有何首乌、土三七,以及治疗骨质疏松、关节炎、白癜风、银屑病、湿疹、痤疮等疾病的某些复方制剂等,蒲地蓝消炎口服液近年来也有报道。药物性肝损伤病例中,服用治疗皮肤病、骨关节病及养发乌发中药的患者多见。

2. 非甾体抗炎药

非甾体抗炎药(non-steroid anti-inflammatory drugs,NSAIDs)种类较多,很多都会对肝脏造成损伤,如阿司匹林、对乙酰氨基酚、双氯芬酸、尼美舒利、吡罗昔康、吲哚美辛、塞来昔布等。

大剂量 NSAIDs 可引起急性肝细胞坏死,甚至肝衰竭。NSAIDs 引起肝损伤的机制有两类,一类与药物直接毒性作用有关,另一类与用药者的特异质有关(图 3-8)。

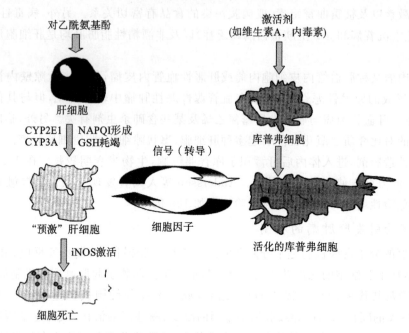

图 3-7 对乙酰氨基酚的生物活化和肝毒性

3. 抗微生物药

大环内酯类、四环素类和咪唑类抗真菌药有肝毒性。大环内酯类药物如红霉素可引起胆汁淤积性肝炎,常见发热、黄疸、转氨酶升高等,红霉素酯化物更易引起肝毒性,发生率高达 40%。大剂量使用四环素后,药物会沉积于肝细胞线粒体,从而干扰脂蛋白合成和三酰甘油输出,造成急性肝细胞微泡脂肪变性坏死。抗真菌药物酮康唑、氟康唑、伊曲康唑、伏立康唑等均有不同程度的肝毒性,可致血清 AST 或 ALT 一过性升高,具有可逆性,应及早停药。此外,一线抗结核药物如异烟肼、利福平不良反应以肝毒性最常见,也最严重。近年来,头孢菌素、青霉素类、喹诺酮类抗菌药物引起肝损害的病例也有报道,可引起黄疸伴血清 AST 或 ALT 升高。

4. 糖尿病用药

以第一代磺酰脲类降糖药导致肝损害多见,其他类型口服降糖药如双胍类、葡糖苷酶抑制剂、噻唑烷二酮衍生物类较少引起肝损害。

5. 调血脂药

他汀类药物导致的肝损害有两种类型:一是较为常见的无症状性的剂量依赖性的肝酶水平升高;另一类是少有的肝毒性反应,主要表现为胆汁淤积性或混合性肝损害,急性肝衰竭罕见。连续应用他汀类药物 1 年以上的患者 2%~5% 会出现无症状的肝脏 AST、ALT 异常,与剂量和疗程相关。因此,长期服用他汀类药物的患者应定期检查其血谷丙转氨酶及肌酸激酶等项目。他汀类药物不宜与烟酸、贝特类、环孢霉素合用,以免引起严重的肝功能损害;儿童、孕妇、哺乳期的妇女及存在肝脏病变者禁用他汀类药物。

6. 激素类药物

激素类药物在临床中用途广泛,常用的有性激素、肾上腺皮质激素及甲状腺激素等。激素及其代谢产物均可引起肝损伤,可出现肝细胞坏死、胆汁淤积、肝细胞内微脂滴沉积,雄激素可诱发原发性肝细胞癌,长期服用口服避孕药会导致肝细胞腺瘤的发生率明显提高。皮质激素主要与脂肪肝的形成密切相关。

7. 抗肿瘤药物

抗肿瘤药物（如环磷酰胺、甲氨蝶呤、氟尿嘧啶、铂类等）大多经肝脏代谢，因此肝脏毒副作用较为常见，几乎各类抗肿瘤药物均可引起肝脏损害。抗肿瘤药物可直接损伤肝细胞，大多是特质性的，与剂量无关，无法预期。临床表现多样，可从无症状生化指标异常至急性黄疸。病理学上可表现为慢性炎症改变、内皮损伤或血栓症如静脉闭塞性疾病。抗肿瘤药物引起的肝损害的预后差别较大，有些药物肝脏毒性可逆，有些即使停药仍可造成肝纤维化或肝硬化。如果存在肝脏基础病如肝胆系统肿瘤、病毒性肝炎、营养不良等，会增加抗肿瘤药物引起肝损害的可能。

二、药物性肝损害的防治

（一）药物性肝损害的预防

在临床工作中，可以通过以下几个方面尽可能减少或避免药物性肝损害的发生。

（1）避免滥用药物。用药前，应认真评估用药者机体的基础情况，严格掌握适应证。

（2）对既往有药物过敏史或过敏体质者用药应警惕。避免再次使用化学结构类似的药物，且在选择用药的种类、剂量及给药途径时也应倍加谨慎。

（3）具有肝毒性的药物应避免联用。对于肝功能不全患者、老年人及儿童，应慎用或减量使用具有肝毒性的药物。

（4）药物间相互作用和重复用药是药物性肝损害发生的常见风险因素。勿滥用药物及保健品，尽可能减少多药并用，尽量避免剂量、疗程过长。

（5）在用药治疗期间，应注意监测药物的不良反应，观察患者体征、肝功能，一旦发现肝功能异常或黄疸，尽快查明原因，采取措施，使药物性肝损害降至最低。

（二）药物性肝损害的治疗

治疗原则包括：立即停用有关或可疑药物；促进致肝损害药物的清除，应用解毒剂；应用肝细胞保护剂；治疗肝功能衰竭。

（1）及时停用致肝损害的药物　肿瘤患者使用的化学治疗药物，在患者肝损害严重时，可换用同类药物（肝损害等副作用较小）并密切监测肝功能。

（2）早期清除和排泄体内致肝损害的药物　对误食、误服大量致肝损害的药物者在6小时内可通过洗胃、导泻、加用活性炭吸附剂等清除胃肠道残留的药物。

（3）支持治疗　嘱患者卧床休息，给予对症支持治疗，维护重要器官的功能，促进肝细胞的再生，必要时可应用白蛋白或新鲜血浆。

（4）应用特殊解毒药　除对乙酰氨基酚过量后立即应用乙酰半胱氨酸外，目前尚缺乏对其他药物肝损害的特殊解毒药物。

（5）保肝药物治疗　对胆汁淤积应用熊去氧胆酸；腺苷蛋氨酸可使血液中的还原型谷胱甘肽水平增高，治疗药物性肝损害有效；硫普罗宁、甘草酸二铵、还原型谷胱甘肽、多烯磷脂胆碱、护肝片、水飞蓟宾等均可用于防治药物性肝损害。

（6）人工肝支持治疗及肝移植　有肝衰竭患者，可考虑人工肝支持治疗及肝移植。

（三）特殊人群用药时尤其要警惕药物性肝损害的发生

部分人群因为其体质的特殊性，药物更容易引起肝损害。

（1）妊娠期妇女　在妊娠过程中，体内各主要脏器的负担会加重，肝脏作为主要的代谢器官，更易受到药物或其他化学物质的损害。此外，由于孕激素的分泌量增加，肝脏的生物转化功能下降，也容易产生药物的蓄积中毒。导致妊娠期药物性肝损害发生的药物包括四环素、甲基多巴、肼屈嗪、抗生素和丙基硫氧嘧啶等。

(2) 老年人　老年人由于肝微粒体药酶合成减少、活性降低,肝脏对药物的代谢能力降低,解毒能力减弱,药物容易在体内蓄积产生不良反应。此外,老年人基础疾病多,用药时间长,用药品种多,联合用药多,肝脏负担增加,发生不良反应的概率增加。

(3) 儿童　儿童特别是婴幼儿,肝脏的药物代谢酶系还不健全,对药物的代谢功能尚未成熟,对肝毒性药物的敏感程度也与成人不同,因此较成人更易发生药物性肝损伤。

(4) 既往存在肝功能异常或肝功能障碍者　如慢性肝病病史者包括非酒精性脂肪性肝病、酒精性肝病、慢性乙型肝炎和慢性丙型肝炎等,肝脏对药物的代谢功能较差,药物清除能力降低、代谢排泄异常以及适应性降低导致对药物肝毒性的易感性增加,也更容易引起药物蓄积而引起肝毒性反应。

本章小结

肝脏是最主要的药物代谢器官。肝脏对各种药物、毒物以及体内某些代谢产物,具有生物转化作用,通过新陈代谢将它们彻底分解或以原形排出体外。药源性肝损害是指由药物本身或其代谢产物引起的肝脏毒性。急性肝损害一般是机体短期接触较大剂量肝毒性药物,或肝脏功能不全及肝脏功能异常时接触某种肝毒物引起,其病理改变常见于肝脏细胞坏死、脂肪变性、胆汁淤积等。慢性肝损害可由长期用药引起,也可以是一次急性肝脏细胞损伤引起的后遗症,病理改变包括肝脏的纤维化、硬变、癌变等。

药物对肝毒性的作用机制包括:药物使肝脏细胞坏死与凋亡;药物引起胆汁淤积;药物损害肝窦状隙;药物造成脂肪肝、肝纤维化、肝硬化、肝肿瘤。其临床表现主要为物质与能量代谢功能障碍、凝血功能障碍、免疫防御功能障碍。药物肝毒性的评价指标有血液学检查指标(血清白蛋白、凝血酶原时间、血清胆红素、血清肝酶测定)、影像学检查、形态学评价等。临床可引起肝毒性的常见药物主要有:非甾体抗炎药(阿司匹林、对乙酰氨基酚等)、抗微生物药(大环内酯类、四环素类、咪唑类等)、糖尿病用药(第一代磺酰脲类)、调血脂药(他汀类药物)、激素类药(肾上腺皮质激素、甲状腺激素等)、抗肿瘤药物(环磷酰胺、甲氨蝶呤、氟尿嘧啶、铂类等),药物性肝损害的治疗原则包括:立即停用有关或可疑药物;促进致肝损药物清除,并使用解毒剂;使用肝细胞保护剂;治疗肝功能衰竭。

能力检测

能力检测
参考答案

1. 药物引起肝细胞死亡的可能毒理学机制有哪些?
2. 药物引起肝脏胆汁淤积的可能毒理学机制有哪些?
3. 药物引起脂肪肝(或肝脂肪变性)的可能毒理学机制有哪些?
4. 药物引起肝纤维化的可能毒理学机制有哪些?
5. 哪些指标异常预示严重的肝损害?

(王义俊)

第四章 药物对肾脏的毒性作用

学习目标

1. 掌握:药物对肾脏毒性作用的类型;常见的肾脏毒性药物。
2. 熟悉:肾脏组织形态和生理学基础;药物对肾损伤的评价指标。
3. 了解:药物对肾脏毒性的作用机制。

本章 PPT

肾脏在解剖结构和生理功能上是一个非常复杂的器官。它不仅是机体最重要的排泄器官,维持机体内外环境平衡、保持内环境稳定;同时,肾脏还有内分泌功能,对于调控血压、水盐代谢及促进红细胞生成等,都有着极为重要的影响。肾脏是外源化学物质最重要的代谢器官和排泄器官。从药物毒理学角度来说,肾脏是药物产生毒性效应的靶器官之一。肾脏毒理学作为靶器官毒理学的一个重要研究领域,是利用毒理学的基本方法和技术研究外源性化合物对肾脏的损害作用特点及其机制的学科。许多经肾随尿排出的药物及其代谢产物均可引起肾损害,如解热镇痛药及某些抗生素等,而肾损伤缺乏特异性表现,其专属的灵敏的检测方法不多,因此在药物毒理学研究中,药物对肾脏的毒性作用是一个极为重要的课题。

案例导入 4-1

患者,男,26 岁,因"反复痰血 10 个月,加重 1 周"入院。患者于 10 个月前无明显诱因出现晨起痰血,诊断为"肺结核Ⅲ型进展期伴咯血"。出院后继续抗结核治疗 8 个多月。患者于 1 周前饮食时出现咳血,呈鲜红色,再次入院。给予利福喷丁胶囊 0.45 g bid po,盐酸乙胺丁醇片 0.75 g qd po,对氨基水杨酸异烟肼片 0.3 g tid po,复方甘草酸苷片 75 mg tid po 抗结核保肝治疗。患者体温 38.6 ℃,咳黄脓痰,CT 提示肺炎。经验性给予莫西沙星注射液 0.4 g qd ivgtt 联合万古霉素 1 g q12h ivgtt 抗感染治疗,抗感染治疗 3 天后,复查肌酐示 241.9 μmol/L,考虑药物原因,停用可能引起肾功能异常的药物。查万古霉素血药谷浓度:27.9 μmol/L,高于治疗谷浓度上限。19 日复查肌酐继续升高至 293.8 μmol/L,后患者停用抗结核药物,20 日复查肌酐下降至 288 μmol/L,24 小时尿量仅 800 mL,加用呋塞米 20 mg qd po,后给予利尿、补钾、止血治疗,患者血肌酐逐步下降至 156.0 μmol/L。患者出院后继续抗结核治疗。出院后一周患者门诊复查肌酐恢复至 118 μmol/L。

根据本案例,思考以下问题:
1. 什么是药物性肾损伤?
2. 案例中哪些药物可能导致肾损伤?
3. 药物性肾损伤应如何处置?

案例导入 4-1
答案

第一节 药物导致肾脏毒性概述

一、肾脏的结构功能特点

(一) 肾脏的基本结构

肾脏的主要结构和功能单元为肾单位(图4-1),人体肾脏由约100万个肾单位组成,肾单位由肾小体和与之相连的肾小管两部分组成,而肾小体又是由肾小球、肾小囊组成,集合小管在功能上也可作为肾单位的一部分。肾实质间有少量结缔组织和间质细胞,称肾间质。

肾小球毛细血管团为血液滤过器,有特殊的带孔的毛细血管网,根据血浆成分的分子量和带电荷的情况,可选择性地将血浆成分滤过。肾小球毛细血管间有系膜组织,包括系膜细胞和基质,起支架、调节肾小球滤过率、修补系膜、清除异物和基底膜代谢废物等作用。药物直接或间接导致肾小球系膜异常增殖和系膜区基质增多,免疫球蛋白沉积也可造成系膜损伤。肾小球外有肾小囊包绕,囊腔与肾小管管腔相通。肾小管重吸收绝大部分的盐和水,依其部位、功能和形态的不同可分为三段:近端小管、髓袢细段和远端小管,其终末部分为

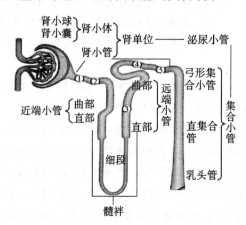

图 4-1 肾单位结构示意图

集合管,若干集合管汇合成乳头管,尿液由此流入肾小盏。肾脏通过血液循环将氧和代谢底物运到肾单位,以维持肾脏功能,同时将代谢终产物运送到肾小管排出,也能将髓质和肾脏合成和重吸收的物质运到体循环。另一方面,肾的血液供应特点是肾血流要经过两次毛细血管网。肾小球毛细血管网介于入球与出球小动脉之间,入球小动脉是出球小动脉口径的2倍,因此肾小球内血压较高;与之相反,肾小管周围毛细血管网的血压则较低,以发挥肾的滤过与重吸收功能。

(二) 肾脏的生理功能

肾脏的基本功能是生成尿液,通过肾小球强大的滤过功能以清除体内代谢产物及某些废物、毒物,同时经肾小管重吸收功能保留水分及其他有用物质(图4-2),如葡萄糖、蛋白质、氨基酸、钠离子、钾离子等,以调节水、电解质平衡及维持酸碱平衡。肾脏同时还有内分泌功能,生成肾素、促红细胞生成素、活性维生素 D_3、前列腺素、激肽等,又作为机体部分内分泌激素的降解场所和肾外激素的靶器官。肾脏的功能保证了机体内环境的稳定,使新陈代谢得以正常进行。

1. 肾小球的滤过作用

肾小球的滤过作用是形成尿液的第一个环节。循环血液流过肾小球毛细血管网时血浆中的水和小分子溶质,包括少量的分子量较小的血浆蛋白,通过滤过膜滤入肾小囊的囊腔内,形成滤液(原尿)。原尿的成分除了不含血细胞和血浆蛋白质外,其余成分和血浆中相同,滤过膜的超微结构由三层组成(图4-3):①内层为毛细血管的内皮细胞层,可见大量的圆形孔,可防止血细胞通过,但对血浆蛋白几乎不起屏障作用;②中间层为非细胞性的基底膜层,是由微纤维织成的网状结构,微纤维网孔决定了水及部分溶质可以通过,但限制大分子的血浆蛋白质滤

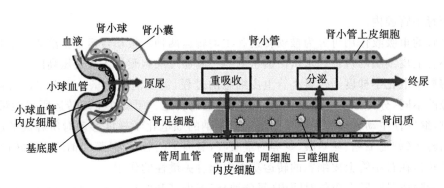

图 4-2 肾小管结构示意图

出,是滤过膜中主要的屏障;③外层是肾小囊上皮细胞层,由突起的足细胞构成,足突间有裂隙,称为裂孔,裂孔上有一薄层裂孔膜,是滤过膜的最后一道屏障。滤过膜的屏障作用由两部分组成。①机械性屏障:分子直径小于 2 nm(分子质量小于 70 000 Da)的物质可自由通过肾小球滤过膜,随着分子直径的增大,通过滤过膜的能力减小,机械屏障的大小与滤过膜上的孔径大小以及构型有关。②电荷屏障:滤过膜各层含有许多带负电荷的物质,主要为糖蛋白;这些带负电荷的物质排斥带负电荷的血浆蛋白,限制其滤过;肾脏在病理情况下,滤过膜上带负电荷的糖蛋白减少或消失,就会导致带负电荷的血浆蛋白滤过量比正常时明显增加,从而出现蛋白尿。肾小球滤过作用的动力是有效滤过压,是毛细血管血压减去血浆渗透压和肾小囊内压的净压力差。

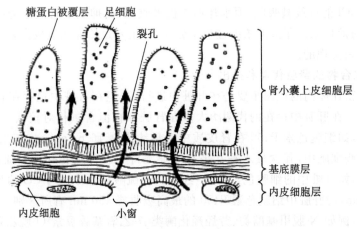

图 4-3 肾小球滤过膜结构示意图

肾小球的滤过量大小可用肾小球滤过率(glomerular filtration rate,CFR)表示,单位时间内两肾生成的滤液量称为肾小球滤过率。肾小球滤过功能在肾的排泄功能中占有重要地位,是衡量肾功能的重要指标。若一物质能全部经肾小球滤过,肾小管对其不吸收、不排泄,则其清除率可反映肾小球的滤过率,如菊粉、肌苷等。决定肾小球滤过功能的因素主要有三个方面:滤过膜通透性是滤过的结构基础;有效滤过压是滤过的动力;肾血浆流量(renal plasma flow,RPF)是滤过的物质基础。

2. 肾小管的重吸收和分泌作用

人的两个肾每天生成的肾小球滤过液达 180 L,而终尿仅为 1.5 L 左右。这表明约 99% 的滤过液被肾小管和集合管重吸收,只有约 1% 被排出体外。不仅如此,滤过液中的葡萄糖已全都被肾小管重吸收回血,Na^+、尿素等被不同程度地重吸收,肌酐、尿酸和 K^+ 等还被肾小管分泌入管腔中。肾小管和集合管的转运包括重吸收和分泌。重吸收是原尿中绝大部分水、营养物质和无机盐等又被重新吸收入血,而分泌是指上皮细胞将本身产生的物质或血液中的物质转运至肾小管腔内。

肾小管的重吸收作用可分为被动转运和主动转运两种。被动转运是指溶质顺电化学梯度通过肾小管上皮细胞的过程。水从渗透压低的一侧通过细胞膜进入渗透压高的一侧。主动转运是指溶质逆电化学梯度通过肾小管上皮细胞的过程，需要消耗能量。根据主动转运过程中能量来源的不同，分为原发性主动转运和继发性主动转运。原发性主动转运所需能量由 ATP 水解提供，继发性主动转运所需能量则是来源于钠的顺电化学梯度移动时所释放的能量。许多物质的转运(如葡萄糖、氨基酸、氯等的重吸收，氢离子的分泌等)都与钠的主动转运相偶联，钠的主动转运在肾小管上皮细胞的转运功能中起着关键性的作用。

肾脏清除率是肾脏在单位时间内(每分钟)将多少毫升血浆中的某物质清除。如果血浆中所含某一物质小部分经肾小球滤过，不被肾小管重吸收，而且血中剩余部分又可全部由肾小管分泌，使这一物质通过肾后几乎全部排出，那么它的清除率既代表 RPF，又可反映肾小管的分泌功能，如对氨基马尿酸、碘锐特、酚红和青霉素等。

3. 尿液的浓缩与稀释

肾脏能够根据机体对水分的需求情况，对排出的尿加以浓缩或稀释。所谓尿的浓缩和稀释是根据尿液渗透压与血浆渗透压相比较而言的。排出的尿，其渗透压比血浆高，称为高渗尿，表示尿被浓缩；反之，如果尿的渗透压比血浆低，则为低渗尿，表示尿被稀释。

尿的稀释是由于小管液中的溶质被重吸收而水未被重吸收所致。髓袢升支粗段能够主动重吸收 Na^+ 和 Cl^-，但对水的通透性甚低，从而形成此处小管液的低渗，成为稀释段。在机体水过剩时，抗利尿激素(ADH)的释放被抑制，集合管对水的通透性降低，来自髓袢的低渗小管液经集合管时 NaCl 能继续被吸收，而水却不能被吸收，从而抑制小管液渗透压(浓度)进一步下降，排出低渗的稀释尿。尿液的浓缩过程十分复杂，主要是依靠逆流放大系统在内髓质形成较大的渗透梯度来实现的。

4. 外源性化合物的肾脏代谢和排出

外源性化合物在体内的代谢主要是在肝脏内进行的，但在肾脏中也存在着针对外源性化合物的代谢系统。在肝脏中存在的代谢酶大多在肾脏存在但含量相对较低。首先，肾脏内也存在氧化酶系统，如细胞色素 P450 在肾皮质中含量约为 0.16 nmol/mg，相当于肝脏的 1/5，但在肾小体的某些细胞中，其含量水平几乎与肝细胞持平。肾脏和肝脏的细胞色素 P450 性质上也略有不同，如肾脏中的细胞色素 P450 经连二亚硫酸盐还原后与 CO 的复合物最高吸收峰为 452~454 nm，与肝脏中细胞色素 P450 的最高吸收峰 450 nm 有所区别。此外，肾中也含有多种代谢酶类，例如 N-脱甲基酶类、芳烃羟化酶类、7-乙氧基香豆素-O-脱乙基酶、UDP-葡糖醛酸转移酶、磺基转移酶、硝基氧化酶类、硫氧化酶类、环氧化物水化酶以及谷胱甘肽 S-转移酶类等。

肾脏对外源化学物的代谢转化具有两方面作用。一方面，某些外源化学物质在肾脏进行代谢转化过程中可形成对肾脏具有损害作用的代谢物，主要是一些肾脏毒物，例如：溴苯可经代谢活化形成邻溴苯酚，可降低肾脏中谷胱甘肽含量，造成肾脏衰竭；对乙酰氨基酚在肾中可能被代谢转化，经脱乙酰反应形成对氨基酚，其中大量对乙酰氨基酚进入机体时，可引起肾坏死。另一方面，肾脏的代谢转化具有在肝外代谢中的解毒作用，由于肾脏中含有催化葡糖醛酸结合、硫酸结合和谷胱甘肽结合的酶类，可消除或减少这些肾毒物对肾的损害，多数物质经过肾内的代谢降解，毒性会下降。

肾脏对外源化学物质的排泄机制与对内源代谢废物的消除机制基本相同。可溶性的外源化学物质及其代谢产物均能通过肾小球滤过而随尿排出。肾脏对此类化学物质的清除主要取决于肾小球滤过率，很少受肾小管重吸收或分泌的影响。对于不溶性化合物的清除速率，则主要取决于该物质在血中的浓度，是否与血浆蛋白质结合，分子量的大小及其代谢产物的性质等。

二、药物肾脏毒性的临床表现

（一）急性肾衰竭

急性肾衰竭是药物对肾脏最常见的毒性反应，是一种严重的肾毒性损害，其特点是短时间内（数小时到数日）肾小球滤过率急剧下降（超过50%），血中含氮物质增加，出现以氮质血症为主的综合征。其主要表现是少尿或无尿、氮质血症、高钾血症和代谢性酸中毒。

10%~20%急性肾衰竭的发病与药物有关，容易引起急性肾衰竭的药物主要包括抗生素类、解热镇痛药和各种中药。外源化合物引起的急性肾衰竭，发病常常比较快，如果肾损害比较轻微，停止接触毒物后多数可以恢复，但如果肾损害比较严重，或者处理不及时、不恰当，则可转化为慢性肾衰竭甚至死亡。

从发病机制上，急性肾衰竭可以由肾前因素（入球小动脉阻塞，血容量过低，心输出量减少，肾动脉堵塞）、肾后因素（输尿管或膀胱堵塞）和肾内因素（肾小管上皮细胞死亡或丧失，肾小管堵塞）引起，导致回漏、肾小球肾炎和肾小管间质肾炎。中毒性急性肾衰竭的严重性取决于毒物的性质、剂量以及个体差异。

（二）慢性肾衰竭

慢性肾衰竭是多种原发或继发性肾病变持续进行，造成以肾小球滤过率渐进性和不可逆性下降为特征，以代谢产物潴留，水、电解质及酸碱平衡失调为主要临床表现的晚期肾脏损害。肾毒性药物导致肾轻微损伤，早期常不可察觉，长期服用的情况下药物使肾小球压力增加可导致肾血管硬化及毛细血管丛退变，部分肾单位及其清除废物的能力丧失，可由其他肾单位代偿，同样的情况周而复始，最终可引起慢性肾衰竭。

在慢性肾衰竭的发病机制中，过度滤过负荷学说得到很多支持，即在肾单位减少之后，其他健存的肾小球的滤过负荷将大大增加，以补偿整个肾功能的需要；随着时间的推移，过度的滤过负荷将使这些肾小球适应不良，有助于肾衰竭的进程，最终形成病灶性的肾小球硬化，并导致肾小管萎缩和间质纤维化，健存的肾小球进一步减少，其余肾小球滤过负荷进一步增加，出现新的病变，造成恶性循环。对肾小球残余血管的压力和血流持久代偿增加可导致如下结果：①内皮切变应激增加可损伤毛细血管内皮细胞；②损坏肾小球毛细血管壁，使通透性改变；③穿过毛细血管漏出的大分子在局部沉积，可导致肾小球系膜增厚。除了上述肾小球血液流变学改变外，肾小球过度生长、肾小球间质损伤也在慢性肾衰竭病理过程中起着重要作用。

（三）间质性肾炎

药物引起的间质性肾炎分急性、慢性两种。急性间质性肾炎的发生可能是对于多种药物的免疫变应性或细胞介导的免疫反应，用药两周内出现急性肾功能恶化，伴有镜下血尿和轻度蛋白尿，组织学改变主要为间质高度水肿，嗜酸性粒细胞、淋巴细胞和单核细胞浸润。临床上表现为腰痛、肾功能减退，甚至肾衰竭，同时伴有全身过敏反应，主要是药物热、药疹和嗜酸性粒细胞增多。能够导致急性间质性肾炎的药物有环孢素、氨基糖苷类抗生素、两性霉素B、止痛剂等。

药物引起的慢性间质性肾炎与急性间质性肾炎相比通常很少，且临床症状不典型。其病理变化主要表现为单核细胞的浸润、显著的间质纤维化和小管萎缩。引起慢性间质性肾炎最为常见的药物是非甾体抗炎药和顺铂等。

（四）梗阻性肾病

梗阻性肾病是指由于尿流障碍而导致肾功能障碍甚至肾实质发生损害的肾病。主要由各种盐类结晶在肾小管内沉积造成梗阻性肾脏损害。肾小管机械性阻塞可导致其功能丧失，甚至使肾小管变性、坏死。最常见的是形成结晶盐，如：噻嗪类利尿药可引起尿酸结石；抗肿瘤药甲氨蝶呤等可产生高尿酸血症，形成尿酸结晶阻塞尿路；磺胺类药物及大量甲氨蝶呤可因尿液pH下降，脱水状态和药物自身溶解度等因素，而在肾小管或集合小管内形成结晶，阻塞尿液流动，严重时可造成梗阻性急性肾衰竭。

（五）肾病综合征

肾病综合征是由多种原因引起的一组肾病症候群，临床表现为蛋白尿、水肿、低蛋白血症和高脂血症。肾小球滤过膜受到损伤后对蛋白质过滤的屏障作用减弱，蛋白质滤出增加而出现蛋白尿。尿中大量蛋白质的丢失使血浆蛋白浓度降低，血液胶体渗透压下降，毛细血管与组织间液体交换失衡，水在组织间隙内潴留，形成水肿。由于有效血容量减少，促进肾素、血管紧张素、醛固酮系统分泌增加，也可引起水钠潴留。

引起肾病综合征的原因很多。原发性肾病综合征由原发性肾小球疾病所致，继发性肾病综合征除了由类风湿关节炎、糖尿病、肾硬化等疾病诱发之外，也可由外源化学物引起，如青霉胺、海洛因、二甲双酮、甲苯磺丁脲等药物可引起肾损害（表4-1）。

表4-1 临床常见导致肾损伤的药物

临床症状	肾脏毒性药物举例
急性肾衰竭	
对肾脏的直接损伤	氨基糖苷、两性霉素B、头孢噻啶
损伤肾脏血液供应引起的肾前氮质血症	非甾体抗炎药、血管紧张素转化酶抑制药、环孢素、利尿药
慢性肾衰竭	镇痛药、环孢素
间质性肾炎	青霉素、磺胺、苯妥英钠、利尿药、非甾体抗炎药等
阻塞性肾病	大剂量甲氨蝶呤、阿昔洛韦、美西麦角
肾病综合征	青霉胺、卡托普利、非甾体抗炎药、海洛因
肾肿瘤	雌激素、非那西丁
狼疮样肾炎	
激发潜在的系统性红斑样狼疮患者发病	青霉素、磺胺类、保泰松
引发药源性狼疮样综合征	普鲁卡因胺、肼屈嗪、苯妥英钠
肾性糖尿病	钾、氯贝丁酯
低钠血症	非甾体抗炎药、氯磺丙脲、噻嗪类利尿药
高钾血症	β受体阻滞药、血管紧张素转化酶抑制药、环孢素、保钾利尿药、非甾体抗炎药

（六）肾肿瘤

肾肿瘤占成人恶性肿瘤的1%～3%。肾肿瘤绝大多数为恶性，常见的有肾癌、肾盂癌、肾母细胞瘤。良性肿瘤如纤维瘤、血管瘤、脂肪瘤、平滑肌瘤以及各种组织来源的混合性错构瘤等，但不及全部肾肿瘤的5%。雌激素过量可促使肾皮质癌发生，滥用止痛药会增加肾癌风险。

（七）狼疮样肾炎

狼疮样肾炎为药物诱发的自身免疫复合物肾炎，有一定遗传倾向，但药物是重要诱发因素，如青霉素、磺胺类、保泰松等，药物进入体内，先引起变态反应，再激发潜在的系统性红斑样狼疮患者发病，停药不能阻止病情发展。可引发药源性狼疮样综合征的药物有普鲁卡因胺、肼屈嗪、苯妥英钠等。其肾小球损害从基底膜改变到增殖性改变不等,一般停药后可恢复。

（八）其他

钾、氯贝丁酯可引发肾性糖尿病;两性霉素 B 可使肾小管部分或全部产生耐血管升压素的作用,引起肾性尿崩症;非甾体抗炎药、氯磺丙脲、噻嗪类利尿药等会引起低钠血症;β 受体阻滞药、血管紧张素转化酶抑制药、环孢素、保钾利尿药、非甾体抗炎药等可以引起高钾血症;药源性溶血性尿毒综合征由肾微动脉和肾小球中微血管血栓形成所致,表现为溶血性贫血、血小板减少和急性肾衰竭,常见药物有环孢素、丝裂霉素、口服避孕药、奎宁等。

第二节　药物对肾脏毒性作用的类型及作用机制

肾脏的解剖和生理特性决定了它对药物的易感性,是药物毒性作用极为常见的靶器官。药物肾毒性已成为临床前药物终止研发和药物临床不良反应的主要原因。虽然肾脏重量不到体重的 2%,但为了维持肾脏的功能,需要大量的氧和营养物质,20%～25%的心脏静息搏出量进入肾脏,1/3 的血浆经肾脏滤过。肾脏的结构和功能决定其对药物毒性的易感性。

肾皮质接受了肾脏总血流量的 94%,大量的化学物可随血流到达肾皮质。肾小球毛细血管袢和肾小管周围的毛细血管网,使药物与组织接触面积大。且肾小球滤过屏障的结构特点,使大分子物质易于停滞于局部,随着肾单位毒物的进行性浓缩可能导致肾小管腔内相对不溶物的沉积。肾小管对能造成细胞窒息的因素特别敏感,如血压降低（休克）、血容量下降（大出血）。尿浓缩在肾小管中完成,使某些药物在肾小管间质中的浓度提高,因此在血浆中不产生毒性的化学物在肾脏中则可能达到毒性浓度。肾小球滤过的药物在肾小管内不断地浓缩,使一些相对不可溶的药物在肾小管的管腔内沉积而引起阻塞,进而产生急性肾衰竭。与皮质相比,经髓质的血流量少得多,到达髓质的化学物质与代谢物也相对较少。但髓质中的逆流机制能使化学物质在髓质中浓缩,肾乳头中的化学物质浓度可高出血浆几倍。药物及其代谢产物在肾脏中浓缩后可直接或经代谢作用于肾细胞。直接作用可干扰重要代谢过程,如抑制线粒体功能或抑制能量代谢酶的功能。

另外,肾脏组织呈高代谢状态,需氧量大、多种酶作用活跃;肾脏具有酸化尿液的功能,其 pH 的改变可影响药物的溶解性,可发生管内沉积;肾脏还受交感神经的支配,直接作用于肾交感神经的化学物质可以改变肾血管抵抗或肾素分泌,从而影响肾功能。以上这些特性都决定了肾脏对药物毒性的易感性。

一、药物对肾脏毒性作用的类型和临床表现

药物对肾脏的毒性作用可以依据临床表现、病理改变或病因学来确定。基本方法是按肾脏主要的解剖结构,与重要的临床综合征联系起来。

（一）肾小球损伤

肾小球是进入肾单位的化学物质首先接触的部位,药物引起的肾小球病理损伤中,分为直接肾小球损伤和免疫介导的肾小球疾病。

1. 直接肾小球损伤

药物或化学物质的直接毒性可能会导致肾小球的损伤,但不常见。肾小球滤过膜的损伤是肾小球最常见的损伤类型之一,主要是肾小球膜上的一些成分与化学物质间相互作用的结果,如嘌呤霉素和多柔比星,可使肾小球滤过膜带负电荷的部位减少,以及足细胞从肾小球基底膜脱落,改变肾小球滤过膜的电荷选择性和滤过孔大小,从而增加肾小球对带阴离子蛋白质

的通透性。有些药物可以直接损伤肾小球上皮细胞和肾小球毛细血管膜。金和硅能够沉着于肾小球系膜细胞中,这可能是肾小球细胞和炎性细胞扩散的一种反应。肾小球膜的损伤可能转变为肾小球渗透性的改变。肾小球膜收缩致使肾小球毛细管变小、变窄,从而降低肾小球滤过率。如两性霉素 B 通过引起肾血管收缩,最终降低肾小球滤过率。

2. 免疫介导的肾小球疾病

药物可以作为半抗原结合到肾小球膜上,与肾小球蛋白相结合成为全抗原,尤其是通过静电作用被隔离在肾小球内部,引发变态反应刺激抗体的产生。抗体与细胞表面抗原结合,在肾小球中形成免疫沉积物,造成对肾小球组织的损伤。青霉胺和卡托普利可造成这种类型的肾小球损伤。一些药物如非类固醇药和锂盐也可能导致微小肾小球改变的肾病综合征。另外,有一些药物可能导致皮质中类似于狼疮综合征的免疫复合物肾小球肾炎,如盐酸肼屈嗪、丙卡巴肼和苯妥英钠。

药物引起的肾小球病理损伤中最常见的是膜性肾小球肾炎。其特征表现为某些患者的肾小球内可见药物包涵体,也可见免疫复合物沉积,沉积复合物在临床症状消失后仍可持续存在。用药不同其病变类型亦不同,如利福平可引起新月体肾小球肾炎,吲哚美辛、青霉胺可引起局灶增生性肾炎、新月体肾小球肾炎或膜性肾病。

(二) 肾小管和集合小管损伤

肾小管细胞对于化学物的损害很敏感,是许多药物作用的主要靶器官。肾小管系统比肾小球毒性损伤的发生率要高得多。急性肾小管坏死是药物引起肾损伤中发生率最高的一种类型,约占药源性急性肾衰竭的一半以上。病理检查主要表现为肾小管上皮细胞肿胀、空泡变性、细胞脱落和凋亡。近曲小管损伤时可从尿中检测到糖尿、氨基酸尿,呈现近曲小管吸收障碍的范科尼综合征。

而肾近端小管是肾毒性药物引起肾损伤最常见的部位,主要是因为近曲小管有主动重吸收和分泌功能,该部位药物累积浓度较高,是药物致肾损伤的最常见部位。损伤原因包括以下几点。①与远曲小管相对紧密的上皮和高电阻相比,近曲小管的上皮可以漏过化学物质,使其进入近曲小管上皮细胞。②肾小管对有机离子、低分子量蛋白质、多肽、谷胱甘肽结合物和重金属的转运都集中在近曲小管,易在此处发生蓄积和产生毒性。例如,氨基糖苷类抗生素、β-内酰胺类抗生素、顺铂等药物在近曲小管的转运和蓄积是其对肾毒性作用的主要基础。③细胞色素 P450 和半胱氨酸结合物 β-裂解酶集中存在于近曲小管,在肾单位其他部位的活性很低,需要 P450 和 β-裂解酶催化产生的活性终毒物多半损伤近曲小管。④近曲小管是影响肾脏血流、细胞能量学和线粒体功能的主要部位,更容易受到缺血的损伤。

此外,远曲小管和集合小管也可发生损伤,与近端小管相比,远端小管不易受到化学诱导的损伤。由于远曲小管的功能主要是离子和水的重吸收,因此其功能异常主要表现为尿浓缩能力受破坏和(或)酸化功能缺陷。临床表现有多尿、低比重尿及尿渗透压下降等。导致远曲小管急性损伤的药物包括两性霉素 B 和顺铂等。这些药物引起的 ADH 拮抗的多尿症,提示在髓袢和(或)集合管处有浓缩缺陷,然而,这些药物诱导浓缩缺陷的机制却不尽相同。如高度亲脂性的两性霉素 B 与脂类固醇如胆固醇发生相互作用,导致形成跨膜的通道或孔,并破坏膜的通透性。顺铂在引起髓袢和集合管的浓缩功能损伤的同时,可造成机体对抗利尿激素的耐受。

(三) 肾乳头损伤

肾乳头位于肾髓质,即肾锥体的尖端部分。肾皮质、肾髓质和肾乳头接受血液灌注的比例依次为 90%、6%～10% 和 1%～2%,因此,肾乳头最容易受缺血因素的影响。另外,由于肾乳头的液体更易浓缩,血液在该组织中流动缓慢,在长时间药物接触下,髓质和乳头组织暴露于高浓度药物微环境。肾乳头对非甾体抗炎药的毒性作用比较敏感,这类抗炎药最初的靶部位是髓质部间质细胞,然后是髓质部毛细血管,同时引起髓袢和集合小管发生退行性改变,形成典型的药源性肾损伤——镇痛剂肾病。尽管此类抗炎药选择性损害肾乳头的确切机制仍不清楚,但是普遍认为早期的肾乳头变化是由缺血和前列腺素 E2 合成障碍所致,晚期的血管损伤可造成肾乳头大片坏死。

(四)肾间质损伤

肾间质损伤包括急性损伤和慢性损伤。急性损伤通常为肾间质的变态反应性炎症,用药两周内出现急性肾功能恶化,伴有镜下血尿和轻度蛋白尿,组织学改变主要为间质高度水肿,伴有嗜酸性粒细胞、淋巴细胞及单核细胞浸润,肾小管基底膜呈线性样变,组织化学检查表现为 IgG 和 C3 沉积。急性肾间质损伤常是青霉素及头孢菌素类药物的过敏反应所致。慢性损伤表现为肾间质纤维化,肾小管萎缩和局灶性单核及淋巴细胞浸润,严重者可伴有局灶性或完全性肾小球硬化。引起慢性肾间质损伤的常见药物为非甾体抗炎药、顺铂、环孢素、甲氨蝶呤、马兜铃酸。

(五)肾血管损伤

病理变化以肾血管病变为主,主要表现为肾小动脉和毛细血管损害。环孢素可以引起肾小球血管收缩、血管损伤和肾小动脉透明样变性。丙硫氧嘧啶、甲巯咪唑可引起血管炎样改变。

二、药物对肾脏毒性作用机制

(一)细胞毒性

药物(包括其代谢物)对肾脏的直接毒性作用是药物导致肾损害的最主要机制。药物的直接毒性对肾脏细胞的损伤作用是多方面的。例如,破坏细胞膜、改变膜的通透性和离子转运功能;损伤细胞线粒体、溶酶体;抑制蛋白酶活性和蛋白质合成等。药物直接毒性的损害程度与药物的剂量和疗程有关,最易发生于药物浓度高、代谢活跃、可被转运到细胞内蓄积的近端肾小管。肾细胞损伤最终导致细胞死亡,可以是坏死,也可以是凋亡。具体有以下几种机制。

1. 与生物大分子结合

药物引起细胞损伤有不同的机制,有些药物能直接与细胞大分子相结合而造成毒性作用,如汞和细胞的巯基相结合。但有些药物本身并无毒性,只有转化成活性中间代谢产物才有毒性。生物活性中间代谢产物如烷化剂,是亲电子物质,可以与细胞成分相结合。如对乙酰氨基酚在肾脏内通过 P450 的作用代谢为活性中间代谢产物 N-乙酰邻苯喹啉胺,它与靶细胞大分子共价结合,影响大分子的正常生物活性而造成细胞损伤。

2. 细胞骨架损害

肾毒性药物可以引起一些早期膜完整性的变化,如刷状缘的丧失、浆膜变性和细胞极性的改变。这可能与毒物诱发的细胞骨架改变有关。近曲小管有明显的极性,在毒物作用下,由于能量代谢紊乱,骨架的重排,导致近曲小管的极性被破坏。如秋水仙碱及长春新碱均可使细胞骨架裂解,使体外培养的肾小管细胞发生凋亡。

3. 线粒体损伤

外源化学物能够通过干扰线粒体活性和功能影响细胞呼吸过程,从而造成细胞毒性。线粒体损伤在决定细胞死亡形式方面起关键作用。肾线粒体损伤的一种主要形式是线粒体通透性改变,其特点是膜上高电导率的小孔开放,容许分子质量小于 1500 kD 的溶质分子通过,此过程与细胞凋亡的启动密切相关。他汀类药物消耗甲羟戊酸盐,通过干扰细胞合成辅酶 Q10 而影响能量代谢,导致肾细胞能量耗竭,造成细胞死亡。

(二) 肾脏血流动力学的改变

丰富的血液供应是肾脏维持形态结构、实现其正常功能的基本保证。药物引起的低血压、弥散性血管内凝血、血容量下降、肾动脉收缩以及药物抑制前列腺素合成等,都会造成肾脏供血减少、肾小球滤过率降低。肾脏缺血程度不严重时,虽然肾功能已发生异常改变,但不一定有肾实质的组织病理学变化。如较长时间严重程度的缺血,则肾实质细胞将出现变性、坏死等结构性病变。

有些化学药物如造影剂可引起肾脏内部的血流重新分配,其渗透利尿作用以及近端小管细胞旁途径重吸收减少,外髓质对钠重吸收和运送负荷增加,管球反馈激活,使肾髓质代谢量和氧需求量增加,另外,造影剂还能使肾脏血管收缩因子增多,脉管系统处于收缩状态,造成低血流量。这时尽管并不存在全身血容量减少和血压下降,也能导致肾脏某些部位局部缺血缺氧性损伤,细胞凋亡坏死,引起肾功能损害。某些生物毒素也可借其拟交感作用而引起肾内小动脉收缩。局部缺血后的再灌流,可导致肾小管细胞坏死,坏死分布以肾小管直部最为严重。缺血时间越长,再灌流时出现小管坏死的时间越短。其发病机制可能是在缺血期间损坏了线粒体利用氧的能力,同时造成ATP缺失,以致再灌流时出现氧应激,导致溶酶体膜破裂,溶菌酶释放,细胞死亡。

(三) 免疫复合物的沉积

药物的变态反应是药源性肾损害的一个重要原因。这种损伤可以是药物直接对肾脏组织细胞的变态反应造成的,也可以是药物在血浆中形成的抗原-抗体复合物沉积于肾小球基底膜及其他血管引起的。此类损害与药物的剂量无关,肾损害主要表现为肾小球肾炎、间质性肾炎和膜性肾病。

药物可作为抗原或半抗原激活机体的免疫反应,刺激机体产生抗体,进而在循环血液中形成免疫复合物被肾脏所俘获,形成原位免疫复合物沉积,激活炎症介导系统,造成肾脏损害。在正常情况下,灵长类以上高等动物都存在一种清除此类循环免疫复合物的机制,但在清除功能失常或免疫复合物的数量和性质令机体难以完全清除的条件下,即可造成损害。免疫复合物最常沉积的部位是肾小球的系膜区和内皮细胞下。如果在内皮下观察到免疫复合物沉积,常可提示正存在着活动性病变。如普鲁卡因胺、硝苯地平等引起的增殖性肾小球肾炎。有人认为小分子共价结合的免疫复合物也可沉积在毛细血管上皮细胞下,如青霉胺等药物引起的膜性肾小球病变。

(四) 机械性损害

药物对肾脏造成的机械性伤害可分为两种类型:①由药物引起的梗阻性肾损伤,包括药物引起的肾内梗阻和在尿路造成的梗阻;②由药物的高渗作用对肾小球和肾小管细胞造成的损伤。

某些药物产生不溶于尿液的结晶体沉积于肾小管、肾盏、肾盂或输尿管,引起结晶体病变,造成管道的堵塞,因尿路梗阻引起的急性梗阻性肾脏损害,造成肾小管上皮细胞退变、坏死并伴有肾间质的细胞浸润。易产生结晶体的药物包括抗生素和抗病毒药等,如磺胺结晶引起的血尿。

(五) 弥散性血管内凝血

弥散性血管内凝血(disseminated intravascular coagulation, DIC)不是一种独立的疾病,而是许多疾病在进展过程中产生凝血功能障碍的最终共同途径,是一种临床病理综合征。由于血液内凝血机制被弥散性激活,促发小血管内广泛纤维蛋白沉着。肾脏的生理功能有赖于完整的形态结构和正常的血液供应。若肾小球毛细血管内发生血栓形成、毛细血管堵塞、肾小球滤过障碍,势必导致少尿或无尿。抗血小板药物的使用可继发药物性血栓性微血管病肾损伤,其发病机制包括免疫介导的反应或直接内皮毒性。弥散性血管内凝血可能导致血液供应的质和量发生急剧改变,引起"肾素-血管紧张素"系统生理反馈机制的紊乱,从而造成肾血管收缩、肾血流量减少、肾内血流重新分布、皮质缺血和肾小球滤过率降低,肾小管上皮细胞也会发生不同程度的损害。严重的组织细胞损害进一步发展成广泛的肾小球毛细血管内凝血和肾小管坏死。

（六）溶血或肌肉溶解

药物引起溶血或肌肉溶解时,血红蛋白或肌红蛋白可被大量释放入血,形成血红蛋白血症或肌红蛋白血症。游离的血红蛋白和肌红蛋白可通过肾小球滤过膜随滤液到达肾小管,如果超过肾小管重吸收的极限时,即出现血红蛋白尿或肌红蛋白尿。肌红蛋白、血红蛋白及红细胞的破坏产物,可以凝集成管型而阻塞肾小管腔。这种情况还常常伴有肾动脉痉挛性收缩、肾脏缺血、尿量减少,更促进了管型的形成并加重其影响,常导致急性肾小管坏死、急性肾衰竭。血红蛋白在酸性尿中可氧化成高铁血红蛋白,对肾小管上皮细胞的毒性加强,其危害性远大于色素管型的机械性阻塞作用。临床高达81%的横纹肌溶解是由药物和乙醇引起的,50%的患者随后会发生急性肾衰竭。如他汀类药物是确认的可以引起横纹肌溶解的常见药物之一。

第三节　药物肾脏毒性常见药物

一、引起肾脏毒性的常见药物

（一）非甾体抗炎药

使用非甾体抗炎药(NSAIDs),如对乙酰氨基酚、阿司匹林、布洛芬、萘普生、吲哚美辛等,至少可引起三种不同类型的肾毒性疾病。

（1）大剂量使用 NSAIDs 数小时内可引起急性肾衰竭。临床表现为肾血流量和肾小球滤过率减少及少尿,停药后通常可逆转。机制可能是在正常情况下具有血管扩张作用的前列腺素被 NSAIDs 抑制后,体内的儿茶酚胺和血管紧张素占优势,导致肾血流量减少和肾组织局部缺血。

（2）长时间使用 NSAIDs 可引起镇痛剂肾病。NSAIDs 尤其是对乙酰氨基酚使用 3 年以上,可能导致不可逆的肾毒性,称为镇痛剂肾病。其特征为近曲小管坏死,伴有血浆尿素氮和血清肌酐增高,肾小球滤过率降低,水、钠和钾分级排泄增加,尿中葡萄糖、蛋白质和刷状缘酶系增高。该肾病的原发性损害是乳头坏死伴慢性间质性肾炎,早期变化包括髓袢和整个乳头部毛细血管坏死。使用 NSAIDs 产生镇痛剂肾病的机制尚未阐明,可能与髓袢或乳头部慢性缺血继发肾血管收缩有关;也可能与细胞内反应性介质形成,继而激发氧化应激机制或与关键的细胞大分子共价结合有关。对乙酰氨基酚产生肾毒性的原因已较明确,主要是肾皮质被微粒体细胞色素 P450 氧化酶系统氧化为有毒的代谢物所致。

（3）NSAIDs 可导致间质性肾炎。此种情况较少见,表现为弥漫性间质水肿伴炎性细胞浸润。患者通常有血清肌酐升高伴蛋白尿的症状。此时如停用 NSAIDs,则肾功能可在 1～3 个月内得到改善。

（二）氨基糖苷类抗生素

氨基糖苷类抗生素主要经肾排泄并在肾皮质内蓄积,这是其导致肾毒性的基础。此类药物肾毒性的发生率依次为新霉素＞卡那霉素＞庆大霉素＞链霉素。其肾毒性特征为肾小球滤过率低,伴有血清肌酐和尿素氮增加的非无尿性肾衰竭。初期表现为尿浓缩困难而多尿,随后出现蛋白尿、管型尿,严重者可发生氮质血症及无尿等。当这类药物与头孢噻吩、头孢唑林、两性霉素 B、多黏菌素 B 或万古霉素合用时,可增加肾毒性的发生。

氨基糖苷类产生肾脏毒性的组织学改变最初出现在溶酶体,随后可见刷状缘、内质网、线粒体损害,最终出现肾小管细胞坏死。在肾损伤早期,可见溶酶体体积和数量增加以及磷脂蓄积。磷脂水解在氨基糖苷类肾毒性中起到很重要的作用,但溶酶体中磷脂蓄积和肾小管坏死间的关系尚不清楚。

(三)头孢菌素类抗生素

大剂量应用头孢噻吩、头孢唑林的潜在肾毒性是使肾小管坏死。这类头孢菌素的肾毒性可被近曲小管内与有机阴离子排泌系统竞争的化合物如丙磺舒减弱,随着小管液内头孢菌素浓度降低,毒性可逐渐消失。一旦发生肾脏损害,应立即停药,并给予输液、应用肾上腺皮质激素等处理。

(四)马兜铃酸

马兜铃酸肾病又称关木通中毒性肾病,是一类由服用含有马兜铃酸(aristolochic acid,AA)类成分中药造成的急性或慢性肾小管间质疾病。马兜铃酸是马兜铃酸科马兜铃属植物中所含有的共同成分,含有马兜铃酸的中草药很多,包括关木通、广防己、青木香、马兜铃、天仙藤、寻骨风、朱砂莲等 40 多种。其中应用最广泛的是关木通和广防己。许多中成药因含有上述成分而造成肾损伤,如龙胆泻肝丸、冠心苏合胶囊、排石颗粒剂等。

根据临床表现、病程进展和病变程度,马兜铃酸肾病一般分为急性肾功能不全、慢性肾功能不全和肾小管功能障碍三种类型,有共同的病理特征,即以肾小管间质病变为主,以肾间质中炎性细胞浸润为特征,且马兜铃酸肾病具有进一步发展为肾脏纤维化或肾癌的潜在风险。马兜铃酸肾病患者肾功能迅速减退,其发病机制仍不明确,现有研究表明,马兜铃酸及其代谢产物会引起肾小管上皮细胞坏死或凋亡、肾小管上皮细胞转分化以及 DNA 形成加合物等。

(五)环孢素

环孢素是一种环状多肽,作为免疫抑制剂广泛应用于自身免疫性疾病和器官移植的治疗。肾毒性是环孢素最主要的不良反应之一,临床肾毒性可表现在急性肾功能不全、慢性环孢素肾病、移植肾功能延迟恢复等。急性肾损伤表现为剂量依赖性肾血流量减少和肾小球滤过率降低,血浆尿素氮和肌酐增加,减少剂量可减轻症状。长期用药可导致肾间质纤维化等慢性病变,表现为血清肌酐升高、肾小球滤过率降低,并伴有高血压、蛋白尿和肾小管坏死。

目前认为环孢素造成肾毒性的机制可能有以下几个方面:①影响细胞钙信号的传递;②破坏前列腺素系统的平衡;③降低血管内皮舒张因子的产生;④影响间质纤维化因子的产生。

(六)顺铂

顺铂是一种周期非特异性抗肿瘤药,主要治疗睾丸癌和卵巢癌,交叉耐药小,为联合化疗中最常用的药物之一。肾脏毒性是其最严重的毒性反应,临床主要表现为血尿及肾功能损伤,血清肌酐升高及清除率降低,与用药剂量相关,常发生于给药后 7~14 日。顺铂诱发肾毒性作用机制尚不明确,可能与其主要聚集在肾脏近曲小管代谢有一定关系。

表 4-2　常见的具有肾脏毒性的药物

药物类别	具体药物举例
氨基糖苷类	新霉素、庆大霉素、链霉素、妥布霉素等
β-内酰胺类	头孢菌素类、青霉素类(氨苄西林、青霉素)

续表

药 物 类 别	具体药物举例
抗生素　磺胺类	磺胺嘧啶、磺胺甲噁唑等
四环素类	四环素、地美环素
其他	利福平、万古霉素、多黏菌素、两性霉素 B
非甾体抗炎药（NSAIDs）	吲哚美辛、舒林酸、托美丁、布洛芬、萘普生等
解热镇痛药	非那西丁、氨基比林、阿司匹林、安乃近、保泰松等
免疫抑制剂	环磷酰胺、环孢素
抗肿瘤药	丝裂霉素、顺铂、甲氨蝶呤
血管紧张素转化酶抑制剂（ACEI）	卡托普利、依那普利
造影剂	任何含碘的造影剂
中药	马兜铃、关木通、广防己、厚朴、胆草等
其他	西咪替丁、甘露醇

二、药物肾脏毒性的评价及防治原则

（一）整体毒理学试验

肾脏是动物的主要排泄器官之一，尿液中各种物质排泄的量在生理情况下，是较为恒定的，排泄量过多或过少往往表示肾功能异常。同时结合血液生化的改变，可以得到初步的评价。值得注意的是，在反映尿中某物质的含量时，以 24 小时尿中的含量最理想，由于尿量的多少受饮水多少的影响较大，因此只测定一次随机尿样中物质的含量不太能反映真实的情况，在收集 24 小时尿量有困难时，一般用尿肌酐来校正尿量。

1. 肾脏浓缩-稀释试验

浓缩-稀释试验又称 Mosenthal test（莫氏试验），是通过测定正常 24 小时尿量、昼尿量与夜尿量之比，了解远端肾小管和集合管重吸收功能的检查方法。患者按平常习惯饮食，除三餐外，不再进其他饮食。上午 8 时嘱患者排尽尿液弃去，以后每 2 小时留尿 1 次，直至晚 8 时，共留尿 6 次（即上午 10、12 时，下午 2、4、6、8 时），晚 8 时至次晨 8 时的尿液合并收集为一个标本。将上述 7 个标本分盛于 7 个清洁干燥容器内。分别测定每次尿液标本的量和密度。

在生理情况下，限制饮水量会使远曲小管及集合管对水分的重吸收增多，尿量减少，密度上升；大量饮水则会使尿量增多而密度下降。如果远曲小管及集合管的重吸收功能障碍，可导致肾脏浓缩-稀释功能下降或丧失。

2. 尿液成分的改变

1）常规检查

常规的尿检查项目包括尿液颜色与浊度、尿量、尿比重、酸碱度、尿蛋白、尿糖、尿潜血、尿酮体、尿胆原、尿胆红素等。正常尿液是清亮的，呈微酸性，放置一段时间后可呈混浊。温度降低可使尿中的矿物盐结晶析出，一般酸性尿易形成尿酸盐沉淀，碱性尿易形成磷酸盐沉淀。急性和慢性肾衰竭时常常出现少尿或无尿。

此外，对尿沉渣进行显微镜检查可以观察尿液中的红细胞、白细胞、结晶、管型及脱落细胞。管型是蛋白质、细胞或碎片在肾小管沉积而形成并脱落至尿中的圆柱状体，依其形状和内容物的不同而有以下几种：透明管型、颗粒管型、红细胞管型、白细胞管型、上皮细胞管型、脂肪管型、细菌管型、真菌管型等。尿中出现多量管型表示肾实质有病理性变化。

2）尿蛋白

生理情况下，血浆自肾小球滤过时，低分子量的蛋白质可随滤液进入肾小管，其中99%以上被重吸收。尿液中仅含原尿中未被肾小管完全吸收的少量小分子蛋白质、肾小管脱落的细胞及肾小管分泌的极微量黏蛋白等。当肾脏出现损伤时，尿中蛋白质含量往往升高，根据尿蛋白分子量可以初步判断肾脏病变的性质。若尿中以大分子蛋白质（如白蛋白）为主或出现大量蛋白质，提示肾小球的选择性滤过功能障碍或结构不完整；若以小分子蛋白（常见的如 β_2-微球蛋白和视黄醇结合蛋白）为主，则提示损伤部位主要在近曲小管，但要排除血中小分子蛋白异常增高的可能性。评价不同种属尿蛋白需要利用定量分析的方法。这些方法包括比浊法、比色法、染料结合检测。

3）尿糖

生理情况下，原尿中葡萄糖的浓度未超过肾糖阈时，能被肾小管全部吸收。因此，如果血糖不高的情况下出现了尿中葡萄糖浓度增高，则提示肾小管功能障碍。

4）尿酶

正常情况下尿中含酶极少，但在肾脏某些疾病的病理条件下，血液、肾脏以及泌尿道中的酶可能进入甚至大量出现于尿中。因此，尿酶是肾损害早期和敏感的指标之一。根据酶在肾脏组织中分布的细胞定位和亚细胞定位可以判断肾脏损害的具体部位和损害程度。尿中出现碱性磷酸酶（alkaline phosphatase，AKP）和 γ-谷氨酰转移酶（γ-glutamyltransferase，γ-GT），提示刷状缘受到损害。而其他的一些酶，如乳酸脱氢酶（lactate dehydrogenase，LDH）出现在尿中，表明细胞有轻微损伤；尿中如出现谷氨酸脱氢酶（glutamate dehydrogenase，GDH）、溶菌酶等，则说明有细胞的坏死。

值得注意的是，在化学性损害时，由于细胞内的酶大部分在早期排出，尿酶常常是一过性增高。同时必须指出，由于酶的种类很多，动物间的种属差异很大，在肾组织中的分布定位并不是绝对的，而且某种酶的出现常常有其时限性，即在病变的不同阶段可能有不同的酶出现。因此很难根据一种尿酶作出肾损伤部位和性质的判断，必须结合其他指标进行综合分析。

3. 血液生化指标

1）血肌酐

血肌酐（serum creatinine，Scr），一般认为是内生肌酐，内生肌酐是人体肌肉代谢的产物。在肌肉中，肌酸主要通过不可逆的非酶脱水反应缓缓地形成肌酐，再释放到血液中，随尿排泄。同一个体的代谢量十分恒定，释放入血的速率及血浓度也相当稳定。肌酐是小分子物质，可通过肾小球滤过，在肾小管内很少吸收，每日体内产生的肌酐，几乎全部随尿排出，一般不受尿量影响。血清肌酐的浓度变化主要由肾小球的滤过能力（肾小球滤过率）来决定。滤过能力下降，则肌酐浓度升高。临床上把检测血肌酐作为检测肾功能的经典方法之一。但血清肌酐受到诸多非肾因素的影响，如肌肉质量、年龄、性别、肌肉代谢及蛋白质摄取等。而且肾脏有强大的代偿功能，在部分肾小球受损后，剩余的肾单位仍然可以有效清除肌酐，使得血肌酐指标对肾功能的变化并不敏感。肾小球滤过率下降至正常值的50%以下，血肌酐水平才有明显的上升，只有肾功能代偿不全时，血肌酐水平才升高，因此血肌酐并不是反映肾小球滤过功能的敏感指标。

2）尿素氮

尿素氮（blood urea nitroge，BUN）是人体蛋白质代谢的主要终末产物之一，是血浆中除蛋白质以外的一种含氮化合物，也是非蛋白氮的主要组成成分。肾脏为排泄尿素的主要器官，BUN 可经肾小球自由滤过，在各段小管均可重吸收。肾功能受损害时血中非蛋白氮的增加以尿素氮为主，和血肌酐一样，在肾功能损害早期，血尿素氮可在正常范围内。BUN 的水平主要取决于肾小球滤过率,但当肾小球滤过率下降到正常的50%以下时,血尿素氮的浓度才迅速升高。故其并不是反映肾小球滤过率的敏感指标。

3) 肾脏血清免疫学检查

(1) 抗肾小球基底膜抗体　肾小球基底膜(glomerular basement membrane,GBM)主要由胶原及糖蛋白两种成分构成(如Ⅳ型胶原、层粘连蛋白、纤连蛋白等)。某些肾脏患者的血液中可检测到抗GBM的循环抗体。一些肾毒性药物,尤其是抗生素类药物,如青霉素、环孢素、庆大霉素以及解热镇痛药等造成的肾损害中,都曾发现基底膜有抗原-抗体免疫复合物沉积或有抗GBM循环抗体存在。检测抗GBM抗体的方法主要有间接免疫荧光法、放射免疫试验、间接血凝试验及酶联免疫吸附试验。

(2) 抗肾小管基底膜抗体　药物与肾小管基底膜(TBM)结合,形成新的抗原,诱导机体产生自身抗体。这种抗肾小管基底膜抗体常可导致小管间质性肾炎。其检测方法与抗肾小球基底膜抗体的检测方法基本类似,通常以正常肾组织冰冻切片为载体,用间接免疫荧光法测定。

(3) 抗Tamm-Horsfall蛋白抗体　Tamm-Horsfall蛋白(简称T-H糖蛋白,THP),是由肾小管髓袢升支厚壁段及远端小管上皮细胞分泌并构成此段细胞膜的固有糖蛋白,正常时与血液循环不发生接触。只有当肾小管局部遭到损伤或由于肾小管及尿路梗阻,或存在尿液的反流时,THP才有机会扩散至血液循环并与淋巴免疫系统接触,并触发机体的自身免疫反应,使血液循环中产生THP抗体。因此,测定血清抗THP抗体有助于肾脏病变的定位。临床上常用放射免疫或酶联免疫吸附试验测定血清抗THP蛋白抗体。

4. 肾功能检查

肾功能检查包括清除率测定、肾小球滤过率测定和肾小管功能检查。

1) 清除率测定

清除率(clearance,CL)是衡量肾脏排泄功能的一个重要指标,是指肾在单位时间内(每分钟)排出的某种物质的量。其公式为 $CL=UV/P$,其中:CL为清除率(mL/min);V 为每分钟尿量(mL/min);U 为尿中测定物质的浓度(mmol/L);P 为血中测定物质的浓度(mmol/L)。清除率表示物质在肾小球中的滤过和肾小管中的重吸收的程度。如果血液中的某种物质在血液流经肾脏时可以被完全清除,不被肾小管重吸收,使这一物质通过肾后几乎全部排出,而且血中剩余部分又可全部由肾小管分泌,那么它的清除率既代表肾血浆流量,又可反映肾小管的分泌功能,如对氨基马尿酸、青霉素等。某种物质在肾小管内既不分泌也不重吸收,其清除率相当于肾小球一分钟的滤过量,如菊粉。某物质经肾小球滤过后,完全被肾小管重吸收,其清除率等于零,例如葡萄糖。

2) 肾小球滤过率测定

所谓肾小球滤过率是指在一定时间内(通常以每分钟为单位)两肾生成的超滤液的量。肾小球的滤过功能是最基本的功能,因此肾小球滤过率(GFR)可用于表征肾功能情况,评估肾单位损失程度。如果血浆中的某物质能经肾小球自由滤过,即在肾小球滤液中的浓度与血浆中的浓度相同,经过肾小管既不被重吸收,又不经肾小管分泌,那么它的清除率就是GFR。GFR可以直接通过测定内生肌酐或菊粉的清除率计算出来,也可间接地通过测定血中肌酐或血尿素氮来反映。

内生肌酐是仅由骨骼肌以恒定速度释放的内源性化合物,释放量有限度并完全滤过。肌酐被肾小球滤过后,肾小管无任何吸收而全部从尿中排出,只有在血浆中浓度较高时,有小部分由肾小管排泄。菊粉是一种外源性多糖,分子量为5200,能从肾小球滤过,但不被肾小管重吸收或分泌,在体内既不与血浆蛋白结合,又不被机体代谢,无任何毒理和药理效应,是测定GFR较好的方法。在动物实验中最常用菊粉的清除率来测定GFR。内生肌酐清除率比较接近菊粉清除率,由于血浆肌酐浓度甚为稳定且可以免除静脉注射,所以实用性更强。

3) 肾小管功能检查

肾小管功能的检查包括近端肾小管、远端肾小管和肾小管酸化功能的功能检查。①近端肾小管功能检查的方法包括酚红排泄试验、肾葡萄糖最大重吸收量、尿溶菌酶及 β_2-微球蛋白测定等。其中酚红排泄试验准确性和敏感性偏低;肾葡萄糖最大重吸收量是测定近端肾小管重吸收功能的指标之一,但此法较为繁琐;尿溶菌酶和 β_2-微球蛋白属小分子物质,均经肾小球自由滤过,绝大部分在近端小管被重吸收,故正常尿中含量微少,如血中含量正常,而尿中含量增加,往往提示肾小管重吸收功能受损。②远端肾小管功能检查的方法较多,包括浓缩-稀释试验、尿渗透压测定、自由水清除率、尿比重测定等。临床上较实用和较准确的是浓缩试验。③检测肾小管尿酸化功能是为了了解肾小管泌氢、产氨和重吸收碳酸氢根(离子)等功能是否正常,对肾小管酸中毒的诊断具有重要意义。常用的试验主要有氯化铵负荷试验和碳酸氢根重吸收负荷试验。这些检查试验使得对肾功能和肾毒性检测可在某部分肾小管的水平进行,更有利于对毒性作用机制的阐明。但同时这些技术操作复杂,设备条件要求高,普及应用有困难。

5. 形态学和组织化学检查

急性或慢性毒理学试验结束时,应常规称量体重和两侧肾脏重量,计算肾脏系数(肾脏重量/体重、肾脏重量/脑重),肾脏系数的改变常提示肾脏存在病理性变化。另外,病理检查还能观察到肾脏的颜色、质地以及出血、粘连、纤维化等病理变化。

肾脏组织的光学显微镜检查能在细胞水平上观察肾脏的病理改变,揭示肾损伤的部位、范围及形态学特征。组织病理学检查常常能够敏感地反映出肾脏病变的发展,有时出现在血液与尿液某些监测指标发生改变之前。电子显微镜检查可检测肾脏组织细胞超微结构的改变,诸如刷状缘、线粒体、基底膜以及其他细胞器等。电镜检查能发现中毒性损害早期的亚细胞形态改变,是十分灵敏的检测方法,虽不一定作为常规的指标,但对于机制的研究却是十分有力的研究手段。

酶组织化学方法可在光镜或电镜下进行,如结合酶标记法、放射性核素标记法以及免疫组化方法等,可揭示毒物的分布以及肾脏病变的组织、细胞定位,观察亚细胞结构的变化,探讨毒物对肾脏细胞的免疫效应以及对代谢和酶系统的影响,是肾脏毒理学研究的有力手段。

(二)离体毒理学试验

1. 离体肾脏灌流

离体肾脏灌流是研究外源性化合物肾毒性较好的体外试验方法,它既保留了肾脏结构和功能上的完整性,又不受高级调节系统(如神经、激素、血容量)和其他组织器官的影响,更重要的是可以精确控制受试药物的浓度,所以在肾毒性的研究中得到广泛应用。由于与整体血流动力学的差异,离体肾脏的灌流率、钠盐及水的重吸收率都低于体内值,但它仍是肾脏毒物筛选的常用方法。

2. 离体肾小管灌流

游离肾小管灌流技术是研究上皮转运的理想系统,它能够传递许多有价值的肾功能特征性信息,已在家兔、小鼠、大鼠、蛇、蛙,甚至人的游离肾单位成功开展,用于肾小管段或细胞水平的生理机制和毒理研究。这项技术最复杂和困难的是肾小管的分离制备,通常肾单位的分离是在显微镜下进行的,根据各段小管形态学的特征区分;而随着显微解剖学的发展,分离后的来源定位更加精确。分离出的肾小管基本上保持其正常的生理功能,在药理学和毒理学中都有广泛的应用。

3. 肾脏组织切片

肾脏组织切片分为肾皮质和肾髓质两类切片,尤以前者应用更多。这项技术相对较为简单,易于施行。用组织切片机将肾脏切成 0.2～0.5 mm 的薄片,然后放入一定的培养基中培养。肾脏组织切片一般存活 4～6 小时,它保留了肾实质细胞与细胞之间的联系,保留了部分细胞间质,保留了细胞及细胞器的活性,可用于肾代谢、转运和特定区域对药物反应的研究。但由于肾脏组织切片中包含不同的细胞型,很难评价某一特定细胞型暴露于化合物的功能改变;而在制片过程中许多细胞受到机械损伤;且切片有一定厚度,无法保证每一个目的细胞都暴露于相同的氧和营养液浓度。以上缺点限制了肾切片技术只能作为化合物肾毒性的初筛试验。

4. 细胞培养

随着细胞生物学的发展,肾细胞培养技术在肾毒性的体外试验研究中发挥了重要的作用,尤其是肾脏特异细胞的培养方法逐步成熟,更加推动了肾脏毒理学的发展。细胞培养按培养的细胞来源分为原代培养和继代培养。

原代培养是直接从体内取出的细胞的首次培养,它包括目的细胞的分离和培养两部分。原代培养保留了体内独特的细胞功能、细胞极性和细胞间的联系,与继代培养相比更能代表整体动物的情况。原代培养已成功地用于顺铂、庆大霉素、头孢菌素等的体外肾毒性研究。但是,肾细胞的培养仍然有许多难以解决的问题,经过培养的细胞常常表现出退化和分化的现象,不能完全表达出与体内一致的功能,而且原代培养过程耗时、复杂、操作困难。

传代培养是将原代细胞传代,建立一个稳定的细胞系。目前已建立的肾细胞系主要有猪肾近曲小管上皮细胞系 LLC-PK、北美鼯肾小管上皮细胞系 OK、犬肾集合管上皮细胞系 MUCK、人肾小管上皮细胞系 HKC 等。这些细胞系表达肾小管的特异性,并具有部分分化功能,存活时间长,容易培养,可长期冻存。由于细胞系可以持续传代,长期暴露于受试因素下,所以多用于长期毒性的研究。但是经过反复传代的细胞也会表现出退化和分化的现象,并且分化能力与培养细胞的体外培养时间呈反向关系。

5. 其他

其他离体实验方法如游离肾小球、肾小管、亚细胞组分等方法也都已较为成熟,在肾脏毒理学中得到应用。

(三) 肾损伤生物标记物

肾脏由于其强大的代偿及调节功能,早期损伤时,临床指征与常规检测指标多不典型。而且传统的检查方法在操作性或敏感性方面都存在一定的缺陷。在反映肾小球滤过率功能的指标中,菊粉曾是检测肾小球滤过率的"金标准",但其价格昂贵、步骤繁琐,已很少被应用。目前常用的血清尿素氮、肌酐检查则常常受到年龄、性别等多种因素的影响,且在肾小球滤过率下降至正常值的 50% 以下时才表现出明显的升高,并不是反映肾小球滤过功能的敏感指标。同时,肾小管功能检查的多项试验如酚红排泄试验、肾小管对氨基马尿酸最大排泄量测定也由于操作繁琐等原因限制了其应用性。

随着生物技术的发展,生物标志物在临床诊断领域和毒性研究领域不断引起重视,寻找、发现并确证能够早期诊断肾损伤的特异性好、灵敏度高的生物标志成为肾脏毒理学研究重要的发展方向。几种代表性生物标记物简介如下。

1. 血清胱抑素 C

胱抑素 C(cystatin C,Cys C)作为半胱氨酸蛋白酶抑制剂,是一种由机体所有有核细胞以恒定速率产生的碱性非糖化的分子质量较小(13 kDa)的分泌性蛋白质。其合成受生理病理情况影响很小,几乎不受年龄、性别、肿瘤、免疫性和内分泌疾病影响。血中 Cys C 自由通过肾小球滤过后,由近端小管细胞重新吸收并迅速分解代谢,不进入血液循环。跟肌酐相比,它更易反映肾小球滤过膜通透性的早期变化。由于它在近端小管分解代谢,所以可作为肾小管指标。

Cys C 的检测方法主要为酶联免疫法(ELISA)、放射免疫法(RIA)、荧光免疫法(FIA)等，且可以采用自动生化仪进行分析，检测方法更加快速、简便，已经应用于临床。

2. 肾损伤分子-1

肾损伤分子-1(kidney injury molecule-1，KIM-1)是由 334 个氨基酸残基组成的 I 型跨膜蛋白，属于免疫球蛋白基因超家族。在正常的肾组织中几乎不表达，但是在缺血及肾损伤后的人近端小管上皮细胞中却呈高表达状态。KIM-1 参与肾脏疾病的损伤及修复过程，在近端小管上皮细胞黏附、生长及分化中起重要作用。肾损伤发生后组织 KIM-1 释放入尿，并且尿 KIM-1 水平和组织 KIM-1 水平呈正相关。无论临床还是非临床研究均表明，在诊断药源性肾小管坏死、退化和膨胀，及组织细微变化或肾功能严重紊乱引起的嗜酸性粒细胞增多方面，KIM-1 的检测是高度灵敏、特异和精确的。如顺铂、环孢素等肾毒性药物引起的肾损伤可以上调 KIM-1 的表达。而且 KIM-1 在尿中性质稳定，不受尿液理化特性的影响，因此 KIM-1 是检测早期肾损伤的理想标志物。

3. N-乙酰-β-D-氨基葡糖苷酶

N-乙酰-β-D-氨基葡糖苷酶(N-acetyl-β-D-glucosaminidase，NAG)是存在于近端小管的溶酶体酶，分子质量为 140 kDa。由于其分子质量很大，血浆中的 NAG 在正常情况下不经肾小球滤过，尿中的 NAG 主要来自肾实质。肾近端小管上皮细胞损伤可使 NAG 脱落至尿中，通过直接检测其总量能够反映肾小管的损伤。在肾毒物暴露、肾移植术后移植肾功能延迟恢复、慢性肾小球疾病、糖尿病肾病以及心肺转流术等肾损伤的情况中均报道有 NAG 水平的升高。在临床患者中，尿 NAG 的浓度越高，其最终发生透析或死亡的概率越高。采用分光光度计通过比色法能够定量测定尿 NAG 的含量，检测方法简便。但是，NAG 易受生理病理情况影响，因此应与其他检测联合诊断。

4. β_2-微球蛋白

β_2-微球蛋白(β_2-microglobulin，β_2-MG)是分子质量为 11.8 kD 的单链多肽低分子蛋白质，人体几乎所有有核细胞均能合成。正常人 β_2-MG 的合成与释放非常恒定，且与性别、年龄及时间无关。β_2-MG 主要由淋巴细胞产生，经肾小球滤过，99% 以胞饮形式被肾小管上皮细胞摄取，并被近端小管细胞溶酶体降解为氨基酸。重吸收的 β_2-MG 不再返回血液循环，故正常尿中 β_2-MG 含量甚微。尿中的 β_2-MG 升高，可敏感地反映肾小管功能受损。在肾毒物暴露、心脏手术、肾移植等多种因素导致的肾损伤中，尿 β_2-MG 升高早于血清肌酐变化 4~5 天，可作为早期的肾小管损伤的标志物。但是，β_2-MG 在尿中不稳定，在室温下 pH 低于 6.0 时即快速降解，β_2-MG 的不稳定性限制了其作为肾损伤生物标志物的应用。

5. 视黄醇结合蛋白

视黄醇结合蛋白(retinol-binding protein，RBP)是血液中视黄醇的转运蛋白，它是由肝细胞分泌的一种低分子量蛋白，广泛分布于人体血清、脑脊液、尿液等体液中。血液中 RBP 主要以视黄醇、前清蛋白结合的复合物形式存在，当复合物中视黄醇与靶细胞结合后，RBP 便与前清蛋白分离，自肾小球滤出，由肾近端小管上皮细胞重吸收、降解，可作为高度灵敏的反映肾小管功能障碍的标志物。RBP 和 β_2-MG 水平在尿 pH 大于 6.0 时高度关联，随着尿 pH 的降低，RBP/β_2-MG 的值逐渐升高，这表明在酸性尿中与 β_2-MG 不稳定性相比，而 RBP 具有良好的稳定性。在顺铂、铅、汞、镉、环孢素诱导的急性肾损伤患者中，RBP 被认为是早期诊断的标志物。目前，尿视黄醇结合蛋白的测定已广泛用于临床作为经典的肾小管损伤标志物。但是，在伴随肾小球性蛋白尿或肾小球超滤的情况下 RBP 作为肾小管损伤的生物标志物意义有限。RBP 可采用免疫散射比浊法测定。

新药对肾脏等重要脏器损伤的早期检测受到包括制药企业、临床医生、患者及监管部门的重视。尽早发现新药对这些脏器的损伤，不仅有利于保障新药受试者的安全，同时也有利于制药公司和监管部门尽早评估受试药的风险,以便决定是否继续研究,以减少不必要的浪费。

尽管过去十年中发现了数十种尿液或血清生物标志物,使得早期检测急性肾损伤成为可能,但目前大多数用于早期检测急性肾衰竭的生物标志物的特异性及敏感度仍显不足,在判断肾损伤时需结合多种生物标志物的测定结果,在临床前及临床的检测方法上也还有许多需要突破的地方,需要进行前瞻性研究。

(四)药物肾毒性的防治原则

药物性肾损害的预后良好。如能及时诊断及正确治疗,多数药物性肾损害患者的肾功能可恢复正常。多数患者可完全康复,但个别重症肾功能衰竭、病情复杂或原有肾功能不全及老年患者肾功能常难以恢复,表现为进行性肾功能不全,它最终发展为终末期肾功能衰竭。所以应当加强对药物肾毒性的预防。预防原则如下。

(1)掌握各类常见药物引起肾损害的临床特征,避免长期应用有肾毒性的药物。

(2)如需长期使用肾毒性药物,则应加强对治疗窗窄而肾毒性大的药物的监测;定期监测血药浓度,根据血药浓度调整给药剂量或间隔时间,以保证血中有效药物浓度,同时避免出现毒性反应。

(3)对机体营养状况较差、低蛋白血症、老年及肾功能不全的患者应着重监护,以肾功能和血药浓度监测为依据,合理选择用药,正确掌握药物的剂量和用法,及时调整药物剂量、间隔时间和疗程;婴幼儿、老年人选用肾毒性药物时应特别慎重。

用药期间应密切注意患者尿常规、尿酶和肾功能等改变,争取早期诊断。一旦出现肾损害,应根据病情酌情采取减量、停药或更换药物等措施,防止肾损害进一步加重;出现急性肾功能衰竭、慢性肾功能衰竭及并发症时,应立即停药并采取综合治疗措施,包括对症治疗、保护肾功能、支持治疗、纠正电解质和酸碱失衡等,必要时行透析治疗。

本章小结

肾脏是外源化学物质最重要的代谢器官和排泄器官,是药物产生毒性效应的靶器官之一。肾脏对外源化学物的代谢转化具有两方面作用:一方面,某些外源化学物在肾脏进行代谢转化过程中可形成对肾脏具有损害作用的代谢物,主要是一些肾脏毒物;另一方面,肾脏的代谢转化具有在肝外代谢中的解毒作用,由于肾脏中含有催化葡糖醛酸结合、硫酸结合和谷胱甘肽结合的酶类,可消除或减少这些肾毒物对肾的损害,多数物质经过肾内的代谢降解,毒性下降。

能力检测

1. 举例说明药物对肾脏毒性的作用机制。
2. 简述肾损伤的评价方法。
3. 试述药物性肾损伤的防治原则。

(王义俊)

能力检测
参考答案

第五章 药物对心血管系统的毒性作用

学习目标

1. 掌握：药物对心脏毒性作用的类型；常见的心脏毒性药物。
2. 熟悉：心脏组织形态和生理学基础；药物对心脏损伤的评价指标。
3. 了解：药物对心脏毒性的作用机制。

案例导入5-1

患者，女，67岁，非霍奇金淋巴瘤病史7年以上，已行"双侧腋窝下淋巴结清除术"，既往接受CHOP方案化疗30余次，因"胸闷气喘两个多月，活动后尤甚，伴夜间不能平卧，易憋醒，端坐呼吸后可缓解，后背正中部有胀满感，偶伴心慌，加重10天"入院，患者入院时：NT-proBNP 25644 pg/mL；心脏彩超示左心扩大伴心功能减低；LVEF 40%，LVD 54 mm；颈胸部CT示多发肿大淋巴结、双肺炎性病变、肿瘤浸润、双侧胸腔积液。患者既往阵发性房颤史，否认高血压、糖尿病史。入院诊断：①胸闷待查冠心病、心功能不全；②心律失常（阵发性房颤）；③非霍奇金淋巴瘤（淋巴滤泡型淋巴瘤Ⅰ-Ⅱ级、Ⅲ期）。

心血管药物毒理学是在心血管药理学与毒理学基础上发展起来的一门毒理学分支学科，同时也是毒理学的一门重要的边缘学科。它主要研究的是药物对心血管系统产生的毒性作用及其分子机制。有些药物在治疗剂量或长期蓄积均可对心血管产生毒副作用，因此，熟知药物对心血管组织的损伤类型及药物对心血管系统损伤的评价指标对于合理用药是十分必要的。

第一节 药物心血管系统毒性概述

一、心血管系统的结构功能特点

（一）心血管系统结构

心血管系统由两部分组成：心脏和血管网络（由动脉、遍布全身的毛细血管及静脉共同构成）。心脏和血管网络组成机体的循环系统，为机体组织和细胞提供营养物质、氧气、体内各内分泌腺分泌的激素或其他体液因子，并将组织和细胞中的代谢产物以及外来物质运送到排泄部位排出体外。同时通过血液循环，实现机体的体液调节，维持机体内环境理化特性，如体温及组织、细胞中pH等的相对稳定。因此，心血管系统在保持机体健康以及维持机体其他主要器官的功能方面发挥着至关重要的作用，尤其是依赖于血液提供营养和氧气的高度血管化的器官。因此，如果心血管系统受到药物的损害，就可能对生命产生重大影响。

(二) 心脏生理功能

从组成上来看,心脏是一个由心肌组织构成的并具有瓣膜结构的空腔器官。其壁的构成以心肌为主,外表面覆以心外膜(即心包脏层),内面衬以心内膜,内膜与血管内膜相延续。心肌细胞是构成心肌组织的基本结构和功能单位。从组织学、电生理特点和功能上可将心肌细胞分为两大类(图 5-1):一类是工作细胞,即普通心肌细胞,包括心房肌和心室肌,含丰富的肌原纤维,具有兴奋性、收缩性和传导性,但不能自动地产生节律性兴奋;另一类是自律细胞,是特殊分化的心肌细胞,只含有很少的肌原纤维,无收缩功能,具有兴奋性、传导性和自律性。由自律细胞构成的心脏内特殊传导系统,主要包括窦房结、房室交界、房室束和浦肯野纤维。窦房结所产生的窦性节律兴奋,沿着心脏的特殊传递系统顺序传布到左、右心房肌和左、右心室肌,通过兴奋收缩耦联机制,引起心房和心室节律性的收缩和舒张。

(三) 血管生理功能

血管系统由起始于心室的动脉系和回流于心房的静脉系以及连接于动脉、静脉之间的毛细血管网所组成。血管壁的结构可分为内膜、中膜和外膜。内膜很薄,由单层内皮细胞和亚内皮细胞构成;中膜最厚,由多层环状或螺旋状的平滑肌、弹性纤维及胶原蛋白交互构成,大动脉以弹性纤维为主。当心脏收缩射血时,大动脉管壁扩张;当心室舒张时,管壁弹性回缩,继续推动血液。中、小动脉以平滑肌为主,在神经支配下收缩和扩张,以维持和调节血压以及调节其分布区域的血流量。外膜主要由纤维结缔组织构成。静脉中膜弹力纤维和平滑肌较少,因而管壁较薄,是引导血液回心的血管。毛细血管管壁极薄,主要由附着于基膜的内皮细胞构成,基膜外有很薄的一层结缔组织(图 5-2),是血液与周围组织之间进行物质交换的重要部位。

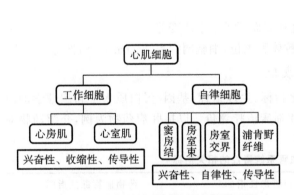

图 5-1 心肌细胞分类和功能

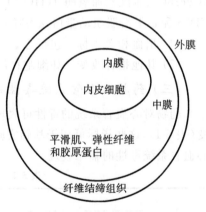

图 5-2 血管壁结构

二、药物心血管系统毒性的临床表现

(一) 药物心脏毒性的相关指标

(1) 血压相关指标 包括平均动脉压(MAP)、左心室收缩压(LVSP)、左心室压最大上升速率($+dp/dt$)、左心室压最大下降速率($-dp/dt$)等。

(2) 心脏电生理指标 如心室肌细胞瞬时外向钾电流和内向整流钾电流等。

(3) 心脏生化指标

①心肌酶指标,如乳酸脱氢酶(LDH)、肌酸激酶(CK)、肌酸激酶同工酶(CK-MB)、天冬氨酸氨基转移酶(AST)、α-羟丁酸脱氢酶(α-HBDH)和环磷酸鸟苷(cGMP)等。

②氧化应激水平指标,如超氧化物歧化酶(SOD)、过氧化氢酶(CAT)、谷胱甘肽还原酶(GR)、谷胱甘肽过氧化物酶(GSH-Px)、一氧化氮合酶(NOS)、丙二醛(MDA),以及活性氧

(ROS)水平等。

③其他生化指标,如胆碱酯酶(ChE)和高敏感C反应蛋白(hsCRP)等。

(4) 基因、蛋白质水平改变　如白细胞介素-1β(IL-1β)、IL-6、肿瘤坏死因子-α(TNF-α)、巨噬细胞炎症蛋白-2(MIP-2)、信号传导激活转录子1/6(STAT1/6)、转录因子GATA-3、T-bet基因和蛋白激酶C(PKC)等。

(5) 组织病理学改变　如心脏组织形态学改变。人体心脏组织很难获得并用于病理学检测。目前获得的数据,主要源自动物模型,根据实验需要做光镜或电镜切片,也可用免疫组织化学、图像分析技术、激光共聚焦成像技术,观察病理学改变。

(二) 药物血管毒性的相关指标

(1) 动脉粥样硬化评价指标　包括内皮细胞形态学、心血管活性因子如组织纤溶酶原激活因子(t-PA)、组织纤溶酶原激活抑制因子(PAI)和血栓素A2(TXA2)、血栓素B2(TXB2)等。

(2) 血清生化指标　如胆固醇(TC)、低密度脂蛋白(LDL)、三酰甘油(TG)、血管性血友病因子(vWF)、高密度脂蛋白(HDL)、载脂蛋白B(ApoB)含量和肝酯酶(HL)活性等。

(3) 基因、蛋白质表达水平改变　如肿瘤坏死因子受体1(TNFR-1)、血管内皮细胞黏附分子1(VCAM-1)、诱导型一氧化氮合酶(iNOS)、内皮型一氧化氮合酶(eNOS)、5-脂质合酶(5-LO)、细胞核因子-κB(NF-κB)、基质金属蛋白酶2(MMP-2)、白细胞介素3(IL-3)、环氧合酶-2(COX-2)、趋化因子2(CCL2)、趋化因子5(CCL5)、细胞周期蛋白A(cyclin A)、细胞周期蛋白B1(cyclin B1)、有丝分裂细胞周期蛋白依赖性激酶(Cdc2)、细胞分裂周期蛋白25C(Cdc25C)、血红素加氧酶-1(HO-1)、脂肪甘油三酯脂肪酶(ATGL)、激素敏感脂肪酶(HSL)、CD36和α-平滑肌肌动蛋白(α-SMA)等。

(4) 出血相关指标　包括心脏区域出血和凝血因子水平改变等。

(5) 其他指标改变　如细胞存活率、线粒体膜电位、细胞凋亡率、caspase-3活性等。

(三) 药物心血管系统毒性的临床表现

药物对心血管系统的毒性可表现为生化指标、生理指标、基因/蛋白质水平和病理学的改变(表5-1),这些指标可用于基础实验研究和临床治疗评价。以抗肿瘤药物为例,介绍药物对心血管系统毒性的临床表现。

表5-1　药物心血管系统毒性的相关指标

	药物心脏毒性指标	药物血管毒性指标
血压 / 动脉粥样硬化评价指标	MAP、LVSP、$+dp/dt$、$-dp/dt$	形态学和心血管活性因子(t-PA、PAI、TXA2和TXB2)
电生理 / 出血性疾病评价指标	瞬时外向K电流和内向整流K电流等	心脏区域出血、凝血因子水平改变
生化指标	1. 心肌酶指标:LDH、CK、CK-MB、AST、α-HBDH、cGMP 2. 氧化应激水平指标:SOD、CAT、GR、GSH-Px、NOS、MDA、ROS水平 3. 其他指标:ChE和hsCRP	TC、LDL、TG、vWF、HDL、ApoB含量和HL活性

续表

	药物心脏毒性指标	药物血管毒性指标
基因、蛋白质水平	IL-1β、IL-6、TNF-α、MIP-2、STAT1、GATA-3、STAT6、T-bet、PKC	TNFR1、VCAM-1、LOX-1、iNOS、eNOS、5-LO、NF-κB、MMP-2、IL-3、Cox-2、CCL5、Cyclin A、Cyclin B1、Cdc2、Cdc25C、HO-1、ATGL、HSL、CD36 和 α-SMA
病理学 其他	实验动物心脏湿重及其脏器系数改变等	细胞存活率、线粒体膜电位、细胞凋亡率、caspase-3 活性等

1. 传统化疗药物

（1）蒽醌类药物　急性心脏毒性可在用药后数小时内发生，发生率相对较低，主要表现为短暂的心脏生理和节律改变，心电图表现为非特异性 ST-T 改变、QRS 低电压、QT 间期延长或者一过性心律失常。慢性心脏毒性通常多出现在治疗 1 年内，临床最为常见，其发生率与药物总剂量密切相关。主要表现为充血性心力衰竭和心肌病，多为不可逆改变。迟发性心脏毒性在结束化疗 1 年后发生，主要表现为隐匿性心室功能障碍、充血性心力衰竭及心律失常等。慢性、迟发性心脏毒性反应的发生与累积剂量、给药方式、心脏病史、年龄及纵隔放疗等因素有关。

（2）烷化剂　环磷酰胺（CTX）常表现为 QRS 波群波幅降低，非特异性 T 波或 ST 段异常、快速型心律失常和完全性房室传导阻滞。在接受大剂量 CTX 治疗（1 周内使用 120～170 mg/kg）的患者中，急性起病的暴发型充血性心力衰竭（CHF）发生率高达 28%。与多柔比星不同的是本药物剂量无累积毒性，但有纵隔放疗史、蒽醌类药物使用者，易发生心脏毒性。

（3）抗微管类药物　代表性药物为紫杉醇（TAX），可引起无症状性可逆性心动过缓、血压改变、心律失常、心肌炎、心包炎、心包压塞和急性心肌梗死等一系列心脏改变，发生率为 0.5%～5%，其中以心动过缓最为常见。TAX 可以激活蒽环类药物代谢物的产生途径，提示它可能会加剧蒽环类药物对心脏的损伤。

（4）抗代谢药物　代表性药物为氟尿嘧啶（FU）及其衍生物卡培他滨，心脏毒性发生率为 1%～4.5%。最常见表现为心绞痛样心前区疼痛，可发展为心肌梗死、心律失常、心源性休克甚至猝死。胸痛出现时心电图可无异常表现，心肌酶多正常。上述异常可在 FU 停药后持续数天至数周。多数患者在给予钙阻滞剂或硝酸甘油后症状消失。

（5）其他化疗药物　如顺铂，与室上性心动过速、心动过缓、ST-T 改变、急性心肌缺血和左束支传导阻碍等有关。而激素类药物如他莫昔芬易引发血栓类疾病。

2. 新型靶向抗肿瘤药物

（1）抗 Her-2 靶向药物　曲妥珠单抗是全球第一个获批的人源性抗 Her-2 单克隆抗体。其心脏毒性多表现为症状性充血性心力衰竭（CHF）和（或）亚临床无症状性左心射血分数（LVEF）下降。较早的临床研究报道，曲妥珠单抗联合蒽环类化疗在复发转移性乳腺癌（MBC）中心功能异常发生率高达 27%，而单用蒽环类或者曲妥珠单抗联合紫杉醇化疗发生率仅为 8% 和 13%。其中，曲妥珠单抗治疗者 3 级和 4 级 CHF 发生率约为 16% 和 3%。基于以上 MBC 中的数据，后续临床研究极少使用曲妥珠单抗与蒽环类化疗同步联合的治疗方案。已报道曲妥珠单抗心脏毒性的高危因素包括年龄（50 岁以上）、吸烟、肥胖、合并基础心脏疾病或高血压、基线 LVEF 在 50%~55%、既往接受过蒽环类化疗等。指南推荐在治疗前和治疗 3 个月后进行全面心功能评估,但如何应对曲妥珠单抗治疗的远期毒性(如某些亚临床心肌病变进行监测)仍无确切答案。

(2) 抗 VEGF 靶向药物　贝伐珠单抗是 FDA 批准的第一个人源性抗 VEGF 单克隆抗体(图 5-3),其心脏毒性主要表现为高血压、CHF 和血栓形成,极少数病例可出现心肌梗死。其中,高血压是最常见的心血管毒性,临床研究报道的发生率为 4%~35%。贝伐珠单抗与传统化疗药物联合使用是否增加高血压发生率仍不十分明确。高血压可发生在治疗的任何阶段,中位出现时间为 4.6~6 个月,并呈剂量相关性。多数高血压给予降压治疗后好转并可继续使用贝伐珠单抗治疗,仅 1.7% 需住院治疗或贝伐珠单抗停药。多项研究表明贝伐珠单抗导致的高血压可作为临床预后标志物。来自多种实体瘤的研究均表明,贝伐珠单抗治疗出现高血压的患者无进展生存期(PFS)和(或)总生存期(OS)有所延长。

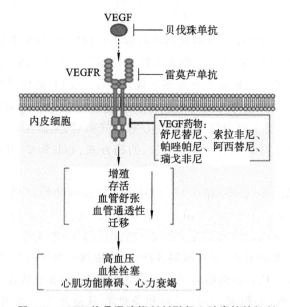

图 5-3　VEGF 信号通路抑制剂引起心脏毒性的机制

(3) 多靶点 VEGF-TKI 药物　除抗 VEGFR 单克隆抗体外,VEGF-TKI 也是抗血管生成治疗的重要部分,代表性药物为舒尼替尼、索拉非尼等。理论上多靶点抑制剂较单一靶点药物具有更高的心脏毒性风险。该类药物的心脏毒性多表现为高血压、颅内出血和 CHF,少见 QT 间期延长等心律失常。高血压的发生率为 30%~50%,多表现为收缩压升高 20~30 mmHg 和舒张压升高 9~17 mmHg,且呈剂量依赖性。该类药物治疗后 15% 患者可出现胸痛症状,从稳定型心绞痛到急性冠脉综合征程度不等。CHF 的发生风险在舒尼替尼中较高,为 8%~12.5%。与贝伐珠单抗相比,VEGFR-TKI 导致的急性血栓事件风险增加 50%~100%,发生率为 2%~3%。

(4) 免疫检查点抑制剂　免疫治疗已成为近年来肿瘤治疗的热点领域。然而其心脏毒性目前仍不十分明确。有个案报道显示 PD-1 单抗治疗后会出现自身免疫性心肌炎。动物实验发现 PD-1 治疗使小鼠出现心肌病甚至猝死。目前对于免疫检查点抑制剂的心血管毒性仍知之甚少,有待于更多的临床和基础研究数据。

第二节 药物对心血管系统毒性作用的类型及作用机制

一、药物对心血管系统毒性作用的类型

(一) 药物对心脏毒性作用的类型

1. 心律失常

正常心脏的冲动起源于窦房结,按一定频率和节奏发出冲动,并按一定传导速度和顺序下传到心房、房室交界区、房室束、浦肯野纤维,最后至心室肌而使之除极。当心脏冲动的频率、节律、起源部位、传导速度或激动次序中任何一个环节发生异常时,均可称为心律失常。心律失常可分为冲动形成异常和冲动传导异常两种。

(1) 冲动形成异常 又分为窦性心律失常和异位心律失常。其中:窦性心律失常包括窦性心动过速、窦性心动过缓、窦性心律不齐、窦性停搏;异位心律失常包括被动异位心律(如房性逸搏及房性逸搏心率、房室交界处逸搏及交界性逸搏心率、室性逸搏及室性逸搏心率)、主动异位心律(如房性、房室交界性或室性期前收缩,房性、房室交界性、房室折返性或室性阵发性心动过速,心房扑动或颤动,心室扑动或颤动)。

(2) 冲动传导异常 又分为生理性和病理性。生理性冲动传导异常包括干扰及干扰性房室分离;病理性冲动传导异常包括心脏传导阻滞(窦房、房内、房室传导阻滞,左、右束支及左束支分支阻滞)、室内阻滞、折返性心律(阵发性心动过速、房室结折返、房室折返和心室内折返)、房室间传导途径异常(如预激综合征)。

导致心律失常的药物较多,如抗心律失常药物、钙离子阻滞剂、抗菌药物、中枢神经系统药物、麻醉剂、抗组胺药、免疫抑制剂、造影剂等(表 5-2)。

表 5-2 导致心律失常的药物分类及名称

心律失常类型	药物名称
窦性心动过速	丙米嗪、阿米替林、哌替啶、洛贝林、阿托品、肾上腺素、氯丙嗪、奋乃静、沙丁胺醇、灰黄霉素等
心室颤动	两性霉素 B、克霉唑、阿托品等
室性期前收缩	克霉唑、依米丁、阿托品等
室性心动过速	克霉唑、咖啡因、麻黄碱等
窦性心动过缓	美沙酮、去甲肾上腺素、奥美拉唑等
传导阻滞	卡马西平、乌头碱、三环类抗抑郁药物、抗精神病药物、抗组胺药、抗惊厥药、抗疟疾药物(氯喹、奎宁)、钙通道阻滞药物、普萘洛尔、美托洛尔等

2. 心力衰竭

心力衰竭是指在静脉回流正常的情况下,由于原发的心脏损害引起的心输出量减少,不能满足组织代谢需要的一种综合征。在临床上,主要以肺循环和(或)体循环淤血以及组织血液灌注不足为特征,因此又称为充血性心力衰竭。按照心力衰竭发展的速度可将其分为急性和慢性心力衰竭。

(1) 急性心力衰竭 由于急性的心脏病变引起心输出量显著、急骤降低,致组织器官灌流不足和急性淤血的综合征。心力衰竭急性发作和(或)加重的一种临床综合征,表现为急性新发或慢性心力衰竭急性失代偿。急性心力衰竭包括急性左心衰竭、急性右心衰竭和非心源性

急性心力衰竭，临床上以急性左心衰竭为多见，表现为急性肺水肿，严重者伴心源性休克。急性右心衰竭较为少见，可发生于急性右室心肌梗死。

(2) 慢性心力衰竭　又称为慢性充血性心力衰竭，是指慢性原发性心肌病变和心室因长期压力或容量负荷过重，使心肌收缩力减弱，无法维持心输出量。慢性心力衰竭根据临床症状可分为左心衰竭、右心衰竭和全心衰竭。

导致心力衰竭的药物包括抗肿瘤药物、钙通道阻滞剂（如维拉帕米、地尔硫䓬等）、I类抗心律失常药、皮质醇、非甾体抗炎药、α和β受体阻滞剂等。

3. 心肌病

心肌病是指非冠状动脉疾病、高血压、瓣膜病和先天性心脏缺陷导致的心肌结构和功能异常的心肌疾病。2008年，欧洲心脏学会对心肌病采用以病理生理为主导的分型方式，将其分为五种类型：①扩张型心肌病（左心室或双心室扩张，伴有收缩功能障碍）；②肥厚型心肌病（左心室或双室肥厚，常伴有非对称室间隔肥厚）；③限制型心肌病（心壁不厚、单或双心室舒张功能低下及扩张容积减小，收缩正常）；④心律失常型右室心肌病（右心室进行性纤维脂肪病变）；⑤未定型心肌病（一些在病理生理机制上难纳入明确的4类心肌病中的少见心肌疾病，如心脏致密化不全、心内膜弹力纤维增生、心脏无明显扩大的心功能不全以及线粒体病等）。

导致心肌病的药物，包括抗肿瘤药物（如多柔比星）、抗病毒药物、免疫抑制剂、抗精神病药物（如氯丙嗪、奋乃静等）、三环类抗抑郁药（如阿米替林、多塞平等）。

（二）药物对血管毒性作用的类型

1. 高血压

高血压是以体循环动脉压升高为主要临床表现的心血管综合征，是指未使用降压药的情况下收缩压≥140 mmHg和（或）舒张压≥90 mmHg。临床上可分为原发性高血压和继发性高血压两大类。一些免疫抑制剂（如环孢素）、激素类药物（如雌激素、皮质醇、甲状腺激素等）、非甾体抗炎药、抗酸药能引起血压升高。

2. 低血压

低血压是指体循环动脉压力低于正常的状态。由于病理或生理原因造成收缩压在100 mmHg以下时，称为低血压。慢性低血压一般可分为体质性低血压、直立性（体位性）低血压和继发性低血压三类。体质性低血压一般认为与遗传和体质瘦弱有关，下面主要介绍与药物毒性相关的直立性低血压和继发性低血压。

(1) 直立性低血压（即体位性低血压）　患者从卧位到坐位或直立位时，或长时间站立出现血压突然下降超过20 mmHg，并伴有明显症状如头晕、头昏、视物模糊、乏力、恶心、认知功能障碍、心悸、颈背部疼痛。直立性低血压与多种疾病有关。而不当服用降压药（如α和β受体阻滞剂、血管紧张素转化酶抑制剂ACEI、血管紧张素Ⅱ受体阻滞剂等）、利尿剂、多巴胺类药物、催眠药（如苯二氮䓬类药物）、抗精神抑郁药和阿片类药物等，也会引起直立性低血压。

(2) 继发性低血压　由某些疾病或药物引起的低血压，导致继发性低血压的主要药物包括降压药、抗抑郁药等。

3. 动脉粥样硬化

受累动脉病变从内膜开始，一般先有脂质和复合糖类积聚、出血及血栓形成，纤维组织增生及钙质沉着，并有动脉中层的逐渐蜕变和钙化，病变常累及弹性及大中等肌性动脉，一旦发展到阻塞动脉腔时，则该动脉所供应的组织或器官将缺血或坏死。由于在动脉内膜积聚的脂质外观呈黄色粥样，因此称为动脉粥样硬化。导致动脉粥样硬化的药物，包括组胺类药物和同型半胱氨酸等。

动脉粥样硬化的经典分型包括脂质条纹、纤维斑块及复合病变三种。

(1) 脂质条纹病变　早期病变,常见于年轻人,局限于动脉内膜,其特征是内膜的巨噬细胞和少数平滑肌细胞呈灶性积聚,细胞内外有脂质沉积。脂质条纹平坦或仅稍高于内膜,不阻塞动脉,不引起临床症状,但可能发展为斑块。

(2) 纤维斑块病变　病灶处纤维组织增生形成纤维膜,覆盖于深部大量脂质之上;脂质沉积物中混有细胞碎片和胆固醇结晶。斑块体积增大时,向管壁中膜扩展,可破坏管壁肌纤维和弹力纤维而代之以结缔组织和增生的新生毛细血管。脂质沉积较多后,其中央基底部常因营养不良发生变性、坏死而崩解,并与脂质混合形成粥样物质,即粥样斑块或粥样瘤。

(3) 复合病变　为纤维斑块发生出血、坏死、溃疡、钙化和附壁血栓所形成。粥样斑块可因内膜表面破溃而形成所谓粥样溃疡。破溃后粥样物质进入血流成为栓子,溃疡表面粗糙易产生血栓,附壁血栓形成又加重管腔狭窄甚至引起闭塞。血管闭塞的同时,逐渐出现来自附近血管的侧支循环,血栓机化后可以再通,使局部血流得以部分恢复。复合病变还有中膜钙化的特点。

4. 血栓形成

血栓形成是指在一定条件下,血液有形成分在血管内(多数为小血管)形成栓子,造成血管部分或完全堵塞,相应部位血液供应障碍的病理过程。依据血栓组成成分不同,可分为血小板血栓、红细胞血栓、纤维蛋白血栓、混合血栓等。按血管种类可分为动脉性血栓、静脉性血栓及毛细血管性血栓。多种药物如氟脲苷、麦角新碱、麦角胺、口服避孕药、5-羟色胺、孕酮、睾酮、长春新碱、凝血酶、肾上腺素等,能导致体内血栓形成。

5. 出血性疾病

出血性疾病是一类由于止血机制异常所致的疾病统称,是指遗传性或获得性因素,导致机体止血、凝血活性减弱或抗凝血、纤溶活性增强,引起自发性或轻微外伤后出血难止的一类疾病。华法林可以说是最常见的,使用不当易引起出血性疾病的药物。

依据出血原因的不同,出血性疾病可分为六种类型:①血管壁异常导致的出血性疾病,包括获得性血管壁结构和(或)功能异常(过敏性紫癜、单纯性紫癜、药物性过敏性紫癜、感染性紫癜等),及遗传性血管性疾病、有出血倾向的遗传性结缔组织病;②血小板数量与功能异常引起的出血性疾病,包括血小板数量异常(血小板减少性紫癜、血小板增多症)、血小板功能缺陷(遗传性血小板功能缺陷症、获得性血小板缺陷);③凝血因子异常所致的出血性疾病,包括获得性凝血因子异常(肝病、维生素 K 缺乏症)及遗传性凝血因子异常;④病理性抗凝物增多所致的出血性疾病,包括肝素样抗凝物和抗磷脂抗体综合征;⑤纤溶活性增高所致的出血性疾病,包括获得性纤溶亢进和遗传性纤溶亢进;⑥复合因素引起的出血性疾病。

二、药物对心血管系统毒性作用机制

(一) 药物导致心律失常机制

导致心律失常的因素很多,而药物因素是较为特殊的导致心律失常的原因,其机制如下。

(1) 各种能够影响心肌细胞膜离子通道功能的因素均有可能引起心律失常。如 K^+、Na^+、Ca^{2+} 通道等在心脏的起搏与冲动传导过程中均起着重要的作用,一种或多种离子通道的离子流改变,直接导致心肌细胞的电生理特征发生变化。

(2) 任何干扰心脏代谢的因素也能导致心律失常的发生。药物导致的异常冲动发放可通过改变自主神经系统兴奋性,也可直接作用于细胞膜受体或离子通道,进而导致心律失常。

(3) 冲动异常也能引起心律失常。心脏两个或多个部位传导性与不应期各不相同,互相连接成一个闭合环。其中一条通道发生单向传导阻滞。另一条通道传导缓慢,使原本发生阻滞的通道有足够时间恢复兴奋性,原本阻滞的通道再次激动,从而完成一次折返激动。冲动在闭合环内循环,产生持续而快速的心律异常。

(二) 药物导致心力衰竭的机制

1. 药物导致急性心力衰竭的发生机制

药物的作用使得左心功能异常(急性发作或加重),致心肌收缩力降低、心脏负荷加重,造成急性心输出量下降、肺循环压力升高、周围循环阻力增加,引起肺循环充血而出现急性肺淤血、肺水肿并可伴组织、器官灌注不足和心源性休克。常见的病因包括急性弥漫性心肌损害、急性机械性阻塞、心脏容量负荷突然加重、急剧的心脏后负荷增加、严重的心律失常。如负性肌力药是常见的致心力衰竭的药物之一,因为该类药物可直接降低心肌的泵血能力。钙通道阻滞药如维拉帕米、地尔硫䓬等,均可导致明显的负性肌力。尼非地平体外实验具有负性肌力作用,但在体内未出现明显症状。

2. 药物导致慢性心力衰竭的发生机制

药物的作用使得心脏负荷过重,如高血压、主动脉瓣狭窄、肺动脉高压、肺动脉瓣狭窄等,左、右心室收缩期射血阻力增加,持久的负荷过重引起心肌结构和功能改变而导致失代偿,心排血量下降。容量负荷过重(前负荷)包括心脏瓣膜关闭不全和血液反流,左、右心或动静脉分流性先天性心血管病等。容量负荷增加早期,心室腔代偿性扩大,以维持正常心输出量,但超过一定限度即出现失代偿表现。如β受体阻滞剂也能抑制心肌收缩能力并且减慢心率,提高外周血管的阻力,增加心脏的后负荷,由此进一步降低心输出量。

(三) 药物导致心肌病机制

药物性心肌病是指接受某些药物治疗时,因药物对心肌的毒性作用而引起的心肌损伤,临床表现类似扩张型心肌病。心肌病是一组由于心脏部分腔室(即心室)的结构改变和心肌壁功能受损所导致的心脏功能进行性障碍的病变。其临床表现为心脏扩大、心律失常、栓塞及心力衰竭等。

药物引起心肌病的机制复杂,可列举如下四点。

(1) 抗肿瘤药(如多柔比星、柔红霉素)等对心肌有直接毒性,当多柔比星作用于心肌细胞时,可通过上调能量应激反应、氧化应激反应及其基因毒性应激反应,进而激活细胞内 AMPK 及其 AKT 信号通路,抑制脂肪酸氧化反应,促进凋亡,最终导致心肌细胞肥大,并加剧能量应激反应,诱导心肌细胞损伤。

(2) 抗精神病药物(如氯丙嗪、奋乃静、三氟拉嗪)、三环类抗抑郁药(如氯米帕明、阿米替林、多塞平)可抑制心肌收缩性。

(3) 依米丁等可导致心肌细胞的代谢异常,抑制氧化磷酸化的进行等。

(4) 个别药物(如儿茶酚胺类)引起类似于肥厚型心肌病的病变。儿茶酚依赖性室性心动过速是控制肌浆网中钙释放的受体突变所致,这些疾病表现出不同种类的心律失常。

(四) 药物导致高血压机制

很多因素能引起血压的异常升高,药物毒性是重要的因素之一。药物导致高血压发生的详细机制至今还不完全清楚,一般认为主要与外周小动脉痉挛相关。药物作用刺激,长期反复作用于大脑皮质,使交感神经兴奋性增高,引起全身小动脉痉挛,导致血压升高。同时,肾脏分泌肾素增多,使血浆中的血管紧张素原转化为血管紧张素Ⅰ,并在血管紧张素转化酶的作用下,进一步转化为血管紧张素Ⅱ。血管紧张素Ⅱ具有很强的收缩血管作用,致使全身小动脉痉挛加重,引起高血压,并能刺激醛固酮分泌,造成水钠潴留,进而加重高血压。在疾病早期,小动脉紧张性的增高通常是可逆的,血压升高也不稳定。随着疾病发展,血压升高逐渐趋向稳定,此时小动脉可发生硬化,特别是肾小动脉硬化可引起或加重肾缺血。肾缺血又进一步加重全身小动脉痉挛,促使高血压病不断发展。

如治疗肾衰性贫血的促红细胞生成素,如果过快过量使用能显著升高血压;免疫抑制剂环孢素用于器官移植后,有可能直接损伤血管内皮并影响水钠代谢引起高血压;单胺氧化酶抑制剂能降低单胺类递质如去甲肾上腺素的降解,导致血压升高;雌激素具有增加体重、循环体液量和外周胰岛素抵抗并且激动肾素-血管紧张素系统(RAS)的作用,因此能升高血压;非甾体抗炎药可以抑制前列腺素的合成,促进血管收缩引起高血压;甲状腺激素具有兴奋神经作用,收缩血管引起高血压。

(五)药物导致低血压机制

原发性低血压病的发病机制至今未阐明,可能与中枢神经细胞张力障碍有关。由于中枢神经系统的兴奋与抑制过程的平衡失调,血管舒缩中枢的抑制过程加强,血管收缩与舒张动态平衡发生障碍,血管舒张占优势,最终导致动脉血压降低。此外,内分泌功能失调,体内某些调节血压的物质代谢失衡,如肾素-血管紧张素-醛固酮系统、儿茶酚胺类等升压物质分泌降低;而缓激肽、组胺、5-羟色胺等舒血管物质增多,这些因素都可能参与低血压病的形成。大多数情况下,低血压缓慢发生,可逐渐加重,如继发于严重的肺结核、恶性肿瘤、营养不良(维生素 C 和维生素 B_6 缺乏)、恶病质等的低血压。

(六)药物导致动脉粥样硬化机制

药物导致动脉粥样硬化的发生机制有多种学说,如脂质浸润学说、血栓形成学说、血小板聚集学说、内膜损伤反应学说等。

(1)脂质浸润学说　药物的作用使得脂质代谢失常。血浆中胆固醇、三酰甘油(甘油三酯)和磷脂等与载脂蛋白结合成脂蛋白而溶解、转运。LDL 含胆固醇和胆固醇酯最多,VLDL 含三酰甘油最多,HDL 含蛋白质最多,血浆中增高的脂质即以 LDL 和 VLDL 或经动脉内膜表面脂蛋白脂肪酶的作用而分解成残片的形式从下述途径侵入动脉壁,包括内皮细胞直接吞饮、通过内皮细胞间隙、经由内皮细胞的 LDL 受体及受损后通透性增加的内皮细胞或因内皮细胞缺失而直接暴露在血流的内膜下组织。脂蛋白进入中膜,堆积在平滑肌细胞间、胶原和弹力纤维上,引起平滑肌细胞增生,平滑肌细胞和来自血液的单核细胞吞噬大量脂质成为泡沫细胞。脂蛋白降解而释出胆固醇、胆固醇酯、三酰甘油和其他脂质,LDL 还与动脉壁的蛋白多糖结合产生不溶性沉淀,刺激纤维组织增生。所有这些合在一起就形成了粥样斑块。

(2)血栓形成学说　药物的作用使得局部凝血机制亢进,动脉内膜表面血栓形成之后,血栓被增生的内皮细胞所覆盖而并入动脉壁,血栓中的血小板和白细胞崩解而释出脂质和其他活性物质,逐渐形成粥样斑块。

(3)血小板聚集学说　药物的作用使得动脉内膜损伤,血小板活化因子(PAF)增多,血小板在该处黏附继而聚集,随后发生纤维蛋白沉积,形成微血栓。血小板聚集后释出一些活性物质。血栓烷 A_2(TXA2)对抗血管壁合成的前列环素(PGI2)的血小板聚集和血管扩张作用,而促使血小板进一步聚集和血管收缩;血小板源生长因子(PDGF)刺激平滑肌细胞增生、收缩,并向内膜游移;5-羟色胺和纤维母细胞生长因子(FGF)刺激成纤维细胞、平滑肌细胞和内皮细胞增生;肾上腺素和二磷腺苷促使血小板进一步聚集;第Ⅷ因子促使血小板进一步黏附;血小板第 4 因子收缩血管;纤溶酶原激活剂抑制物(PAI)抑制血栓溶解。上述物质损伤内皮细胞,导致 LDL、纤维蛋白原进入内膜和内膜下,单核细胞聚集于内膜,发展成泡沫细胞,进一步促使平滑肌细胞增生,移入内膜,吞噬脂质和促使内皮细胞增殖,从而形成粥样硬化。

(4)内膜损伤反应学说　药物的作用使得对动脉内膜产生损伤。动脉内膜损伤可表现为内膜功能紊乱,如内膜渗透性增加,表面容易形成血栓,也可表现为内膜的完整性受到破坏。由于血管活性物质如儿茶酚胺、5-羟色胺、组织胺、激肽、内素素、血管紧张素等的长期反复作用,使得血压增高,血流动力学发生改变(如动脉分支的角度和走向、血管局部狭窄等),引起血流产生湍流,损伤内膜引起功能变化,有利于脂质的沉积和血小板的黏附和聚集,而形成粥样硬化。

(七)药物导致血栓形成机制

药物导致血栓形成的发病机制十分复杂,迄今尚未完全明确,但近年的研究表明,血栓性疾病的发生、发展主要与血管内皮损伤、血小板数量增加及其活性增强、血液凝固性增高、抗凝活性降低、纤溶活力降低和血液流变学异常等因素有关。

当血管内皮细胞在机械(如动脉粥样硬化)、化学物(如药物)、生物(如内毒素)、免疫及血管自身病变等因素作用下受损时,可产生如下作用:促使血栓形成;内皮损伤、内皮细胞因子过度表达及释放,外源性凝血途径激活;血管完整性破坏,内源性凝血途径启动;血小板黏附、聚集、释放反应增加;内皮细胞受损,内皮素释放,致血管收缩,血流受阻;红细胞聚集成团形成红色血栓,促进血小板与内皮的黏附及聚集并增加血小板的活性,损伤血管内皮而启动凝血过程,促进血栓形成。

(八)药物导致出血性疾病机制

药物导致出血性疾病的发生机制主要包括血管壁异常、血小板异常、凝血因子数量及质量异常、抗凝与纤溶异常。

(1)血管壁异常　获得性血管壁异常,包括免疫性、非免疫性(维生素 C 缺乏症、皮质激素样紫癜、机械性紫癜、单纯性紫癜、感染性紫癜、老年性紫癜和体位性紫癜)。

(2)血小板异常　分为血小板数量异常、血小板质量异常。血小板数量异常源于其生成减少、血小板消耗或破坏过多、血小板增多。

(3)凝血因子数量及质量异常　获得性出血性疾病如维生素 K 依赖性凝血因子缺乏症、肝病导致的凝血因子异常、获得性凝血因子抑制等。

(4)抗凝与纤溶异常　包括抗凝剂或溶栓药物使用过量、蛇咬伤、鼠药中毒等。

第三节　心血管系统毒性常见药物及评价方法

一、引起心血管系统毒性的常见药物

(一)作用于心血管系统药物

心血管系统药物若使用不当,反而易引起心血管系统毒性,这些药物主要包括钙通道阻滞剂、β受体阻滞剂、强心苷和抗心律失常药物等。

(1)钙通道阻滞剂　根据其具体结合点,分为二氢吡啶类、苯噻氮䓬类、苯烷胺类和三苯哌嗪类。目前钙通道阻滞剂不良反应研究较多的是二氢吡啶类钙通道阻滞剂。地尔硫䓬和维拉帕米是心脏毒性最强的钙通道阻滞剂,中毒时心电图表现为 PR 间期延长和任何缓慢性心律失常(图 5-4)。

(2)洋地黄类药物　因安全范围窄、个体差异大、治疗量与中毒量在一定程度上相互重叠,其血药浓度易受多种因素影响,长期使用易发生蓄积中毒,从而加重心力衰竭。洋地黄中毒时,各种心律失常均可能发生,最常见者为室性期前收缩、窦性心动过缓、房室传导阻滞或窦房传导阻滞、心房颤动伴心室率过慢、非阵发性交界处心动过速。

(3)抗心律失常药物　按其电生理作用不同,分为细胞钠通道阻滞药、β受体阻滞剂和延长心脏复极化过程药物。抗心律失常药物在临床应用中,可引起不同程度的不良反应,如劳力

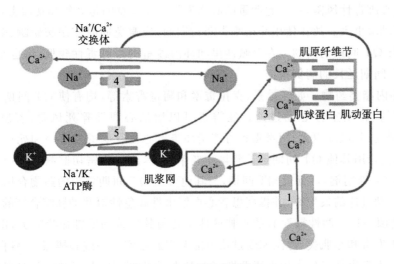

图 5-4　心肌细胞的钙转运

性呼吸困难、干咳、胸闷、心悸、头晕、黑蒙、血压下降、甲状腺功能异常和心律失常等。

（二）抗肿瘤药物

目前，应用于临床癌症治疗的抗肿瘤药物约有 60 种。随着大量抗肿瘤药物的使用，药物的不良反应尤其是心血管方面的不良反应，如心功能不全、心肌缺血、高血压、血管栓塞和心律失常等，引起人们越来越多的关注。传统的抗肿瘤药物如蒽环类，在乳腺癌、肺癌、肉瘤、淋巴瘤等肿瘤治疗上已使用了长达 30 年之久，能引起明显的心脏毒性；而最新的靶向治疗药物如曲妥珠单抗、伊马替尼等，虽极大地减少了临床不良反应的发生，但仍引起不同程度心脏功能受损。一般常见的心血管毒副反应主要有心功能不全、心肌缺血、高血压、血栓性病变、心律失常如 QT 间期延长和心动过缓，甚至心肌梗死、心力衰竭等。其毒副作用机制涉及氧化损伤、酪氨酸激酶信号通路和 caspase 凋亡信号通路。

根据病理改变和临床表现，将抗肿瘤药物引起的心血管系统毒性分为两大类：Ⅰ型和Ⅱ型。Ⅰ型心脏毒性常伴有不可逆的心肌损伤，更容易导致 CHF 的发生，多见于传统化疗药物如蒽环类、烷化剂和抗微管类药物。这类心脏毒性的机制相对较为明确。Ⅱ型心脏毒性是近年来发现的，最初报道于曲妥珠单抗的治疗，此外，一些新型靶向药物（如 VEGFR 抑制剂）和酪氨酸激酶抑制剂治疗后也可出现。该类型往往导致心肌收缩力的暂时性丧失（如心肌顿抑），发生率和严重程度各异，且多数表现可逆性，停止治疗后可恢复。

肿瘤心脏病学（Cardio-Oncology）是一门新兴学科，主要以肿瘤治疗相关心脏毒性、肿瘤合并心脏病、心脏肿瘤等为研究内容。该学科在欧美国家起步较早，2009 年国际肿瘤心脏病学会（ICOS）成立。2017 年以来在国内多位专家的共同努力下，我国的"肿瘤心脏病学"学科正式成立，该领域的深入研究对于进一步改善肿瘤患者的生活质量和远期预后具有重要意义。

（三）抗菌药物

抗菌药物可分为 β-内酰胺类、氨基糖苷类、四环素类、喹诺酮类、糖肽类、大环内酯类和抗真菌类。易导致心血管系统毒性的抗菌药物主要有喹诺酮类、大环内酯类和抗真菌类。其心血管毒副作用包括 QT 间期明显延长、心动周期增加、室性心律失常、窦房结性心律失常和心脏传导阻滞等，其机制可能涉及氧化应激和心肌钙蛋白水平改变。

（1）喹诺酮类药物　发生心脏毒性主要表现为心电图 QT 间期延长和心律失常。司帕沙星引起 QT 间期延长的风险较大，已撤市。加替沙星和莫西沙星具有中度抑制钾离子通道的

知识链接 5-1

NOTE

作用,有中度心脏毒性风险,可引起严重的心律失常。要注意的是老年和女性患者基础 QT 间期较长,心脏风险更大。故在使用喹诺酮类药物期间,应避免同时使用胺碘酮、奎尼丁和索他洛尔等可延长 QT 间期的药物。左氧氟沙星和环丙沙星的心脏毒性较低,但也有少量室性心律失常和 QT 间期延长的病例报道。

(2) 大环内酯类药物　如红霉素、克拉霉素和阿奇霉素等,均有使 QT 间期延长的作用,甚至发生间断扭转型室性心动过速。红霉素可以增加心源性猝死风险,若患者同时服用 CYP3A4 抑制剂,其风险更大;阿奇霉素可能增加患者心血管病的发病率和死亡率,特别是合并心血管疾病、合用其他 QT 间期延长药物和老年患者,应注意密切监测;克拉霉素是一种细胞色素 CYP3A4 抑制剂,可延长 QT 间期,与其他可使 QT 间期延长的药物合用,可增加尖端扭转型室性心动过速的发生率,并提高患者心血管事件和急性冠状动脉综合征的风险。

(3) 抗真菌药物　两性霉素 B 的心脏毒性主要与其导致的低钾血症有关,由于电解质紊乱而诱发心律失常和心肌炎,静滴速度过快可能会引起心室颤动或心搏骤停;棘白菌素类抗真菌药物的心脏不良事件发生率远低于两性霉素 B,发生机制可能与静脉输注时组胺释放有关;唑类抗真菌药物(如酮康唑、氟康唑和伊曲康唑等)均可诱发 QT 间期延长和尖端扭转型室性心动过速,甚至心搏骤停。

(四) 抗炎类药物

抗炎类药物分为两大类。一类是甾体类抗炎药物,即糖皮质激素及其人工合成的衍生物,如泼尼松、地塞米松等;另一类是非甾体类抗炎药物,包括水杨酸类(如阿司匹林)及非水杨酸盐类(如布洛芬、吲哚美辛、双氯芬酸等)。2004 年默沙东制药有限公司主动召回非甾体抗炎药物罗非昔布,因为该药会增加心血管事件的发生率。抗炎药物对心血管系统的毒副作用主要表现为心包水肿、心脏畸形、心率减慢和心力衰竭,可能机制为抗炎药物通过影响凋亡相关蛋白表达启动细胞凋亡程序。因此,使用抗炎类药物时,应尽可能采用短期、低剂量的治疗方案。

(五) 中枢神经系统药物

易引起心血管毒性的中枢神经系统的药物,主要包括镇静催眠药和抗癫痫药。

(1) 镇静催眠药　中枢神经系统抑制药分为三代。第一代为巴比妥类药物(如苯巴比妥、硫喷妥钠等),由于该类药物本身有较严重的毒副作用,且成瘾性大,目前已较少应用于镇静催眠。第二、三代为苯二氮䓬类药物和新型非苯二氮䓬类药物,毒性比巴比妥类小,在临床上应用较为广泛,也是引起心血管系统毒性的药物。大剂量服用可导致昏迷,血压下降,呼吸循环抑制,心跳停止。

(2) 抗癫痫药　卡马西平、苯妥英钠、丙戊酸钠、苯巴比妥等抗癫痫药物,长期服药容易导致心血管系统毒性,主要症状为憋气、心悸、血氧饱和度降低、心率减慢、心律失常和窦性心动过速。其机制可能涉及氧化应激、活性氧水平改变和凋亡等。

(六) 精神类药物

精神类药物包括抗精神病药、抗抑郁药、抗惊厥药和中枢兴奋药,均可引起心血管系统毒性。

(1) 抗精神病药　心血管系统不良反应常见症状为直立性低血压,多见于治疗初期,尤其是用药后第一周,与药物阻断了外周 α 肾上腺素受体有关。心动过速和心电图异常颇为常见,主要表现为 ST 段压低、QT 间期延长或 T 波增宽等。

(2) 抗抑郁药　折叠单胺氧化酶类曾一度广为应用,不久因陆续出现与某些药物发生相互作用、引起高血压危象、急性黄色肝萎缩等严重不良反应而被淘汰。折叠新型药物选择性 5-

HT再摄取抑制药(SSRI)是新型抗抑郁药物,西酞普兰和艾司西酞普兰是最易引起心脏毒性的 SSRI 药物,可出现 QT 间期延长,并诱发尖端扭转型室性心动过速,或出现 QRS 波增宽等心电图改变。

(3) 抗惊厥药 对于各种原因所致的惊厥,尤其对子痫有良好的抗惊厥作用,过量时引起呼吸抑制、血压骤降甚至死亡。

(4) 中枢兴奋药 尼可刹米能选择性地兴奋延髓呼吸中枢,也可作用于颈动脉体和主动脉体化学感受器,反射性地兴奋呼吸中枢,使呼吸加深加快,对血管运动中枢也有微弱的兴奋作用。

(七) 其他药物

(1) 抗胆碱酯酶药 可分为乙酰胆碱酯酶和假性胆碱酯酶两类,静脉注射过快可引起头痛、眩晕、乏力、视物模糊、恶心及心动过速。

(2) 麦角类生物碱 麦角酸的衍生物,口服、皮下注射、肌内注射吸收快而完全,主要有收缩血管等作用。注射麦角新碱可引起呕吐、恶心、血压升高,伴有妊娠毒血症的产妇应慎用。偶可见过敏反应,严重者出现呼吸困难,长期使用可损害血管内皮细胞。

(3) 茶碱类 临床上较常用的有氨茶碱、二羟丙茶碱等。氨茶碱的全身不良反应包括对中枢神经和心脏的兴奋作用,如焦虑、震颤、烦躁不安、头痛和心慌等,静脉注射过快或剂量过大,还可引起心律失常、血压下降、胸闷、躁动、惊厥甚至猝死。

(4) 抗疟药 包括磷酸氯喹、乙胺嘧啶、奎宁、青蒿素和蒿甲醚等。不良反应有金鸡纳反应,心肌抑制作用,特异质反应,子宫兴奋作用和中枢抑制作用。

(5) 免疫抑制剂 种类较多,常用的主要有肾上腺皮质激素、抗淋巴细胞丙种球蛋白、烷化剂、抗代谢药物和中药免疫抑制剂,对心血管系统的不良反应主要有心动过缓和血压升高,其毒副作用机制与氧化损伤和乙酰半胱氨酸丙烯醛代谢有关。

(6) 局麻药 对心血管系统的毒性反应表现为对心脏电生理和血流动力学的影响及心律失常(包括严重的窦性心动过缓、高度房室传导阻滞和室性心动过速)等。

(7) 抗组胺类药物 共分为三代。目前以苯海拉明、氯苯那敏和异丙嗪等为代表的第一代抗组胺药物,因具有较强的中枢神经抑制作用,逐渐被无镇静作用或镇静作用轻微的第二代抗组胺药物所取代。而部分第二代抗组胺药物由于发现有较明显的心脏毒性而逐渐减少使用(如特非那定、阿司咪唑等)。非索非那定、左旋西替利嗪等第三代抗组胺药物已经问世。抗组胺药物常见的心血管毒副作用为心率减慢、心律失常和尖端扭转型室性心动过速,可能机制与抗组胺药物多离子通道阻断作用有关。

(八) 中药

近年来,有关中药引起的不良反应和药源性疾病的报道日趋增多,对中药毒性、不良反应的研究变得尤为重视。

乌头碱类生物碱是乌头属类中药的重要药理成分。乌头碱类主要包括乌头碱、中乌头碱、次乌头碱,三者均属 C19-二萜类生物碱,因其 C14 和 C8 的羟基常与醋酸、苯甲酸结合成酯,故称为二萜双酯型生物碱。双酯型生物碱的化学结构与毒性及药理作用密切相关,其中 $C14-OCOC_6H_5$、$C8-OCOCH_3$、$C3-OH$ 被认为是心脏毒性的结构基础。$C14-OCOC_6H_5$ 是乌头碱致心律失常必不可少的基团。

雷公藤甲素是从雷公藤中分离的二萜类内酯,是雷公藤的主要有效成分之一,也是引起毒副作用的主要成分。由于雷公藤对消化、心血管、生殖、血液、免疫系统及皮肤黏膜等均具有一定的毒性和不良反应,因此,使用时应严格掌握其适应证、剂量、炮制方法和剂型(表 5-3)。

表 5-3　心血管系统毒性常见药物与临床表现

分　类	常见药物	临床表现
心血管系统	钙通道阻滞剂（如地尔硫䓬、维拉帕米）	PR 间期延长、任何缓慢型心律失常
	洋地黄类药物（如强心苷）	室性期前收缩、窦性心动过缓、房室/窦房传导阻滞、心房颤动伴心室率过慢、非阵发性交界处心动过速
	抗心律失常药物（如钠通道阻滞药、β受体阻滞剂）	心律失常、胸闷、心悸、血压下降
抗肿瘤药物	烷化剂、蒽环类和抗微管类药物（不可逆）	心功能不全、心力衰竭、心肌缺血，甚至心肌梗死、高血压、血栓性病变、心律失常（如 QT 间期延长和心动过缓）
	曲妥珠单抗、VEGFR 和酪氨酸激酶抑制剂（可逆）	
抗菌药物	喹诺酮类药物（如加替沙星、莫西沙星）	心电图 QT 间期延长和心律失常
	大环内酯类药物（如红霉素、克拉霉素和阿奇霉素）	延长 QT 间期，甚至发生间断扭转型室性心动过速
	抗真菌药物（如两性霉素 B、酮康唑和氟康唑）	心律失常、心肌炎、心室颤动或心搏骤停
抗炎类药物	甾体类抗炎药物（如泼尼松、地塞米松）	心包水肿、心脏畸形、心率减慢和心力衰竭
	非甾体类抗炎药物（如阿司匹林、布洛芬、吲哚美辛）	
中枢神经系统	镇静催眠药物（如地西泮、唑吡坦）	昏迷，血压下降，心跳停止
	抗癫痫药物（如卡马西平、苯妥英钠、丙戊酸钠）	心悸、血氧饱和度降低、心率减慢、心律失常、窦性心动过速
精神类药物	抗精神病药	直立性低血压
	抗抑郁药（如西酞普兰）	QT 间期延长，并诱发尖端扭转型室性心动过速，或出现 QRS 波增宽
	抗惊厥药	呼吸抑制、血压骤降
	中枢兴奋药（如尼可刹米）	兴奋血管运动中枢
其他药物	抗胆碱酯酶药	眩晕、心动过速
	麦角类生物碱（如麦角新碱）	恶心、血压升高
	茶碱类（如氨茶碱、二羟丙茶碱）	心慌、心律失常、血压下降、胸闷
	抗疟药（如氯喹、奎宁）	金鸡纳反应、心肌抑制作用
	免疫抑制剂（如肾上腺皮质激素、丙种球蛋白）	心动过缓、心率下降和血压升高
	局麻药	窦性心动过缓、高度房室传导阻滞和室性心动过速
	抗组胺类药物（如特非那定、阿司咪唑）	心率减慢、心律失常和尖端扭转型室性心动过速
中药	乌头碱 雷公藤	心律失常

二、药物心血管系统毒性的评价及防治原则

(一)药物心血管系统毒性的评价

药物对心血管系统的毒性可以从以下三个方面进行评价。

1. 在体评价

(1)心电图 检测心脏电激动最简单方便、最经济实用的无创检测方法。心电图既可以反映心肌受损的程度、部位和发展过程,评价心脏的结构与功能,也能诊断与鉴别各种心律失常,用于心功能的快速评价。心电图可作为研究对心脏有选择性毒性作用的药物以及筛选解毒性药物的有价值的观测指标,其缺点是对工作细胞损伤敏感性较低,例如某些毒性损伤中组织病理学损伤已经出现,而心电图变化轻微。

(2)心电向量图 心脏电激动的大小与方向在每一个瞬间是不相同的,心电向量图能直观地反映空间心电向量环在每瞬间的方向和振幅;与心电图相比,心电向量图能更全面细致地显示心房去极化、心室去极化、心室复极化的空间心电变化。该技术能较明确地反映心脏的电生理活动和病理变化,对心腔扩大、心肌肥厚、房室传导阻滞、预激综合征、心肌缺血及梗死等的诊断优于心电图,对外源性物质的心脏毒性作用有一定指导意义。

(3)超声心动图 应用超声波技术显示心脏形态结构和心内血流动力学状态从而评价心脏整体和局部功能、心脏收缩和舒张功能,是一种介入性和无创性的诊断方法。该技术既能显示心血管病理解剖变化,又能显示心血管病理生理变化。故可直接地显示外源物作用下心脏结构与功能的变化。该技术包括 M 型超声、二维超声、脉冲多普勒、连续多普勒、彩色多普勒血流显像、血管内超声、负荷超声心动图和三维超声心动图等,其优点是无创、无痛苦、无射线污染、重复性好、准确性高等。

(4)核医学检查 将标记上放射性核素的示踪剂如 ^{11}C、^{13}N、^{15}O、^{18}F 等引入人体,由于这些示踪剂可以参与机体某些生理或生化的代谢过程,因此利用 γ 射线探头探查就能形成反映示踪剂在体内分布状况的图像。该技术既可显示形态结构,对心脏的泵血功能、心肌血流灌注以及血管分布、心肌代谢水平、心室壁运动等进行全面观察,也可以探查到体内微量水平物质的变化,提供有关脏器与病变部位的功能甚至分子水平的信息。该技术具有可靠、准确、灵敏等优点,可用于心功能检查、心肌断层显像、心肌灌注显像、心肌代谢显像等方面。

(5)磁共振技术 心脏磁共振成像具有很高的空间分辨力,可准确地划分心内、外膜界线,精确显示心脏的形态、功能、血流灌注、心肌活性,连续性地定量分析心肌内能量代谢变化以及心脏的收缩和储备功能。

2. 临床病理学评价

1)血液生化检查

(1)心肌酶谱检测

①乳酸脱氢酶(LDH):一种糖酵解酶,主要存在于心肌、横纹肌、肾等,当这些组织损伤时,便可向外周血液释放,使得血液 LDH 含量增加。但该酶检测方法的敏感性不够,尤其是心肌特异性较差。

②天冬氨酸氨基转移酶(AST):又称谷草转氨酶,该酶在心肌中含量最高,当心肌细胞受到损伤时,即可大量释放入血,在血清中浓度迅速增加。但是肝损害时其血清浓度也可增加,故该酶特异性差,在评价心肌毒性中作为辅助手段。

③肌酸激酶(CK):它有四种主要的同工酶,其中 CK-MB 型主要存在于心肌细胞中,具有相对较高的特异性及敏感性。若血清中 CK-MB 明显增高,可辅助判断有无骨骼肌损伤的心肌梗死,对大面积心肌坏死有临床诊断价值,但若其含量正常并不能排除微小病灶的心肌

损伤。

传统的心肌酶谱作为心肌损伤的血清标志物,在诊断心肌损伤中发挥了非常重要的作用,其缺点是升高持续时间短,敏感性、特异性均不如下列心肌蛋白。

(2) 心肌蛋白检测

①肌红蛋白:正常情况下血液中含量很低,而当心肌和横纹肌损伤时,血液中含量增加,故心肌特异性不高。但肌红蛋白的敏感性高,比 CK-MB 和心肌肌钙蛋白(cTnI)更加灵敏,是评价心肌损伤最早的标志物之一。

②肌钙蛋白:是心肌细胞的特异性蛋白,由三个亚单位 cTnT、cTnC、cTnI 组成。当心肌由于缺血、缺氧、发生变性、坏死,导致细胞膜受损时,cTnT 和 cTnI 释放出来,较早地出现在外周血液中,因此测定两者浓度可反映心肌受损的严重程度。尤其是 cTnI 在心肌损伤后出现时间早,持续时间长,特异性及灵敏度很高,是目前反映心肌损伤的金标准。cTnI 水平可作为活体长期心脏毒性检测的常规指标,可进行动态监测。

(3) 电解质　血清电解质浓度无论增高还是降低,都会干扰心肌细胞去极化、复极化过程,导致心肌组织的自律性、传导性、兴奋性发生改变。严重的电解质紊乱可导致心血管急症,甚至引起心源性猝死。血液中钾、钠、钙、氯等离子的浓度可用原子吸收法、火焰原子发射光谱法、离子选择电极法、化学比色法等进行测定,由电解质紊乱引起的心律失常可由心电图记录。

2) 组织病理学检查

可利用动物模型研究药物对心脏组织的损伤作用。整体动物实验结束后进行解剖,首先肉眼观察心脏的大小、形态与结构,计算心脏重量指数(心脏重量/体重×100%),通过染色法检测梗死区域的存在与体积;其次,取组织块进行组织病理学检查,根据试验需要做光镜或电镜切片。在光镜下可较为直观地观察病理改变,如心肌细胞溶解、变性或坏死,心肌纤维变性、收缩或断裂,间质水肿、出血或纤维化,炎性细胞浸润等;利用扫描电镜和透射电镜等精密仪器观察更为细致的病理变化,如线粒体结构、内质网结构、心肌纤维膜、微血管损伤等。此外,也可用免疫组织化学方法、图像分析技术、激光共聚焦扫描纤维技术等对心血管损伤进行评价。

3. 动力学评价

观察在外源性物质的作用下,心输出量、心率、室内压、收缩压、舒张压、呼吸频率等指标的动态变化情况,可为药物的心脏毒理学提供辅助评价依据。

(二) 药物心血管系统毒性的防治

1. 诊断

美国国立癌症研究所(National Cancer Institute,NCI)将心脏毒性定义为"影响心脏功能的毒性",而美国心脏评估委员会(Cardiac Review and Evaluation Committee,CREC)则制定了更为具体的定义:①表现为整体功能降低或室间隔运动明显降低的心肌病,左心室射血分数(LVEF)降低;②充血性心衰(CHF)相关症状;③第 3 心音奔马律、心动过速等 CHF 相关体征;④LVEF 较基线至少降低 5% 且绝对值< 55%,伴有 CHF 症状或体征,或 LVEF 较基线至少降低 10% 且绝对值< 55%,无症状或体征。以上至少满足 1 项即可诊断。

2. 预防

(1) 采取措施　①尽量采用持续静脉给药;②限制水、钠的摄入量;③合并使用具有心脏保护作用的药物,如右丙亚胺和 β 受体阻滞剂,另外利尿剂和地高辛可以部分缓解充血状态;④尽量减少化疗药物的使用时间和累积剂量;⑤使用心脏毒性较低的同类药物;⑥采用脂质体包被的药物剂型;⑦对于其他心肌营养性药物,心肌酶部分辅酶可以预防性或治疗性使用,但是疗效目前还不确定。

(2) 持续监测　对于使用心脏毒性药物的高危患者或者有心脏基础疾病的患者,应持续进行心脏功能的监测和评估。采用超声心动图监测患者的心脏功能变化,左心室射血分数是一种常用的评价心脏功能指标。血清肌钙蛋白是监测心脏毒性的生物学标志物。对于可使患者QT间期延长的药物,采用心电图监测可及早发现患者的药物毒性反应,同时应注意患者QT间期的基线水平。

(3) 避免联用　对于已知有心脏疾病的患者,应尽量避免使用有心脏毒性的药物。如果必须使用,应选择心脏毒性较小的药物,并且避免两种或两种以上有心脏毒性的药物联用。

3. 治疗

首先应对症处理。如出现心衰应常规联用三种药物:血管紧张素转化酶抑制剂(ACEI)、血管紧张素受体阻滞剂(ARB)和β受体阻滞剂。出现心律失常时,停止心脏毒性药物是前提,同时积极纠正心律失常。对于室上速者,可采用β受体阻滞剂、维拉帕米治疗;对于房颤患者采用β受体阻滞剂、地尔硫䓬或心脏电复律;对于持续性室性心动过速患者,可以静脉使用胺碘酮,也可以选择性地进行植入性除颤。

目前,对于抗肿瘤药物产生心脏毒性的心脏保护剂主要有右丙亚胺、1,6-二磷酸果糖、氨磷汀、左卡尼汀、磷酸肌酸等。

(1) 右丙亚胺　目前唯一证实可以有效地预防蒽环类药物心脏毒性的药物。右丙亚胺可降低多柔比星引起的心脏毒性的发生率和减轻严重程度,适用于接受多柔比星治疗累积量达300 mg/m^2,并且需要继续使用多柔比星的患者。对刚开始使用多柔比星的患者不推荐用此药。推荐剂量比为10∶1(右丙亚胺 500 mg/m^2∶多柔比星 50 mg/m^2)。

(2) 1,6-二磷酸果糖　细胞能量代谢的重要中间产物,可通过改善细胞能量代谢、稳定细胞膜抑制炎症反应、抑制氧自由基、降低细胞内无机磷和细胞外游离钙浓度、正性肌力作用及拮抗多柔比星所致的心肌细胞凋亡等多种机制,发挥显著的心肌细胞保护作用。

(3) 氨磷汀　动物实验显示,氨磷汀可迅速蓄积于心脏组织中,清除氧自由基,抑制多柔比星引起的脂质过氧化反应,增加心脏组织中保护酶的水平,从而降低多柔比星导致的心脏毒性。氨磷汀重要的副反应有暂时性恶心、呕吐、轻度嗜睡、抑郁、寒战、暂时性低血钙,但临床中最明显的是剂量限制性的低血压(与所用的剂量有关)。

(4) 左卡尼汀　目前发现该药具有促进脂类代谢、改善心肌能量供应、增加组织对缺血缺氧的耐受性等,从而保护心肌细胞的作用,用于治疗心力衰竭效果良好。

(5) 磷酸肌酸　高能磷酸化合物,可直接进入心肌细胞内增加心肌细胞的能量供应,还具有增加磷脂双分子层的稳定性、抑制心肌细胞过氧化、促进钙内流改善心肌收缩功能、抑制血小板聚集等作用,现已广泛用于心肌炎、心肌病的治疗。快速静脉注射1 g以上的磷酸肌酸钠可能会引起血压下降。大剂量需慎用且仅可短期使用。

(6) 其他的心脏保护剂　包括辅酶Q$_{10}$、N-乙酰半胱氨酸、抗氧化剂(VC和VE等)以及其他的铁螯合剂(如去铁胺和EDTA四乙酸二氨基乙烷)等。

本章小结

心血管系统重要的生理功能在于维持机体血液循环的正常运行,通过血液循环将营养物质、氧气和其他生物活性物质运送到全身各组织细胞,并将外来化合物及体内代谢产物带到排泄器官排出体外,保障机体内环境稳定和正常的生理功能。如果血液循环功能发生障碍,就会危及机体的生命。随着心血管药物毒理学研究水平的深入发展,将会进一步阐明已知或未知药物对心血管系统的毒性作用和机制。

能力检测

一、名词解释

1. 心血管药物毒理学
2. 心律失常
3. 肿瘤心脏病学

二、简答题

1. 阐述药物对心脏毒性作用的类型,并列举常见的心脏毒性药物。
2. 简述药物对心脏损伤的评价方法。
3. 试述药物性心脏损伤的防治原则。

(沈甫明)

第六章 药物对神经系统的毒性作用

学习目标

1. 掌握：药物的神经毒性的临床表现及神经毒性机制。
2. 熟悉：神经系统结构和功能。
3. 了解：神经系统损伤的形态与生理学基础。

本章PPT

药物产生的神经毒性，可以引起中枢神经系统及周围神经病变，已引起医学界的高度重视。药物对神经系统的毒性作用可导致神经元功能性改变、炎症性变及锥体外系疾病。氨基糖苷类抗生素的耳毒性作用是最为常见的药物毒性周围神经病变之一，可造成严重的听力伤残。神经毒理学(neurotoxicology)研究外源物质对神经系统的结构、功能产生的有害作用及其机制，是神经科学与毒理学相结合的一门综合学科。本章着重于介绍临床药物对神经系统的毒性作用，阐述药物神经毒性的主要临床表现、分子机制及预防措施。

案例导入6-1

某男，58岁，因"泌尿系感染"收住治疗，查尿常规：pH 5.5，尿比重1.006，尿WBC(＋＋＋)，RBC(＋＋)，蛋白(－)，尿上皮细胞(＋)；血清肌酐为541 $\mu mol/L$。医嘱予以头孢克肟2g静脉点滴抗感染治疗，一日两次。4日后患者突然出现烦躁不安、胡言乱语、行为异常等现象。经神经内科医师会诊，排除脑血管意外，脑电图检查提示非特异性的脑病征象，出现缓慢广泛性周期性放电并伴有三相波，考虑头孢类抗生素相关性脑病。停用头孢克肟，并给予血液净化治疗，2天后神志转清，无神经系统后遗症。

问题：
什么是抗生素相关性脑病及其临床表现？

案例导入6-1答案

第一节　药物神经系统毒性的作用机制

一、神经系统的生理学和形态学特点

神经系统与其他系统相比存在着明显的差别，是人体内结构和功能最复杂的系统，可分为中枢神经系统(central nervous system，CNS)和周围神经系统(peripheral nervous system，PNS)。构成神经系统的细胞主要包括神经元(neuron)、神经胶质细胞(neuroglia)。与毒理学研究相关的生理学和形态学特点如下。

1. 血脑屏障(blood-brain barrier,BBB)

血脑屏障是指由脑毛细血管内皮细胞(brain capillary endothelial cell,BCEC)、周细胞(pericytes)、基膜(basement membrane,BM)及星形胶质细胞(astrocytes)的足突形成的血脑屏障、血脑脊液屏障和脑脊液等组成的屏障。该屏障能够阻止某些物质(多半是有害的)由血液进入脑组织,同时能调节毛细血管内的血液与脑组织及脑脊液间的物质交换,从而维持中枢神经系统内环境稳定(图6-1)。

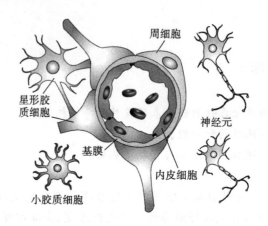

图6-1 血脑屏障的组成示意图

1) 屏障作用

血脑屏障独特的组织结构决定了其特殊的屏障作用,主要包括以下几个方面。

(1) 相邻的内皮细胞之间存在由一些跨膜蛋白和胞质蛋白组成的紧密连接(tight junction,TJ),封闭了细胞之间的间隙,使得大分子物质难以通过。

(2) 内皮细胞膜上的孔窗以及细胞内的吞饮小泡在大分子的转运中起到很重要的作用,而BBB的内皮细胞缺乏这两种结构,不利于大分子物质的通过。

(3) 内皮细胞的胞膜上表达各种转运蛋白,既包括葡萄糖载体、氨基酸载体、胰岛素受体、转铁蛋白受体等转入蛋白,还存在P-糖蛋白(P-glycoprotein,P-gp)、多药耐药相关蛋白(multidrug resistance-related protein,MRP)、乳腺癌耐药蛋白(breast cancer resistance protein,BCRP)等外排的蛋白质,其中P-gp占主导地位。

(4) 周细胞内的平滑肌肌动蛋白具有收缩功能,可以调节血脑屏障的通透性。

2) 影响药物穿透血脑屏障的因素

(1) 药物的脂溶性 毛细血管内皮细胞膜是以类脂为骨架的双分子层膜结构,具有亲脂性,血液中药物的脂溶性越高,通过血脑屏障进入脑组织的速度就越快。根据这一特点,在药物设计合成过程中,可以通过降低外周药物的亲脂性,减少其中枢的毒性作用;而对于中枢疾病治疗药物则相反。例如,巴比妥为镇静催眠药,但其亲脂性弱,故进入脑组织慢、脑内浓度低,为提高其催眠麻醉作用,可将其改造为亲脂性较强的戊苯巴比妥、异戊巴比妥等药物;又如吗啡改造成二乙酰吗啡等均能提高其血脑屏障的透过能力,增强其镇痛作用。

(2) 药物的亲水性 药物的水溶性越强,通过血脑屏障的能力就越差。由于水和葡萄糖等溶质分子量很小,可通过血脑屏障;肾上腺素和去甲肾上腺素由于羟基多且水溶性强,难以通过血脑屏障;氨基酸能通过血脑屏障,胺则很难。

(3) 药物与血浆蛋白的结合程度 小分子化合物如激素等,与血浆蛋白结合后不容易透过血脑屏障,发挥其生理效应,必须待其游离以后才能透过。例如游离的甲状腺素很容易进入脑组织间液,但血浆中的甲状腺素有99%以上与血浆蛋白结合,游离的不到1%,而脑脊液中甲状腺素含量虽较低,但与血浆中游离的甲状腺素含量相近,故仍能满足生理的需要。任何能阻止甲状腺素与血浆蛋白结合的药物,都可以增加血浆中游离的甲状腺素水平,从而增加其透过血脑屏障的量。

2. 神经元

神经元是神经系统最基本的结构和功能单位,由细胞体和突起两部分组成。细胞体由细胞核、细胞膜、细胞质组成,具有联络和整合输入信息并传出信息的作用。突起有树突(dendrite)和轴突(axon)两种。树突短而分支多,直接由细胞体扩张突出,形成树枝状,其作用是接受其他神经元轴突传来的冲动并传给细胞体。轴突长而分支少,为粗细均匀的细长突起,常起于轴丘,其作用是将神经冲动所携带的信息从细胞体传出。神经元和神经元、星形胶质细胞间可形成突触,由突触前膜、突触间隙和突触后膜三部分构成,是神经冲动信息传递的关键部位(图6-2)。

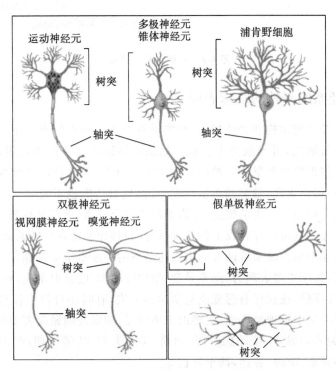

图6-2 神经元种类示意图

(1)根据细胞体发出突起的数量,可以把神经元分为假单极神经元、双极神经元及多极神经元三类。

(2)根据神经元的机能可分为运动神经元、感觉神经元和联络神经元三类。

(3)根据神经元释放的神经递质不同可分为胆碱能神经元、去甲肾上腺素能神经元、单胺能神经元、氨基酸能神经元及肽能神经元。

3. 胶质细胞

胶质细胞是神经元数量的10~50倍,广泛分布于中枢和周围神经系统,包括星形胶质细胞、少突胶质细胞和小胶质细胞,在周围神经系统中为施万细胞和卫星细胞。星形胶质细胞具有营养作用,协助神经元的代谢,星形胶质细胞通过分布在血管的终足和突起连接毛细血管与神经元,对神经元起到运输营养物质和排出代谢产物的作用。最新研究也表明胶质细胞还在神经环路进行复杂运算等活动时起到整合作用,可能对脑的高级功能活动具有重要作用。

少突胶质细胞的主要功能是在中枢神经系统中包绕轴突、形成绝缘的髓鞘结构、协助神经电信号的跳跃式高效传递,维持和保护神经元的正常功能。

小胶质细胞,约占大脑中的神经胶质细胞的20%,是脑实质中唯一广泛存在的免疫细胞,相当于脑和脊髓中的巨噬细胞,是中枢神经系统(CNS)中的第一道也是最主要的一道免疫防线(图6-3)。

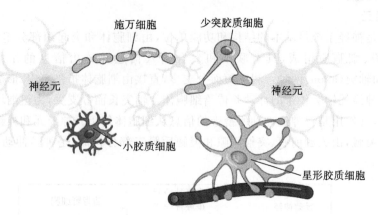

图 6-3　胶质细胞示意图

二、药物神经系统毒性的临床表现

药物可引起神经系统结构和功能损伤,药物对神经系统毒性特点如下。①发育中的神经系统对某些药物非常敏感,可导致终生受损。如幼年期链霉素不正确使用,可导致永久性耳聋。②神经系统受损现象出现早。③神经元的再生能力差,因此神经系统损伤后的修复较为困难,如神经元的不可再生性、轴突的再生性差,且再生后功能也不完全。④神经递质等生物活性物质是药物或神经毒物攻击的靶点,可影响递质的合成酶、储存及释放、递质的灭活等。

由于药物对神经系统毒性存在以上特点,所以药物神经系统毒性的临床表现也呈多样化,现从外周神经系统和中枢神经系统两方面来描述药物的神经系统毒性临床表现。①有些药物可引起外周神经炎,临床主要表现为,感觉异常,指(趾)麻木、腱反射消失,肢端感觉迟钝,烧灼样、钳夹样的阵发性疼痛,往往伴有感觉或运动功能丧失,有时还可发生便秘或麻痹性肠梗阻等。②有些药物可产生中枢神经毒性,主要由于神经元、轴索及髓鞘损害和神经递质毒性导致的,临床主要表现为感觉异常、振动感减弱、刺痛、步态失调、共济失调,严重者头痛、恶心、呕吐,意识改变、精神异常、嗜睡、昏迷,甚至死亡等。

第二节　药物对神经系统毒性作用的类型及作用机制

根据毒性作用发生在神经组织的不同部位,药物对神经系统毒性作用可分为神经元损害、轴索损害、髓鞘损害和影响神经递质功能;根据损害的程度可分为神经元功能性改变、炎症性变及退行性变。

一、药物对神经组织不同部位的毒性作用

1. 神经元损害

许多药物可损害神经元,导致神经元病(neuronopathy),严重时可导致神经元因凋亡或坏死而丢失。神经元的丢失是不可逆的,同时神经元损害可继发性损害树突、轴索和髓鞘。例如抗恶性肿瘤药物多柔比星(doxorubicin),通过嵌入靶细胞双链DNA中,形成稳定的复合物,影响DNA功能,阻止DNA复制和转录,从而导致靶细胞死亡。多柔比星还可以损害周围神经系统的神经元,尤其是背根神经节和自主神经节的神经元。氨基糖苷类抗生素导致内耳毛细胞膜上钠钾离子泵发生障碍,从而使毛细胞受损,引起耳蜗的毒性和前庭的毒性作用。药物导致的神经元损伤及临床症状如表 6-1 所示。

表 6-1　药物导致的神经元损伤及临床症状

药　物	神经毒性的细胞基础	神经元损害引起的症状
链霉素	内耳毛细胞受损	听觉丧失
氯霉素	视网膜神经元破坏、周围神经轴索变性	视神经炎、周围神经病
维生素 E	震颤、兴奋过度	皮层缺损、海马神经元缺损、杏仁核缺损
奎宁	视网膜神经节细胞空泡变性	视野缩小
苯妥英	小脑浦肯野细胞变性	眼球震颤、复视、眩晕、共济失调
紫杉醇类	主要损伤感觉神经元,其次是交感神经元	麻刺感、烧灼、关节疼痛

2. 轴索损害

药物对神经元的轴索损害,以轴索作为毒性原发部位而产生的中毒性神经障碍,称为轴索病。目前发现神经毒性药物使轴索远端支配的神经功能丧失,导致周围神经病变,从而累及感觉神经、运动神经及自主神经,产生感觉和运动障碍。电镜观察结果显示,不同原因引发的轴索变性使得其轴索超微结构早期变化会有所不同。可引起中毒性轴索病的药物有异烟肼、呋喃妥因、长春新碱等。其中三氯乙烯、丙烯酰胺或氯丙烯中毒性神经麻痹时,早期轴索内神经微丝增多聚集。药物导致的轴索损害及其临床症状如表 6-2 所示。

表 6-2　药物导致的轴索损害及其临床症状

药　物	神经毒性的细胞基础	轴索损害引起的症状
硼替佐米	感觉神经元轴突损伤	周围神经病,肌无力
伊沙匹隆	感觉神经元轴突病变	周围神经病,肌无力
氨苯砜	有髓和无髓纤维轴索变性	周围神经病,主要涉及运动神经
异烟肼	轴索变性	周围神经病,主要涉及感觉神经
甲硝唑	轴索变性,损害有髓神经纤维,小脑核病变	周围感觉神经病,共济失调,癫痫发作
肼屈嗪	感觉神经元轴突病变	周围神经病
干扰素-α	感觉神经元、运动神经元轴突病变	周围神经病,主要涉及感觉神经
利奈唑胺	轴索变性	周围神经病
秋水仙碱	感觉运动神经元轴突病变	周围神经病,近端肌无力
有机磷酸酯类	轴索变性	急性神经毒性和迟发性神经毒作用

周围神经系统的神经元轴索变性可部分恢复或完全恢复,但是中枢神经系统的神经元轴索变性损害则难以恢复,原因如下。①周围神经系统中,胶质细胞和巨噬细胞对轴索再生起支持作用,故轴索变性或损伤后可恢复。②在中枢神经系统,中枢神经元轴索变性损害难以恢复:一是由于少突胶质细胞表达神经突生长抑制蛋白,具有抑制神经纤维的生长和再生的作用;二是受损的髓鞘释放抑制因子、星形胶质细胞形成瘢痕造成不利的神经-胶质因子环境;三是成熟神经元的本身性质决定了轴索变性很难恢复。

(1) 化疗药物的轴索损害　例如长春新碱、紫杉醇和秋水仙碱等药物破坏了正常情况下微管聚合与解聚的动态平衡,抑制神经轴突的微管功能,从而产生了神经毒性。微管是构成细胞骨架和有丝分裂纺锤体的重要部分,也是轴索运输所必需的。当长春新碱和秋水仙碱与微管蛋白结合时,可抑制蛋白质亚单位缔合成微管,进而导致轴索运输障碍,引起周围神经病。紫杉醇不促进微管解聚,而是与微管蛋白结合,促进微管蛋白聚合,抑制其解聚。

(2) 有机磷酸酯类的轴索损害　一些有机磷酸酯类是难逆性胆碱酯酶(AChE)抑制剂,可引起轴索变性,导致急性神经毒性。一方面,脂溶性强的有机磷酸酯类化合物易进入神经系统,与 AChE 牢固结合,形成难以水解的磷酰化 AChE,使 AChE 失去水解 ACh 的能力,从而导致体内 ACh 大量积聚而引起一系列中毒症状;另一方面,某些有机磷酸酯类可与脑和脊髓中的特异蛋白质"神经毒酯酶"(NTE)结合,使 NTE 老化,即抑制轴索内 NTE 的活性,使轴索内轴浆运输中的能量代谢发生障碍,轴索发生退行性变化,继发脱髓鞘病变,引起迟发性神经毒作用。

3. 髓鞘损害

髓鞘是包裹在神经细胞轴突外面的一层膜,由施万细胞(外周神经系统)、少突胶质细胞(中枢神经系统)组成,其作用如下:①绝缘,防止神经电冲动从神经元轴突传递至另一神经元,轴突髓鞘是神经元突起的电绝缘物质;②通过一种称为"跳跃式传导"的机制来加快动作电位的传递;③在一些轴突受损的情况下引导轴突的再生;④通过提供能量代谢产物(如乳酸)来保持轴突的长期完整性;⑤髓鞘还可以表现出动态的、经验衍生的可塑性,这有助于大脑的学习。当髓鞘完整性或可塑性受损时,可能会影响一系列脑功能。

药物引起的髓鞘损害主要包括如下两点。①脱髓鞘:药物直接作用于髓鞘细胞可引起脱髓鞘作用。脱髓鞘可由靶向少突胶质细胞和(或)中枢神经系统髓鞘的各种化学毒素诱导,溶血磷脂酰胆碱和双环己酮草酰二腙均可导致脱髓鞘损伤。②髓鞘水肿:药物引起髓鞘水肿。髓鞘水肿可以由碱性蛋白质 mRNA 转录水平的改变引起,早期变化是可逆的,也可演变成脱髓鞘作用。外伤、炎症感染、病毒感染等都可导致脊髓水肿。周围神经系统的髓鞘变性可再生,但中枢神经系统的髓鞘变性不可再生(表 6-3)。

表 6-3　药物导致的髓鞘损害及其临床症状

药　　物	神经毒性的细胞基础	髓鞘损害引起的症状
胺碘酮	神经及神经根的髓鞘退行性变	周围神经脱髓鞘病,震颤
呋喃妥因	神经及神经根的髓鞘退行性变	最初表现为感觉丧失,常伴有严重的肌萎缩。停药后可完全或部分恢复
哌克昔林	干扰髓鞘的形成和维持	周围神经炎

胺碘酮作为广谱抗心律失常药,可导致周围神经轴索变性和脱髓鞘,施万细胞内出现充满脂质的溶酶体,进而导致周围神经病。呋喃妥因主要用于敏感菌所致的泌尿系统感染。症状出现最早是在用药后 3 天(一般为 9~45 天)。神经病变主要侵及四肢,从末梢开始,最严重的是远侧。哌克昔林作为钙通道阻滞药,致使周围神经脱髓鞘,患者出现周围神经功能障碍、周围神经炎等症状。

4. 神经递质毒性

药物在神经系统的毒性作用,除了上述对神经元的结构产生毒性作用外,有些药物则影响神经递质的释放或摄取,激动或阻滞相关受体,最终产生神经元功能障碍。如可卡因的滥用可导致强烈的中枢神经兴奋作用。大量试验证据表明,激活中脑边缘系统多巴胺系统是可卡因成瘾性的神经生物学基础。氯丙嗪为中枢多巴胺受体阻滞剂,临床上用于治疗精神病、镇吐和顽固性呃逆、低温麻醉及人工冬眠。长期大剂量应用时,可引起锥体外系反应,出现震颤、运动障碍、静坐不能、流涎等药源性帕金森病症。机制可能是由于多巴胺受体长期被拮抗、受体敏感性增强或反馈性促进突触前膜的多巴胺释放增加。利血平透过血脑屏障,引起脑组织释放 NE、5-HT 和多巴胺,产生镇静和安定等中枢抑制作用,大剂量可引起抑郁症和其他神经症状。

二、药物对神经系统的损害

按照药物对神经系统损害的程度可分为神经元功能性改变、炎症性变及锥体外系疾病,其中功能损害分为脑损害和精神异常等。

1. 药物导致的脑损害

药物引起的脑损害以血管损害为主,包括颅内压增高、脑血栓形成、脑梗死和脑血管出血。①引起颅内压增高的药物有喹诺酮类、维生素A、维生素D、肾上腺皮质激素类药物等;临床表现为头痛、呕吐,检查可见视神经乳头水肿,一般无局限性神经系统体征,脑脊液成分无改变,脑室循环系统正常。应对方法为及时停药,予以对症治疗,如脱水、降低颅内压等,预后一般良好。②引起脑梗死和脑血栓的药物:血管扩张药物硝酸甘油;止血敏和止血芳酸以及安络血等药物;长期服用避孕药(如雌激素)者有可能发生颅内动脉、静脉及静脉窦血栓;胆影葡胺、泛影酸钠除引起一般脑损害反应症状外,还可造成脑血液循环障碍和脑梗死。③引起颅内出血的药物有 6-氨基己酸、双香豆素、肝素、尿激酶及链激酶等抗凝血药物等。

引起脑损害的药物还包括如下几种。①青霉素脑室或鞘内注射,或大剂量青霉素静脉滴注,可引起意识障碍、肌阵挛、抽搐等。②抗革兰阴性杆菌的药物萘啶酸可引起神经系统毒性,可表现为头痛、呕吐、意识模糊、感觉障碍、视力下降等。③苯妥英钠、安眠酮、呋喃妥因等药物中毒或长期使用可引起小脑综合征,表现为手震颤、肌张力异常、姿态异常、共济失调等。④导致中枢兴奋与抑制失衡的药物中,利多卡因、苯妥英钠、吩噻嗪类药物、三甲双酮、丙米嗪等可引起中枢兴奋性递质增多或抑制性递质减少,引起癫痫发作。

2. 药物导致的精神异常

可引起严重的精神症状的药物主要是抗精神病药、催眠镇静药、抗组胺药等,常与剂量、疗程有密切关系。

(1) 药源性精神失常　氯丙嗪、氟奋乃静、硫利达嗪、氯氮平等药物与碳酸锂等联合应用的过程中,药物造成了锂的血浓度迅速升高,引起药源性精神失常;左旋多巴联合巴氯芬应用可增加左旋多巴的毒性作用,引起感觉知觉障碍、注意障碍、记忆障碍、思维障碍、情感障碍、意志障碍、饮食障碍、动作行为障碍、妄想等。

(2) 药源性精神分裂症症状加重　苯丙胺、吗啡可使精神分裂症的原有症状加重。

(3) 药源性行为异常　艾司唑仑可引起儿童或老人的反常反应,临床表现为紧张、焦虑、易怒、有伤人毁物的攻击性行为等;异烟肼联合双硫仑应用可引起行为异常,表现为易怒、无明显外界诱因的攻击性行为、坐卧不安搓手顿足的焦虑、协调或不协调性精神运动性兴奋或精神运动性抑制。

(4) 药源性精神障碍　东莨菪碱等可造成交感神经兴奋,副交感神经抑制,同时伴有腺体分泌抑制;肾上腺皮质激素可导致脑功能改变或电解质障碍或代谢障碍。

(5) 药源性躁狂性精神病　异烟肼、肾上腺皮质激素可导致躁狂。

(6) 药源性躁狂抑郁性精神病　利血平可导致情感高涨、思维加速、动作言语增多、终日笑逐颜开、洋洋得意,有时表现为昼重夜轻的情绪低落、悲观抑郁、忧心忡忡、唉声叹气、兴趣索然,自罪自责。

3. 药物导致的神经系统异常

多发生于疫苗,如百日咳菌苗、脊髓灰质炎疫苗、破伤风抗毒素、狂犬病疫苗、牛痘疫苗、麻疹减毒活疫苗、白喉抗毒素、蛇毒血清等均可引起脑炎。由疫苗和抗病毒血清引起的变态反应所致,临床症状表现为头痛、意识障碍、失明、癫痫样发作及各种局灶性神经系统体征,死亡率高。复方磺胺甲噁唑可引起无菌性脑膜炎多次发作,再接触同类药物间隔更加缩短,停药后患者可逐渐恢复。

4. 导致锥体外系疾病的药物

引起锥体外系疾病的药物,包括药源性帕金森综合征、药源性异动症、急性肌张力障碍、药源性静坐不能、迟发性运动障碍和抗精神病药恶性综合征等。抗高血压药如利血平及α甲基多巴,钙拮抗剂如桂利嗪及氟桂利嗪,止吐药如甲氧氯普胺(灭吐灵)等,可通过阻滞纹状体突触后多巴胺受体或耗竭多巴胺和其他生物胺、突触前膜多巴胺类物质囊泡的储存和转运,降低多巴胺功能,导致帕金森样症状与体征。抗精神病药物中,氟哌啶醇也易引起药源性帕金森综合征。

第三节 导致神经系统毒性的常见药物

一、抗菌药物的神经毒性

抗菌药物(antibacterial agents)是指能抑制或杀灭细菌,用于预防和治疗细菌感染性疾病的药物。抗菌药物包括人工合成抗菌药(磺胺类、咪唑类、硝基咪唑类、喹诺酮类等)和抗生素。

(一)青霉素类

青霉素类抗生素的药理作用是与细胞壁的β-内酰胺结合,破坏细菌的细胞壁并在细菌细胞的繁殖期起杀菌作用。青霉素类抗生素包括青霉素、头孢菌素、碳青霉烯类、单环类、头霉素类等。青霉素类抗生素主要用于治疗脑膜炎、肺部感染、脊髓炎等。青霉素类抗生素的毒性很小,是由于β-内酰胺类作用于细菌的细胞壁,而人类细胞只有细胞膜无细胞壁,故对人类的毒性较小,但能引起严重的过敏反应外(使用前应皮试)。但是在青霉素用量过大、静滴速度过快时,以及脑膜炎症等状态下,大量药物迅速进入脑组织,可导致严重的中枢神经系统反应。临床表现为反射亢进、知觉障碍、幻觉、抽搐、昏睡等。青霉素脑病发病机制至今未明,多数研究认为入脑的药物在一定程度上抑制了中枢神经抑制性递质γ-氨基丁酸(GABA)的合成和转运,抑制中枢神经细胞 Na^+-K^+-ATP 酶,使静息膜电位降低,神经元的兴奋性增加。预防措施:不可任意加大青霉素的用量,病情需要时,应在用药期间监测青霉素血药浓度,根据浓度指导用药,从而预防不良反应;如在用药过程中出现反射亢进、肌阵挛、癫痫样发作和幻觉等症状,应立即停药。

(二)头孢菌素类

头孢菌素类药物的抗菌作用机制与青霉素类抗生素相同。绝大多数头孢菌素类药物,在常规剂量下不易透过血脑屏障,当不合理使用、大剂量应用时可引起脉络丛变态反应,出现中枢神经系统症状,表现为兴奋、躁动、多语、谵妄、记忆力障碍及癫痫等,尤其以头孢他啶常见。高龄患者应用头孢吡肟抗感染,可出现神经系统毒性反应,因此高龄患者不应选用头孢吡肟抗感染,如必须应用应减量。既往无神经精神病史的患者常规剂量治疗后出现神经毒性,表现为兴奋、思维混乱、妄语、惊厥、癫痫等。头孢曲松钠广泛用于治疗严重的革兰阴性菌感染,肾功能衰竭和既往有中枢神经系统疾病的患者易出现神经毒性,早期发现停用药物后通常可好转。临床上儿童用药后也可出现神经毒性。另外,有报道显示,在根据肾功能调整剂量后仍出现神经系统毒性;而肾功能正常的患者出现精神症状,可能与血脑屏障通透性改变导致脑脊液内药物浓度发生变化有关。目前除了停药处理,对高危患者可采用联合腹膜透析或血液透析治疗。头孢类抗菌药物导致的临床表现并不具有特异性,脑电图可提供诊断依据,表现为广泛三相波,但临床症状严重程度和脑电图变化可能不呈线性关系。

(三)氨基糖苷类

氨基糖苷类是氨基糖分子和氨基环醇通过醚键连接而成，分为天然和半合成两大类。天然来源的包括由链霉菌属培养液中提取获得的链霉素、卡那霉素、妥布霉素、新霉素、大观霉素等，由小单孢菌属培养液中提取获得的庆大霉素、西索米星、小诺米星等。人工半合成的主要有阿米卡星、奈替米星等。氨基糖苷类抗生素是杀菌药，对细菌的主要作用机制是抑制细菌核糖体循环中的多个环节，包括：抑制70S始动复合物的形成；选择性地与30S亚基上的靶蛋白结合，诱导错误匹配，合成异常无功能的蛋白质；阻止终止密码子与核蛋白体结合，使已合成的肽链不能释放，并阻止70S核糖体解离，造成细菌体内核糖体耗竭，从而阻碍细菌的蛋白质合成。另外，还可通过离子吸附作用附着于细菌表面而造成胞膜缺损，胞膜通透性增加，胞内钾离子、核苷酸、酶等重要物质外漏而导致细菌死亡。该类药物具有较强的耳毒性，包括前庭功能障碍和耳蜗听神经损伤。前庭功能障碍表现为眩晕、恶心、呕吐、眼球震颤和平衡障碍，其发生率依次为新霉素＞卡那霉素＞链霉素＞西索米星＞庆大霉素＞妥布霉素＞奈替米星。对听神经损伤表现为听力减退或耳聋，其发生率依次为新霉素＞卡那霉素＞阿米卡星＞西索米星＞庆大霉素＞妥布霉素＞链霉素。耳毒性发生机制与高浓度的药物阻碍了内耳柯蒂器内、外毛细胞的糖代谢和能量利用，导致细胞膜Na^+-K^+-ATP酶功能障碍，使毛细胞受损有关。

(四)喹诺酮类

喹诺酮类药物以细菌的脱氧核糖核酸(DNA)为靶，妨碍DNA回旋酶，进一步造成细菌DNA的不可逆损害，达到抗菌效果。喹诺酮类药物的一个共同特性是与二价阳离子形成螯合物，水溶液中氟喹诺酮类药物与二价金属阳离子结合的稳定性顺序为$Cu^{2+}＞Fe^{2+}＞Zn^{2+}＞Mg^{2+}＞Ca^{2+}$。氟喹诺酮类药物的中枢神经毒性反应包括头痛、眩晕、疲倦、失眠、视觉异常和噩梦，严重的神经毒性作用表现为精神病反应、幻觉、惊厥、抽搐、癫痫等，中枢神经系统刺激作用呈剂量依赖性。相当多的患者对曲伐沙星有中度中枢神经系统反应，年轻女性对此尤为敏感，但在治疗或进餐时服药不良反应减轻；使用格帕沙星治疗的患者4%～5%有眩晕症状的记录；使用莫西沙星的患者眩晕的发生率为2.8%，0.5%的患者因此毒性反应而中断治疗。目前喹诺酮类药物所致中枢神经系统毒性的机理尚不清楚。既往史有神经系统疾病或受伤病史的患者应慎用。

二、神经精神类药物的神经毒性

镇静催眠药对中枢神经系统的作用具有剂量依赖性的变化。小剂量时能使过度兴奋恢复正常，称为镇静作用；中剂量时能诱导、加深和延长睡眠，称为催眠作用；较大剂量时能解除骨骼肌强烈的抽搐，称为抗惊厥作用；大剂量时能使意识感觉消失，但易恢复，称为麻醉作用；中毒剂量时能使机能活动停止而不易恢复，称为麻痹作用。作用机理：阻断脑干网状结构上行激活系统对大脑皮质的激醒作用，抑制弥散性扩散，随药物剂量大小，抑制程度的浅深而出现镇静、催眠、抗惊厥、麻醉和麻痹作用。镇静催眠药目前有苯二氮䓬类药物和巴比妥类药物等。

1. 苯二氮䓬类药物的神经毒性

苯二氮䓬类药物包括氯氮䓬(利眠宁)、地西泮(安定)、三唑仑、氯氮平等20余种，具有抗焦虑、镇静催眠、抗惊厥、肌肉松弛和安定作用。神经毒性作用有头晕、困倦等后遗作用；久用可产生耐受性、成瘾性(戒断症状为失眠加重、兴奋躁动甚至惊厥)。

2. 巴比妥类药物的神经毒性

一类作用于中枢神经系统的镇静剂，属于巴比妥酸的衍生物，其范围可以从轻度镇静到完全麻醉，还可以用作抗焦虑药、安眠药、抗痉挛药。这类药物神经毒性较为严重，并且长期使用会导致成瘾性。目前临床上巴比妥类药物在镇静催眠方面已被苯二氮䓬类药物所替代，但在全身麻醉或癫痫的治疗中仍使用巴比妥类药物。巴比妥类药物对中枢神经系统有普遍抑制作用。随剂量的增加,中枢抑制作用由弱变强,相应表现为镇静、催眠、抗惊厥及抗癫痫、麻醉等作用。催眠剂量的巴比妥类药物可致眩晕、困倦、精细运动不协调。长期连续服用巴比妥类药物,特别是苯巴比妥,患者可产生对该类药物的精神依赖性和躯体依赖性;大剂量对心血管系统也有抑制作用;过量可引起呼吸中枢麻痹而致死。严重肺功能不全和颅脑损伤致呼吸抑制者、支气管哮喘、过敏、未控制糖尿病等患者禁用。妊娠和哺乳期,低血压,甲状腺功能低下,发热,贫血,出血性休克及老年精神病患者慎用。

三、抗肿瘤药物的神经毒性

目前,在国际上,临床常见的抗肿瘤药物有80余种,大致可分为以下六类:细胞毒类药物、激素类药物、生物反应调节剂、单克隆抗体药物、其他类药物、辅助药。在抗肿瘤治疗中,使用化学药物和靶向药物所引起的神经毒性是临床常见的药物不良反应。

1. 异环磷酰胺

10%~20%使用异环磷酰胺的患者可发生脑病,症状表现为意识模糊、嗜睡、幻觉、锥体外系综合征、脑神经功能障碍、小脑性共济失调。其症状于给药后几小时或几天内出现,数日消失。脑电图显示弥漫性脑电改变,脑电图的异常先于临床神经毒性症状的出现,与脑病进程有一定的相关性。该药的代谢产物去水乙缩氯醛的蓄积可导致脑病。维生素B_1或亚甲蓝可抑制单胺氧化酶,对脑病可能具有预防和治疗作用。

2. 长春新碱

长春新碱可破坏微管内的神经轴突,并干扰轴突的运输。其所致的神经毒性比较常见,用药后几乎所有患者都有不同程度的神经病变。其神经毒性主要有外周神经病变、自主神经病变和脑神经病变。该类神经病变可涉及感觉和运动纤维,尤其是微小感觉纤维受累明显。通常表现为指尖和足尖麻木、疼痛,并可伴有肌肉痉挛。患者的主诉重而客观检查结果轻,常见踝反射消失,偶有双足下垂、腕下垂、完全感觉丧失。症状常于治疗后几周内出现,也可发生于首次用药后。停药后症状一般可获得改善,最长可持续数月,儿童比成人更易恢复。自主神经病变50%的患者会出现腹痛和便秘,罕见麻痹性肠梗阻。对接受治疗的患者可预防性给予通便药物。此外也包括阳痿、直立性低血压及尿潴留。脑神经病变可累及动眼神经、喉返神经、视神经、面神经和听神经等神经病变。患者可出现视网膜损伤及夜盲症,部分患者有下颌骨及腮腺疼痛,双侧面神经轻瘫,听神经损伤引起双侧失听,可逆性喉返神经瘫痪可引起发音粗。停药后脑神经损伤可逆转。

3. 甲氨蝶呤

甲氨蝶呤(MTX)是一组抗代谢特性的化学药物,主要通过对二氢叶酸还原酶的抑制而达到阻碍肿瘤细胞的合成,从而抑制肿瘤细胞的生长与繁殖。用药方法包括常规剂量和大剂量的全身化疗及鞘内注射。甲氨蝶呤在常规剂量时很少发生神经毒性,但大剂量时可发生急性休克样脑病和慢性白质脑病,鞘内注射出现无菌性脑膜炎及横贯性脊髓炎。急性休克样脑病的临床表现为癫痫样发作、意识模糊、半身瘫痪、语言混乱和意识丧失等,一般在给药后几天突然发作,但可自然消失,仅脑电图可出现弥散性慢波。通常可再次行大剂量甲氨蝶呤治疗,重复给药不增加神经毒性的发生。甲氨蝶呤导致的白质脑病属迟发性并发症,患者于化疗后几个月至几年内出现渐进性的认知功能损害,临床表现为轻度学习障碍至严重渐进性痴呆症、嗜睡、抽搐、共济失调和偏瘫。许多患者停药后症状可以消失,但存在着不同程度的神经系统缺陷。危险因素包括累积鞘内注射超过140 mg、全脑放疗、全身使用大剂量治疗(1 g/m² 以上)。目前发病机制尚不明了,可能是由于放疗破坏血脑屏障后高浓度的甲氨蝶呤到达脑实质所致。CT、MRI表现为脑萎缩和弥漫性脑白质病变。尚无有效的治疗方法。

无菌性脑膜炎表现为鞘内注射甲氨蝶呤后出现头痛、颈强直、背部疼痛、恶心、呕吐、发热及嗜睡,发生率为10%～50%,于注射药物后2～4小时出现,可持续12～72小时。患者脑脊液中淋巴细胞增多、蛋白质水平增高。症状常为自限性,通常不必治疗,部分患者仍可再次使用甲氨蝶呤。同时鞘内注射或口服肾上腺皮质激素可起到预防作用。鞘内注射甲氨蝶呤后出现孤立的脊髓功能障碍,但较少见,表现为腰腿痛、截瘫、感觉丧失、括约肌功能障碍。症状最早于鞘内注射后0.5～48小时、最晚于两周时出现。多数患者临床症状可获改善,但恢复程度不一,无明确脊髓损伤的证据。既往接受过放疗或频繁注射甲氨蝶呤的患者,发生横贯性脊髓炎后禁止再次鞘内注射甲氨蝶呤。

4. 阿糖胞苷

阿糖胞苷在白血病的治疗中有很好的疗效,其疗效与药物浓度相关,主要作用于细胞S增殖期,通过抑制细胞DNA合成,干扰细胞的增殖。应用常规剂量时,阿糖胞苷的神经毒性较低,大剂量全身化疗和鞘内注射时可出现神经毒性。神经毒性以小脑毒性较为常见,大剂量应用阿糖胞苷($3 g/m^2$以上,每12小时1次)时,6%～47%的患者可出现急性小脑综合征。临床表现为用药2～5天后出现嗜睡、急性发作性共济失调、辨距障碍、构音障碍及眼球震颤,严重者无法坐立或步行。2～3周后这些症状可减轻或消失,但完全恢复一般需要几个月。脑电图显示弥漫性慢波,尸检发现患者小脑的浦肯野细胞广泛缺失。一旦发生该综合征应立即停用阿糖胞苷,症状多可自行缓解,部分会永久性存在。鞘内注射阿糖胞苷所致的神经毒性类似于鞘内注射MTX,但非常罕见,表现为横贯性脊髓炎、无菌性脑膜炎、脑病、头痛和癫痫等。

5. 氟尿嘧啶

氟尿嘧啶是最常用的尿嘧啶抗代谢药,在体内经过一系列反应变成氟尿嘧啶脱氧核苷酸,然后发挥效应(抑制DNA合成),同时也能在体内转化为氟尿嘧啶核苷掺入RNA分子中,从而干扰蛋白质合成。氟尿嘧啶主要作用在S期,但对其他各期细胞也有一定作用。在单用氟尿嘧啶化疗中,约5%的患者可发生神经毒性反应,主要引起急性小脑综合征,表现为辨距不良、共济失调、语言混乱、发音困难、眼球震颤、眩晕等。急性小脑综合征常于治疗开始后几周至几个月内出现,出现后应立即停药,一般症状可缓解。氟尿嘧啶导致的急性小脑综合征的病因可能与氟尿嘧啶易透过血脑屏障、在小脑中浓度过高相关。

第四节　药物神经毒理学机制研究方法

药物对神经系统的毒性作用范围很广,机制复杂,单一的指标很难全面评价药物的神经毒性。研究药物对神经系统的毒性需要有针对性地利用多种神经系统毒性的检测和研究方法。目前,药物神经毒性研究一般以行为指标作为判断终点。在神经系统功能的评价时通常采用功能观察组合试验(functional observation battery test)。神经毒理学研究方法包括神经学检查、形态学、电生理学、生物化学、分子生物学、行为学及神经影像学等传统方法,同时随着脑科学技术研究的发展,双光子光显微镜、光遗传学技术及在体多通道记录技术在神经科学领域应用越来越显示其优越性。本节将重点介绍这三种新技术在神经系统毒理学研究领域中的应用。

一、药物神经毒性研究常用方法

（一）行为学分析

行为学分析是评估药物神经毒性的重要指标,行为功能改变是神经系统内在损害的外部表现,主要表现为功能或主观认知感觉上的偏倚,因此对行为功能改变进行评价是神经毒性研究的关键方法。

1. 患者行为学分析

评价药物对中枢神经系统的影响包括对行为、学习记忆、神经生化、视觉、听觉等指标的检测,测试使用药物后出现的临床症状,综合评价精神及神经的异常。

(1) 步态行为分析　评价给药后患者的运动功能、行为改变、协调功能、感觉和运动反射等,以确定药物对中枢神经系统的影响。例如:下运动神经元疾病可致跨越步态;剪形步态和僵硬步态说明上运动神经元损害;小脑功能不良可致共济失调及蹒跚步态。

(2) 学习记忆相关行为分析　目前临床上采用下列三种方式:①联合型瑞文测验(Combined Raven Test,CRT)评定认知功能状况,包括知觉障碍、类同比较、比较推理、系列关系以及抽象思维五个方面的内容,得分越高认知功能越强;②临床记忆量表(Clinical memory scale,CMS)评定记忆能力,包括联想学习、指向记忆、图形再认、图像回忆以及人像特点回忆五个方面的内容,评分越高记忆能力越好;③神经功能缺损评分(NIH Stroke Scale,NIHSS)评定患者的神经功能改善状况,评分越低,神经功能改善状况越好。

2. 动物行为学分析

多以小鼠、大鼠、狗、猴子等啮齿动物为研究的对象,包括动物的社交行为、学习记忆行为、情绪表达、沟通行为、繁殖行为等。其中社交行为以三箱社交试验为主;学习记忆行为包括Y形迷宫试验、T形迷宫试验、Morris水迷宫试验、放射状迷宫试验、Barnes迷宫试验、被动回避试验、黑白箱试验、穿梭箱试验、物体识别试验、高架十字迷宫试验、跳台试验等。由于动物种类之间以及动物个体之间存在很大差异,在评价药物神经毒性作用时,应排除观察的偶然性及试验者主观意识的干扰,通过方法学的改进和标准化增高灵敏度和增强可重复性,以减少不适当的检测方法所带来的偏差等。

(二) 神经生化检查

蛋白质,尤其是酶蛋白或限速酶蛋白,在神经递质合成或降解、神经信号传导、维持中枢内环境的稳定等方面具有重要的功能。同时葡萄糖作为脑内主要的供能物质,葡萄糖代谢有关的酶系统也易被药物影响。因此,药物诱导的脑、脊髓、脑脊液等部位生物化学改变,可进一步发展为神经毒性。常用的神经生化检测有特定脑区的神经递质含量测定、蛋白质检查、酶活力测定和基因诊断等。常用的方法包括高效液相色谱(HPLC)-质谱(MS)法、实时荧光定量聚合酶链反应(qRT-PCR)、原位荧光杂交技术(FISH)、免疫组织化学(IHC)法、荧光原位末端标记法(TUNEL)、神经细胞凋亡检测、流式细胞术(FCM)、蛋白质印迹法(Western blotting)、基因敲除、基因克隆、RNA干扰及其代谢、基因组学及蛋白组学等。

(三) 神经电生理测定

电活动是神经系统最基本的表现形式,神经电生理测定是检测药物神经毒性的敏感指标,广泛应用于临床研究和疾病的诊断。常用的电生理学检查包括脑电图、大脑诱发电位、肌电图等技术。

(1) 脑电图(electroencephalography,EEG)　一种记录大脑电活动的电生理监测方法。脑细胞群的自发性、节律性电活动,可通过扫描仪及其他脑电记录设备放大记录成为一种曲线,这个曲线就是脑电图,它可以辅助疾病的诊断。EEG通常是无创的,电极放在头皮上,有时也使用有创电极,如在皮质电描记术中脑电图测量由大脑神经元内离子电流引起的电压波动完成。

(2) 肌电图(electromyogram,EMG)　用肌电仪记录下来的肌肉生物电图形,用于评估和记录骨骼肌产生的电活动。肌肉细胞产生的信号可用于分析人或动物用药后的异常的生物力学变化(图6-4)。

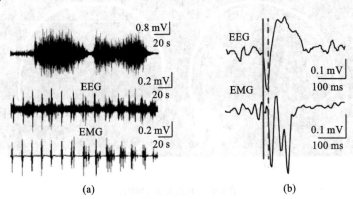

图6-4 氨暴露后小鼠强直阵挛发作和肌阵挛发作的脑电图(EEG)和肌电图(EMG)

(3) 大脑诱发电位(BEP) 凡是外加一种特定的刺激,作用于感觉系统和脑的某部分,在给予刺激或除去刺激时,引起中枢系统中产生可测出的电位变化,都可以称为诱发电位。神经毒理学中常用的脑诱发电位方法有视觉诱发电位(visual evoked potentials, VEP),听觉诱发电位(auditory evoked potentials, AEP),体感诱发电位(somatosensory evoked potentials, SEP)。这些电位可用于电诊断和监测,包括检测疾病和药物相关的感觉功能障碍,以及术中监测感觉通路的完整性。

(四) 药物神经毒性中的影像学检查

药物对中枢神经系统造成的影响取决于药物类型及药物暴露时间,进而可能导致神经系统微观结构可逆的或不可逆的改变。临床症状常常不是特异性的,而神经影像学(neuroimaging)作为诊断工具,可以在明确病因上起到重要的作用。目前先进的神经影像成像技术可以发现毫米级水平的病变,使得对疾病的诊断水平有了大幅度的提高,当代神经影像学不仅可以直接地检测到大脑的微观结构的变化,还可预测早期功能的改变。具体包括磁共振波谱、核磁灌注成像、核磁功能成像、单光子发射断层扫描或正电子发射型计算机断层显像,可检测脑内的生化改变、血流变化和脑的反应性。

1. 结构性脑影像学研究

核磁共振成像(MRI)作为一种软组织成像工具,可用于药物神经毒性研究中的结构描述。例如,肿瘤化疗药物阿糖胞苷(Ara-C)经常用于急性骨髓性白血病和淋巴瘤患者,而对于接受高剂量肿瘤化疗药物阿糖胞苷治疗的患者,小脑损伤率高达10%~20%。阿糖胞苷全身给药可以导致典型的小脑综合征,表现为共济失调、步态不平衡和眼球震颤。患者偶发嗜睡和精神状态改变。停药后仍然有高达30%患者会表现出永久性小脑功能障碍(图6-5)。

2. 功能性脑影像学研究

正电子发射断层成像(PET)能无创伤性、动态地定量评价活体组织或器官生理状态及疾病过程中细胞代谢活动的生理、生化改变,获得分子水平信息。例如一些研究者使用葡萄糖代谢作为大脑功能水平指标,发现戒断早期的苯丙胺滥用者背外侧前额叶葡萄糖代谢减弱,并与累计滥用总量呈负相关(图6-6)。

二、药物神经毒理学机制研究新方法

(一) 双光子激光显微镜技术的应用

1. 双光子激光显微镜优缺点

双光子激光显微镜是由飞秒激光器激发的,在高光子密度的情况下,荧光分子可以同时吸

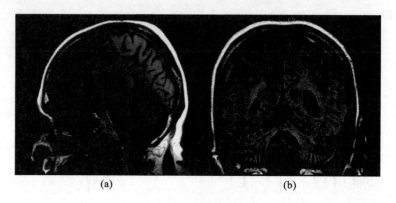

图 6-5 小脑萎缩（MRI）

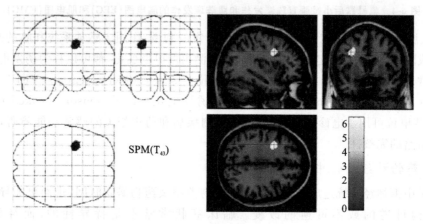

图 6-6 葡萄糖代谢减弱（PET）

收两个长波长的光子，使得荧光分子的电子跃迁至激发态，发射出一个波长较短的光子，产生荧光。

双光子显微镜具有很多优点：①对纵向分辨率高；②光毒性小；③穿透力强，双光子显微镜的穿透深度远高于共聚焦显微镜；④成像的亮度和信噪比高；⑤可以使用远红外区激发波长的探针。因此，双光子显微镜比单光子显微镜更适合长时间地观察和研究活体细胞和组织，也更适合对厚的生物样品进行深度研究。

2. 动态监测药物对神经活动的影响

钙信号在病理条件下可介导多种细胞的损伤。胞内钙离子含量及信号转导的研究已成为生理学、生物学、临床医学、神经科学的前沿课题。钙的荧光成像及测定技术发展迅速，出现了各种各样的钙荧光指示剂。在神经科学研究中，可通过原位注射的方式将钙指示剂染料直接载入脑组织或使用基因编码的单荧光基团的钙指示剂（GCaMPs），通过转基因小鼠或病毒转染的方式，使神经元表达 GCaMPs，达到钙指示作用。基于双光子成像优势，双光子技术适用于血管神经疾病及药理学调控条件下活体钙信号的检测。例如，双光子荧光显微镜能以单个细胞空间分辨和毫秒级时间分辨水平记录多个神经元的钙荧光信号，通过对钙荧光成像的生物信号识别，解析神经回路及其功能。近年来，基于光纤的小型化机械柔性微型内窥镜使得双光子显微镜能够在清醒的活体动物上进行钙成像，展现出其在神经科学领域极大的发展空间。

树突棘是神经元树突上的功能性突起结构，形成突出的部位，接受外界刺激，并将信号传入胞体。树突棘的形态与功能密切相关，其形态是不断变化的。研究表明，树突棘变化的可塑性与大脑的学习记忆功能和中枢神经系统疾病密切相关。利用 Thy1-YFP 小鼠可使树突棘带有荧光，采用双光子显微镜可检测到活体小鼠，在不同病理模型下或者行为训练后树突棘的数量、形态的变化,反映神经元突触可塑性的变化,这为检测神经元功能的改变提供了重要依据。

3. 双光子在脑内胶质细胞方面的研究

脑内的细胞类型众多,除神经元外,还有大量胶质细胞,如小胶质细胞、少突胶质细胞。胶质细胞在脑内的变化代表了脑内环境的改变。利用活体双光子成像技术可对皮层内胶质细胞群体的形态和活动性进行检测,可以在活体水平上检测脑内环境的改变。

(二) 光遗传学技术在神经毒理学领域的应用

1. 光遗传学原理

光遗传学是利用基因编码的光门控离子通道或泵来控制毫秒分辨率级别的神经活动。通过将视蛋白的表达定位于特定的细胞类型和神经环路,光遗传学可以扩大我们对正常和病理行为的神经基础的理解。光敏基因编码分子研究细胞生理学的可行性已经改变了神经科学的研究现状。

2. 光遗传学在神经毒理学研究领域的应用

现代的光遗传工具包括以可视化活细胞中的信号事件的荧光传感器和能够操纵许多细胞活动的光遗传执行器。在神经科学中,最常用的荧光传感器如下。

(1) 基因编码的钙指示剂,包括以神经元胞体中的 Ca^{2+} 通量,突触前、突触后或树突棘中的 Ca^{2+} 瞬变。GCaMPs 是常用的钙指示剂,用于检测神经元的实时钙活动。

(2) ChR2 等可用于操纵体外和体内神经元的兴奋性,可以诱导突触的可塑性,绘制神经环路以及调控动物行为。结合在体双光子显微镜技术以及 GCaMPs 的使用,可以观察动物在特定行为时相对应脑区的实时钙成像。

(3) OptoXRs 是由视紫红质以及可以被 G 蛋白偶联受体的配体激活的细胞内环组成的嵌合体,产生特异性被光激活 GPCRs。OptoXRs 包括 β_2 肾上腺素能受体和 $\alpha_{1}a$ 肾上腺素能受体样的 GPCR,分别选择性地控制 Gs 和 Gq 信号。OptoXRs 既能操纵细胞活动,也能揭示 GPCR 信号在不同大脑状态、行为和疾病中的作用,为选择性触发细胞内信号级联提供了新的试验途径。

(4) 尚有几种光激活酶可以控制环核苷酸第二信使的浓度,如光激活腺苷酸环化酶(PACS)是由蓝光传感 BLUF 域与产生环 AMP(cAMP)的催化域偶合而成的模块化光受体。

(5) 利用光遗传学技术可以进行基于 LOV 蛋白的蛋白质活化和失活操控,LOV 结构域是植物、细菌、真菌和藻类感光器中发现的感光模块。

(6) 利用光遗传学技术调节蛋白质与蛋白质之间的相互作用,同聚和异聚蛋白质复合物的光激活变化已被应用于各种光遗传学实验。红光诱导植物色素 B 与植物色素相互作用因子 3(pif3)的结合,是第一个实现光控制蛋白质易位的系统。这种方法也被应用于向质膜、核、过氧化物酶体和内体以及有丝分裂细胞结构中招募蛋白质。

(7) 除了用于光控制蛋白质与蛋白质相互作用的多种光遗传学工具外,还出现了多种方法能够对 DNA 进行光控制修饰和编辑,以及光激活转录控制和光诱导翻译后修饰。

(8) 将视蛋白特异性表达在轴突、树突、PSD、Spines、突触小泡和突触前末梢上,实现对神经元更加精细的细胞信号事件(如 Ca^{2+} 发放、GPCR 信号、局部翻译)的控制。

光遗传学可以解析药物对神经环路功能的毒理损伤机制:一是通过基因操作实现高度特异性的细胞靶向;二是通过光刺激的时间调节精确地控制神经元的活性。

(三) 在体多通道记录在神经毒理学领域的应用

1. 在体多通道记录原理

对清醒动物进行在体多通道神经元放电的同步记录技术,简称多通道记录法(multichannel in vivo recording, MIVR），是采用电生理的技术——细胞外记录的方法来同时监测清醒动物多个神经元的同步电活动。最初是 John C. Lilly 在 1949 年第一次采用多电极阵列植入的方法来研究灵长类猴子的行为与大脑神经元放电的关系,当时利用 25 个微电极记录到了 610 个神经元的放电。虽然随后 30 年在体电生理相关技术发展缓慢,但在 20 世纪 70—80 年代随着计算机被引入神经科学研究中,在体多通道技术得到了迅速的发展。这一技术已逐渐应用于多种动物的神经元放电记录中,从鸟类、啮齿类到高等的灵长类动物,多通道技术均取得了重要的研究成果。

目前在神经科学领域,应用最为广泛的是传统的膜片钳技术,是一种离体的记录方法（in vitro）,主要针对离体脑片和培养的细胞或神经元进行记录,而且大多数情况是单通道记录,每次只对一个细胞进行记录,通量不高。从生理角度出发,离体状态的记录由于切片过程以及人工脑脊液等因素的影响,采集到的信号与动物自然情况下的在体信号具有一定差别,尤其是研究神经元电活动的群体变化存在一定局限性。而在体多通道记录,利用多电极矩阵在体插入对清醒动物进行长期或周期性的实时监测记录,可以克服这些困难,解决高通量及长期检测可行性的问题。

2. 在体多通道记录优缺点

在体多通道记录在神经科学领域的应用逐渐多样化。①在体多通道记录可同时记录大量神经元来寻找被特定行为激活的一小类神经元;同时可记录多个脑区的同步化放电,有利于重建脑内原有的多脑区同步化放电模式,并且可以持续几天到数月。②光遗传技术与多通道在体记录技术的结合应用:已有报道利用在体多通道记录与光遗传学结合技术,通过对啮齿类动物模型的特异性脑区或特异性神经元表达光遗传蛋白 ChR2,研究特异性神经在神经环路中的工作机制。③多通道记录在临床诊断治疗上也有一定应用,它可以在手术过程中提高病灶定位的准确性,来帮助医生对癫痫患者展开更有特异性的治疗。

3. 在体多通道记录在神经毒理学研究中的应用

阐明脑内大量神经元协调工作的模式及环路,是研究中枢神经系统对信息处理机制的重要基础。在体多通道记录以能够揭示脑内神经元群体的时间和空间上的联系为主要优点,对于研究中枢神经系统的信息编码机制具有不可替代的作用。①对于各类基因模型或疾病模型,利用在体多通道记录研究药物对疾病模型下或者基因缺失后某类神经元或细胞的影响。同时可以在清醒自由活动状态下,检测脑内大量中枢神经元的同步化放电。②在基因模型或疾病模型小鼠中,可通过在体多通道记录药物对学习记忆、神经系统可塑性、感觉运动整合以及情绪信息加工等相关行为过程中的神经元活动的影响。③光遗传技术与多通道在体记录技术的结合:光纤与微电极组合成的光电极,将其植入到动物体内并且同时实现光调控和多通道电生理长时间监测记录。光遗传学和在体多通道记录的结合可以了解药物在高通量的时间-空间下研究清醒自由活动的动物中与行为相关的特定神经环路的调控机制,进而研究神经系统信息的传递、整合规律和动物特定行为的输出规律。④以临床疾病模型为基础的多通道电生理研究还有助于一些神经精神疾病（例如帕金森、抑郁症、焦虑症、癫痫等）神经环路层面上的发生和药物神经毒理学机制的深入研究。

第五节 药物成瘾与依赖性

一、概述

药物依赖性是反复地（周期性地或连续地）用药所引起的人体对药品的心理上或生理上的

一种依赖状态,表现出一种强迫性的要连续或定期地使用该药的行为。药物依赖性可分为精神依赖性与生理依赖性两种类型。二者既可独立存在,又可同时出现。精神依赖性是指患者对药物在精神意识上的渴求,以获得服药后的特殊快感,精神依赖性的产生与药物种类和个性特点有关。生理依赖性是指反复使用药物使中枢神经系统发生了某种生化或生理变化,以致需要药物持续存在于体内,一旦停止使用,将发生一系列生理功能紊乱,轻者全身不适,重者出现抽搐,可危及生命。容易引起精神依赖和生理依赖的药物有吗啡、海洛因、可卡因、巴比妥类、苯丙胺、大麻等。也有些药物只引起精神依赖而不引起躯体依赖,如尼古丁(烟草)。药物成瘾被定义为大脑的一种慢性疾病,其特征是不可控制和强迫性地进行药物寻求和使用的行为。引起成瘾的药物主要有如下几种。①处方药滥用:如曲马多、复方甘草片、复方地芬诺酯。②阿片类药物成瘾:如吗啡、杜冷丁、美沙酮、丁丙诺啡等。③新型毒品成瘾:如K粉、摇头丸、冰毒、麻古、五仔等。④传统毒品成瘾:如海洛因、黄皮、大麻。⑤安眠药成瘾:如安定、舒乐安定、三唑仑、阿普唑仑等。常见疾病:非依赖性物质伴发依赖、海洛因肾脏病、毒瘾等。

二、常见的依赖性药物及其临床表现

(一)成瘾与依赖性药物的临床表现

(1)渴求与强迫性觅药行为　渴求是一种强烈、难以抑制的觅求药物的欲望;强迫性觅药行为是指不顾一切想药、找药和使用药物,是失去自我控制的表现,而不一定是人们常常理解的意志薄弱或道德问题。

(2)戒断综合征　长期滥用药物后,为适应药物或毒品在体内的存在,身体会发生一系列适应性改变,称为躯体依赖或身体依赖或生理依赖。在这种状态下,药物或毒品已成为机体正常运转的必要条件,一旦停止用药或吸食,就会出现头昏、精神萎靡、全身不适、频繁打哈欠、涕泪俱下、瞳孔扩大、发冷发热、肌肉震颤、大汗淋漓、汗毛竖起、皮肤起鸡皮疙瘩、虫爬感、烦躁不安、焦虑、顽固失眠、胃肠痉挛、呕吐腹泻、气促、四肢抽搐、全身骨骼及肌肉酸痛等一系列轻重不等的临床症状,严重的戒断综合征有极大的身心损害,甚至危及生命。

(二)常见的依赖性药物及其临床表现

(1)阿片类药物　阿片类药物的精神症状表现为一种强烈的欣快感,可发展为无法靠主观意识控制的用药渴求,最终导致松弛、沉迷、萎靡不振、冷漠、嗜睡、行为与人格的一系列改变。滥用者停药后6~10小时开始出现最初症状(表现为虚弱或不安),在停药18~24小时后出现明显的戒断症状,出现以下三个症状:①精神状态及行为异常,表现为烦躁不安、焦虑、好争吵,开始为困倦继而转为失眠;②躯体症状,如呼吸困难、关节与躯体疼痛、肌无力或肌强直、体重减轻、体温升高或发冷;③植物神经系统症状,如频频呵气、流涕、流泪、大汗淋漓、震颤、呕吐、腹泻、皮肤苍白、心动过速、血压增高、虚脱等。

(2)精神兴奋剂　长期滥用可卡因及苯丙胺类等表现出进行性的四期精神效应。①欣快期:表现为心情愉快、思维能力增强、情绪不稳定、失眠、性欲亢进、有阵发性暴力行为、无食欲。②心情不佳期:情绪压抑、焦虑、有攻击性、性欲淡漠。③幻觉期:产生种种幻觉,如视、触或听幻觉,用药者尚能保持自我判断能力,知道所出现的是幻觉不是真实情况。④精神病期:幻觉继续存在,用药者失去自我判断能力,将幻觉认为真,产生异常行为。大剂量引起暴力行为和中毒性精神病,出现鲜明的视、听幻觉,有时有触幻觉,产生妄想、类偏执狂和刻板行为,往往很难与精神分裂症区别。

(3)大麻类　一般剂量大麻可产生欣快感,短程记忆受损,视、听、触或味觉变得更加敏锐,对时间的感觉发生异常(觉得时间过得很慢,几分钟觉得有数小时),嗜睡和松弛感,(单独一人时)自发地发笑;剂量加大则引起幻觉与妄想,思维混乱、焦虑与惊慌感。长期大剂量应用大麻使人表现出淡漠、呆滞、判断力与记忆力损害、精神不集中、不注意个人卫生和外表、对饮食失去兴趣等。

(4) 致幻剂　可产生欣快感、幻觉、反常的感觉如"听见"颜色或"看见"声音,或时间过得很慢(与实际情况不符),知觉上出现异常变化(视物显小或显大)、心境易变(抑郁变快乐,安全感变恐惧感)等。

三、药物依赖性机制及防治措施

(一) 药物成瘾与药物依赖性的神经机制

近年来,国内外对依赖性和药物成瘾机制进行了深入的研究,取得了一系列进展,可能与脑内奖赏系统、学习和记忆神经环路异常等相关。药物所致成瘾相关记忆的长期储存、消退抵抗、易于重建可能是药物复吸率居高不下的关键所在。

1. 药物成瘾、依赖性与脑内奖赏系统的关系

(1) 强化效应和奖赏　强化效应(reinforcement)是指药物或其他刺激引起动物的强制性行为,分正性和负性两种。引起强化效应的药物或刺激称为强化因子(reinforcer),根据强化效应的性质分为如下两种。①正性强化因子(positive reinforcer),又称为奖赏(reward),能引起欣快或精神愉快舒适的感受,造成人或动物主动觅药(或寻求刺激)行为的强化效应。②负性强化因子(negative reinforcer),又称厌恶(aversion),能引起精神不快或身体不适(如戒断症状),促使人或动物为避免这种不适而采取被动觅药(或寻求刺激)行为的强化效应。

(2) 奖赏效应与奖赏系统　正性强化因子(奖赏)所产生的强化效应称为奖赏效应(reward effect),脑内产生奖赏效应的神经结构称为脑内奖赏系统(brain reward system)。药物成瘾过程中,药物刺激中脑边缘多巴胺(DA)系统为主的神经结构,可引起人的欣快等精神效应或动物的主动觅药行为等正性强化效应(奖赏效应)。在该系统中,中脑腹侧被盖区(ventral tegmental area,VTA)和伏隔核(nucleus accumbens,NAc)是介导奖赏效应和记忆奖赏的中心结构。此外,吗啡等药物刺激蓝斑核(locus coeruleus,LC)的去甲肾上腺素(NE)系统,抑制 NE 神经元放电,停药后 NE 神经元放电增加,引起戒断综合征,可迫使人或动物为了减轻症状而再次觅药,称为负性强化效应,是生理依赖性的基础。除了上述 DA 和 NE 系统外,杏仁核对情感刺激物有定向和记忆作用。NAc 和杏仁核之间的投射对连接刺激-奖赏通路起重要作用。损伤动物的杏仁核虽然能识别奖赏相关的刺激,但不能形成记忆与奖赏的联系,也不能形成动物对与天然奖赏相关的条件性强化作用。杏仁中央核则与成瘾药物戒断时的厌恶反应相关。此外,前额叶皮层的 DA 神经元与工作记忆等功能有关(图 6-7)。

2. 学习和记忆神经环路参与药物成瘾

药物成瘾以精神活性物质的影响最为广泛,危害最严重。精神活性物质成瘾之后,其记忆十分强烈深刻、终生难忘,甚至在戒断若干年后,与成瘾有关的刺激都是导致复吸的危险因素。精神活性物质成瘾与学习记忆有许多相似之处,有多种神经回路参与药物成瘾有关的学习和记忆过程。海马既是记忆中枢又是应激调控中枢,因此与成瘾长时记忆相关的海马功能网络的建立与调控,是成瘾记忆异常保持的关键,也是深入理解稳定记忆存储机制的关键。记忆都经历一系列相似的神经生物学过程,如记忆的获得、巩固、提取、再巩固、消退等。通过学习形成一个新的记忆,形成过程通常经历两个阶段:从信息编码后的不稳定阶段进入持久保持阶段,整个过程称为记忆的巩固(图 6-8)。目前认为记忆的巩固涉及短期的局部神经元突触可塑性改变和长期的各脑区联系的逐步重构。研究已经证实成瘾记忆经过巩固过程可被稳定地储存,已储存的稳定记忆在一定条件下(如暴露于药物相关的环境或线索)可以被再次激活(提取)而进入不稳定状态,之后记忆需要经过再巩固过程(reconsolidation)才能再次稳定下来。

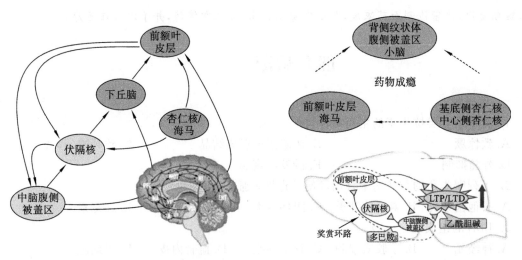

图 6-7 奖赏环路可能参与药物成瘾示意图　　图 6-8 学习记忆神经环路参与药物成瘾示意图

最近的研究表明,再巩固过程重新启动了记忆的不稳定状态,在这个过程中可以对记忆进行重塑(modification)、更新(update),甚至完全消除(erasure)。病理性记忆可以篡夺并利用正常记忆相关的神经环路,在脑内持久而强烈地存在,不易消除,并最终导致药物成瘾等一系列精神疾病。

(二) 药物依赖性的防治措施

(1) 加强对依赖性药物的认识　知晓药物滥用对身体的毒害,教导青少年抗拒毒品,防患于未然。

(2) 加强对药物滥用的管制　严格监控药品的生产、批发、销售和处方。对药品的保管、使用实行定期的培训和定期的盘查,使医生和药师把好最后一道防线,减少不合理用药所造成的滥用。

(3) 医生做到合理用药　对患者用药的真实目的进行分析、了解和确定,选药要有明确的指征,不仅要针对适应证,还要排除禁忌证,反对使用疗效不明确的药物;要有目的地联合用药,争取能用最少的药物达到治疗目的,联合用药时要注意防止药物之间因相互作用导致的不良反应。

(4) 药物治疗　①替代递减法:阿片类药物美沙酮替代递减法、丁丙诺啡替代递减法,这些药物大部分都带有一定依赖性;可乐定、洛非西定、东莨菪碱等非阿片类递减法,这些药物没有依赖性,是对症治疗,可以缓解症状,应针对身体的具体症状选择用药,基本上可以控制戒断症状。②麻醉加上辅助脱毒法:先用大量的镇静药或麻醉药使者处在一种比较昏睡和麻醉的状态,然后使用阿片受体拮抗剂(纳洛酮或纳曲酮)将身体中存留的海洛因"清洗"出来,再恢复患者知觉,此方法具有脱毒安全、无痛苦、迅速(2～3 天)、脱毒成功率高、不成瘾、脱毒后无戒断症状的特点。

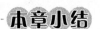

本章小结

神经系统是结构和功能最复杂的系统,也是对人体生理活动与功能调节起主导作用的系统。由于神经系统发育成熟较晚,神经元的再生能力差,同时神经递质等生物活性物质是药物或神经毒物攻击的靶点,所以在临床药物使用过程中,从小剂量开始,逐步递增,进行个体化用药,有利于减少药物不良反应,提高疗效。对于神经系统有明显毒副作用的药物,特别是对胎儿、婴幼儿神经系统发育有影响的药物应杜绝使用。在不得不使用的情况下,应从小剂量开

知识链接 6-1

始，短期使用，严密检测血药浓度，如出现毒副作用，应立即停药，并予以对症治疗。

能力检测

能力检测参考答案

一、选择题

1. 氨基糖苷类抗生素的主要毒性有（　　）。
   A. 致惊厥　　　　　　　　B. 在泌尿道形成结晶　　　　C. 致耳鸣、耳聋
   D. 骨髓抑制　　　　　　　E. 诱发溃疡病

2. 下列哪类药物与呋塞米合用可使耳毒性增强？（　　）
   A. 头孢菌素类　B. 氨基糖苷类　C. 四环素类　　D. 氯霉素　　E. 红霉素

3. BBB的组成是（　　）。
   A. 神经元　　　B. 小胶质细胞　C. 胶质细胞　　D. 血管内皮　E. 周细胞

4. 药物对神经系统的毒性作用有哪些？（　　）
   A. 神经损害　　　　　　　B. 小胶质细胞激活　　　　　C. 胶质细胞丢失
   D. 神经递质毒性　　　　　E. 髓鞘损害

5. 长期大量用药可致视神经炎，出现点、红绿色盲的药物是（　　）。
   A. 卡那霉素　　　　　　　B. 对氨基水杨酸　　　　　　C. 利福平
   D. 异烟肼　　　　　　　　E. 乙胺丁醇

二、填空题

1. 有神经毒性的抗肿瘤药物有_____、_____、_____和_____等。
2. 易产生依赖性的药物有_____、_____、_____和_____等。
3. 镇静催眠药禁忌证是_____、_____和_____等。

三、判断题

1. 药物对神经系统毒性作用的发生在早期可导致终生受损；如发生在成年后，由于神经系统发育成熟，因此影响不大。（　　）
2. 阿糖胞苷的神经毒性以小脑毒性为多见，临床表现为嗜睡、急性发作性共济失调、辨距障碍、构音障碍及眼球震颤等症状。（　　）
3. 常见的依赖性药物包括阿片类药物、精神兴奋剂、大麻类等。（　　）
4. 成瘾的药物主要包括新型毒品（如冰毒、K粉、摇头丸）、安眠药、传统毒品（如海洛因、大麻）、阿片类药物等，不包括处方药滥用（如止咳药水、曲马多）。（　　）
5. 青霉素脑病是青霉素最严重的中枢神经系统毒性反应。（　　）

四、简答题

1. 药物对神经系统的影响的检测手段有哪些？
2. 致依赖型药物的分类有几种？并列举2个药物。
3. 调研一下基因组学、蛋白质组学、代谢组学的神经系统毒性作用。

（卢应梅）

第七章 药物对消化系统的毒性作用

学习目标

1. 掌握：消化系统毒性的检测方法；药物对消化系统毒性的作用机制。
2. 熟悉：消化系统毒性的临床表现。
3. 了解：消化系统的结构及功能。

药物对消化系统的毒性作用的研究，主要指药物对消化系统所产生的毒性反应及引起消化系统毒性的因素，阐明药物对消化系统的损害特点和作用机制，为防止药源性消化系统损伤提供理论依据。胃肠道是药物吸收最重要的部位之一，药物的吸收可经整个胃肠道，包括胃、小肠、大肠、直肠各个部位的上皮细胞（epithelial cell）。胃肠壁对药物的吸收方式主要是简单扩散，仅有少数是通过主动转运进行的。胃肠壁对药物吸收的难易受多种因素的影响，如酸碱度、胃排空速度等。药物在小肠部位的吸收最为重要。口服给药时，药物经消化道上皮细胞进入门静脉或淋巴管，再转运至循环系统。消化系统（图 7-1）毒性反应通常表现为口腔黏膜炎、食道损伤、消化不良和胃十二指肠溃疡、恶心和呕吐、便秘和腹泻等症状。

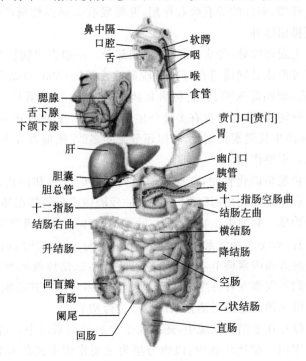

图 7-1 消化系统的组成

第一节 药物毒性作用产生机制

（一）消化系统的结构和功能

消化系统包括食管、胃、小肠、大肠、肝胆系统、胰腺等器官。

食管紧贴脊柱的腹侧，具有输送食物的功能，构造上由内而外由黏膜层、黏膜下层与肌层和外膜组成，外膜为结缔组织鞘，食管病变易扩散而延及纵隔，食管或邻近器官的病变也易使食管发生阻滞，引起吞咽困难，食管下段的静脉易充盈曲张，甚至破裂出血。

胃是人体的消化器官，位于膈下，上接食管，下通小肠，是储存和消化食物的器官。胃壁一般由黏膜层（内层），浆膜层（外层），平滑肌组成的肌层（中间）构成。胃黏膜的腺体包括胃底腺和胃体腺。主要由主细胞、壁细胞及黏液细胞组成。胃酸分泌由神经和激素两方面调节。正常时胃酸的 pH 为 0.9～1.5。正常情况下，胃黏膜上皮细胞及胃腺的黏膜细胞分泌的黏液糖蛋白等物质构成一道屏障，使分泌到胃腔中的胃酸不能损伤黏膜。

小肠是消化管中最长的一段，是进行消化吸收的主要部位。从幽门到回盲部，包括十二指肠、空肠和回肠。淀粉、蛋白质、脂肪等必须先被消化分解为简单的物质，才能被肠壁吸收。消化作用大部分靠胰腺分泌的各种消化酶在空肠上段内完成。回肠有很大的储备功能，凡未被空肠完全吸收的养料，皆由回肠吸收。

大多数药物的给药方式是口服，主要经胃肠道吸收。胃液为酸性，而小肠内容物接近中性。有机弱酸在胃中主要为非离子形式，在小肠中主要为离子形式。因此有机弱酸经胃比经小肠更容易吸收。相反，有机碱（碱性极弱除外）的吸收主要在小肠中而不是胃中。大肠分为回盲肠、升结肠、横结肠、降结肠、乙状结肠和直肠。结肠运动有非推进性节段性收缩和推进性转运性收缩，对水、电解质、胆汁酸等有吸收作用，并能吸收结肠内细菌产生的维生素，最后使食物残渣浓缩成粪便排出体外。

胰腺位于腹膜后上腹部深处，分头、颈、体、尾四部分。一般有主胰管和副胰管通入十二指肠。主胰管和胆总管可形成共同通道在开口下段形成乏特氏（Vatet）壶腹。胰腺主要分泌胰液、电解质和各种胰酶，如胰淀粉酶、胰脂肪酶和胰蛋白酶等，帮助消化淀粉、脂肪和蛋白质。胰腺中胰岛细胞是内分泌腺，胰岛中含有多种分泌细胞，其中 A 细胞分泌胰高血糖素，B 细胞分泌胰岛素，D 细胞分泌生长激素抑制素，胰腺还分泌胰多肽、胰抑素等多种激素，这些激素对维持正常的代谢功能有重要作用。

消化系统的基本功能是消化食物，并通过一系列复杂的分解和同化过程，使其被肠道吸收，变为体内物质，供机体组织利用；其余未被吸收的残渣构成粪便排出体外。此外，消化系统尚有一定的清除有毒物质与病原微生物的能力，并参与机体的免疫调节功能。消化系统还是体内巨大的内分泌器官，分泌多种激素参与消化系统及全身生理功能的调节。

消化系统运动受两方面因素调节，一是肠道神经系统，二是体液因素，而消化肽对两者均有重要调节作用。它们不仅都在各种生理刺激下释放，以内分泌方式影响消化系统运动，而且还作为肠道肽神经纤维的神经递质对消化系统运动进行调节。

消化系统激素不仅存在于消化系统中，还存在于中枢神经系统中，以内分泌、旁分泌和神经分泌三种方式发挥作用。在消化肽中：以内分泌为主要作用方式的有胃泌素（GAS）、胆囊收缩素（CCK）、促胰液素（SEC）、胃动素（MOT）、胰多肽（PP）、抑胃肽（GiP）等；而以消化系统神经肽为主要作用方式的有血管活性肠肽（VIP）、P 物质（SP）、生长抑素（SST）、甘丙肽（GAL）、脑啡肽（ENK）等。

（二）药物消化系统毒性的临床表现

（1）上消化道　表现为流涎、窒息、作呕、咳嗽、呼吸困难（咽、喉部水肿所致）、唇和颊部充血。严重者可导致食管穿孔，上消化道重建和（或）瘢痕形成。

（2）胃　恶心、呕吐、腹痛和腹胀，胃黏膜出血、糜烂及溃疡。

（3）肠　可表现为便秘、麻痹性肠梗阻、腹泻、出血及痔疮发作。

第二节　药物对消化系统毒性作用的类型及作用机制

一、药物对消化系统毒性作用的类型

（一）上消化道毒性作用

引起上消化道（如口、咽和食管）直接刺激的药物或毒物中常见的有酸、碱、甲醛、羟类及酚类等。尽管上消化道能吸收一些低分子量和高脂溶性的物质，直接接触未经溶解或代谢的药物仍会引起上消化道损伤，其中，液体药物比固体药物对消化道造成的损伤更广泛，因为吞咽动作能将液体较快地输送到上消化道的更深位置。上消化道急性炎症几乎于损伤后立即发生，持续48小时以上。组织坏死于接触药物或毒物后24~48小时发生，主要改变有在黏膜表面形成灰色至白色的腐蚀斑，表面上皮层可形成一层痂皮。穿孔性坏死可导致食管穿孔，上消化道重建和（或）瘢痕形成，可引起吞咽不畅或吞咽困难。

（二）胃毒性作用

被胃吸收的药物经胃冠状静脉、胃网膜左静脉等进入肝门静脉。吸收入小肠绒毛内毛细血管中的药物经过十二指肠静脉、小肠静脉、上肠系膜静脉进入肝门静脉，由大肠吸收的药物经过上肠系膜静脉、下肠系膜静脉进入肝门静脉。药物由肝门静脉入肝，继而进入体循环。药物吸收通过胃肠道黏膜时，可能被黏膜中的酶代谢。进入肝后，亦可能被生物转化，药物进入体循环前的降解或失活称为"首过代谢"或"首过效应"（first pass effect）。药物的首过效应越大，药物被代谢越多，其血药浓度也越低，药效受到明显的影响。

胃黏膜表面虽然有许多褶壁，但由于缺乏绒毛，故吸收面积有限，除对一些弱酸性药物有较好吸收外，对大多数药物吸收较差。

药物急性胃中毒的症状有呕吐，呕吐之前常伴有唾液分泌过多、恶心、腹部肌肉紧缩以及腹痛和腹胀等表现。药物和毒物通过咽部和胃部，引起胃扩张，胃部内环境失去平衡信号刺激髓质呕吐中心，可产生呕吐反应。呕吐中枢由颅神经支配，包括迷走神经、舌咽神经、面神经和前庭神经。通过神经之间的联络将来自化学感受发动区的神经冲动加以整合。

化学感受器发动区富含组胺、乙酰胆碱和多巴胺的受体。该区对吗啡、麦角碱、吐根糖浆及其他一些毒物敏感。多巴胺受体拮抗剂、毒蕈碱性受体拮抗剂和Ⅰ型组胺（H_1）受体拮抗剂是常用的止吐剂。胃部的多巴胺受体能抑制呕吐反射早期阶段的胃蠕动而延长毒物在胃内存留的时间。

呕吐物的性状可为确定中毒的性质提供线索：绿色呕吐物显示含有从小肠反流的胆汁；亮绿色或黄色呕吐物提示含有经过消化的药物或客观存在毒物；亮红色或黑色、咖啡色呕吐物显示含有在胃部潴留的血液。异味可以协助判断异物的种类，如磷化锌可导致磷化氢异味，砷可导致蒜味。

不同种类的抗炎药物、免疫抑制剂如硫唑嘌呤、环磷酰胺、甲氨蝶呤和D-青霉胺可引起胃黏膜出血和溃疡。吲哚美辛和保泰松可引起胃黏膜糜烂、溃疡和小肠损害。

（三）肠毒性作用

药物肠道毒性反应症状包括便秘、麻痹性肠梗阻、腹泻、胃肠出血及腹痛等。肠道黏膜细胞具有高度生长功能，对细胞周期特异性抗肿瘤药如阿糖胞苷、羟基脲、甲氨蝶呤、长春新碱等均敏感，在用药数小时内即可出现毒性反应。药物可通过影响肠道分泌肠液、改变肠腔 pH 及酸碱平衡、影响肠壁肌肉收缩（蠕动）而引起腹泻等毒性反应。

二、药物对消化系统毒性作用机制

（一）代谢产物所致的毒性

含氰的糖苷类药物及食物在胃肠道内水解生成的氰化物容易引起中毒。苏铁苷（cycasin）在 β-葡糖苷酸酶作用下，生成的苷元具有肝毒性和致癌性，且毒性和酶的活性呈正相关。

（二）破坏肠道上皮细胞所致的毒性

通常情况下，肠道上皮能有效地阻止微生物的入侵，同时又能吸收营养物质，控制水和电解质的吸收。当上皮的破坏超过了其代偿能力时，上皮屏障功能受到破坏。药物或毒物直接损伤上皮细胞膜，或通过干扰维持细胞内稳定所必需的代谢途径而导致细胞坏死；药物或毒物引起的缺血影响了肠黏膜及黏膜下的血液循环，从而导致缺血（缺氧）性坏死，如砷的部分作用是通过影响微循环，引起细胞水肿，最终导致细胞坏死的。药物可抑制肠陷窝细胞的有丝分裂，影响肠道上皮的更新。衰老的肠道上皮死亡之后没有新的细胞代替导致肠道的完整性遭到破坏。

（三）干扰肠道腺体分泌所致的毒性

拟副交感神经类药物（如新斯的明）可引起腺体分泌过多及肠蠕动激进，导致严重腹泻；副交感神经阻滞剂（如阿托品、颠茄生物碱）可引起腺体分泌功能减弱和蠕动迟缓。某些毒物或药物的强渗透性效应能引起腹泻，因为水在高浓度盐溶液成亲水胶体的作用下进入肠腔，所以高浓度钠盐溶液、硫酸盐溶液或不可吸收的糖类可作为导泻剂。在毒物或药物的刺激下，内源性化合物也可能导致腹泻：前列腺素能增加黏液的分泌，并能促进水和电解质转运到肠腔引起腹泻；腺苷酸环化酶被某些毒物或药物（如霍乱毒素）激活后刺激小肠分泌大量的液体，使小肠的再吸收处于超负荷状态，就有可能导致严重的腹泻；胆碱酯酶抑制剂引起乙酰胆碱积累，从而促进肠道蠕动。直接刺激物（如蓖麻油、芦荟、强心苷或皂苷等）刺激肠道平滑肌，能增加肠道的蠕动。渗透性泻药引起液体在肠腔内聚积、扩张肠壁，引起反射性肠道蠕动。

（四）其他机制所致的毒性

毒物或药物可干扰肠道的分泌活动，阻碍营养物质吸收，从而导致营养吸收不良或腹泻。此外，药物或毒物可影响位于结肠和盲肠内的大量的正常菌群。抗生素能影响细菌合成的必需维生素，如维生素 K。克林霉素和四环素能引起梭状芽孢杆菌大量繁殖，导致急性中毒性结肠炎，伴随腹泻和腹绞痛症状。一些药物可使细胞染色体发生损害，引起细胞组织的非正常生长（包括癌变），如质子泵抑制剂奥美拉唑长期服用，可致胃嗜铬细胞增生，胃息肉增生。

知识链接 7-1

第三节 药物消化系统毒性常见药物

一、引起消化系统毒性的常见药物

（一）口腔疾病

引发严重口腔黏膜损伤的药物较少。头颈部放疗及细胞毒性药物可导致口腔黏膜炎，也可影响整个胃肠道的黏膜内层。

（二）食道损伤

（1）松弛食道下端括约肌引起胃灼热的药物　抗胆碱能药物（如丙环定、苯海索）、三环类抗抑郁药、钙通道阻滞剂、硝酸盐类及酚噻嗪类药物。

（2）引起食道黏膜直接损伤的药物　四环素类和二膦酸盐类药物。

（3）引起食道狭窄的药物　氯化钾、奎尼丁及非甾体抗炎药。

（三）消化不良和胃十二指肠溃疡

大约 1/3 的患者在使用非甾体抗炎药尤其是阿司匹林时会诱发非溃疡型消化不良（non-ulcer dyspepsia），也常常引起溃疡性出血。阿司匹林在作为抗血栓药物长期服用时，很容易导致上消化道溃疡复发和出血。氯吡格雷、华法林和新型口服抗凝药（NOACs），包括凝血酶抑制剂、达比加群和 Ⅹa 因子抑制剂，如阿哌沙班和利伐沙班，均与胃肠道出血有关。如果阿司匹林与其他非甾体抗炎药或氯吡格雷联合使用，风险会更高。

（四）恶心和呕吐

（1）胃肠道局部刺激作用的药物　氯化钾、铁制剂、非甾体抗炎药、茶碱、硫唑嘌呤和甲硝唑。

（2）刺激呕吐中枢的药物　左旋多巴、溴隐亭、阿片类生物碱、地高辛及化疗药物（如顺铂、盐酸氮芥、达卡巴嗪和环磷酰胺）。

（五）便秘和腹泻

（1）易导致便秘的药物　具 M 受体拮抗作用的药物（如阿托品、酚噻嗪类及三环类抗抑郁药）、阿片类药物、美贝维林、薄荷油、含铝的抗酸药、硫糖铝、铁制剂、慢性缓泻药、洛哌丁胺及昂丹司琼。

（2）易导致腹泻的药物　β受体阻滞剂、米索前列醇、抗生素、含镁的抗酸药、奥沙拉秦及其他氨基水杨酸盐类制剂、甲芬那酸、铁制剂、急性泻药、二甲双胍和 ACEI 类药物。

二、药物消化系统毒性的评价及防治原则

（一）消化系统分泌物检测

1. 胃液分泌物检测

常选用狗和大鼠。由狗右侧嘴角插入胃管收集胃液；大鼠则需剖腹，从幽门端向胃内插入一直径约 3 mm 的塑料管，在紧靠幽门处结扎固定，以收集胃液，可进行胃酸的测定和胃蛋白酶的测定。

2. 胰液分泌物检测　可选用狗、兔或大鼠。在全麻下进行手术，狗在主胰管开口十二指肠降部，距幽门 12 cm 左右处，要将十二指肠翻转，在其背面即可以找到。兔的胰腺很分散，胰管位于十二指肠的升段，距离幽门约 17 cm。分别向主胰管内插入细导管收集胰液。大鼠的胰管与胆管汇集于一个总管，在其入肠处插管固定，并在近肝门处结扎和另行插管，就可分别收集到胆汁和胰液。大鼠的胰液很少，插入内径约 0.5 mm 的透明导管后，以胰液充盈的长度作为观察胰液分泌的指标。

（二）消化系统运动检测

1. 动物离体标本实验

消化道平滑肌具有肌源性运动的特点，动物离体的肠段、胆囊乃至胃肠肌片段，只要具有合适的存活环境就可保持其运动机能。常选用兔、豚鼠、大鼠等动物的组织，也可利用手术中取下或猝死剖检时取下的消化道器官进行实验。取禁食 24 小时的动物，通常用击头致毙法处

死,以避免麻醉或失血等对胃肠动力运动机能的影响。立即常规剖腹,取出所需的胃、肠、胆囊等,去除附着的系膜或脂肪等组织,迅速放在充氧(或含5% CO_2)、保温(37 ℃)的保温液中,并以注射器用保温液将管腔内的食物残渣洗净。操作动作要轻柔,冲洗时不宜采取高压以免组织挛缩。

若以肌片段为标本,一般剪取宽1~5 mm、长1~2 cm的一段即可。用动物的肠管做实验时,通常取十二肠或回肠。十二指肠的兴奋性、节律性较高,呈现活跃的舒缩运动。回肠运动比较静息,其运动曲线的基线比较稳定。所用的标本大都取1.5 cm左右一段即可。以狗的胆囊做实验时可截取宽4 mm、长2 cm的全层肌段。兔、豚鼠等的胆囊较小,取材时常与胆管一起摘下。兔的胆囊可沿其长轴一剖为二,豚鼠则可以整个胆囊或取其半进行实验。做胆管的离体实验时,通常取狗的胆总管,将相关的十二指肠组织切除,留下乳头以及胆道末端括约肌组织,供实验用。

2. 消化器官运动在体实验

利用整体动物观察消化道动物的方法很多,诸如肠管悬吊法、内压测定法、生物电记录法、腹窗直视法以及X线检查等。常选用狗、猫或兔,择其健康成年者,性别不限。由于巴比妥麻醉剂对消化道运动有抑制作用,故用猫或兔做实验时,可选择用乌拉坦1.0~1.5 g/kg静脉或腹腔注射进行麻醉。观察胆道系统的运动则以母狗为佳,因为其肋弓较大,容易暴露。一般在禁食12~24小时后进行实验。进行胆道口括约肌部胆道内压测定实验时,大都选用狗或猫,也可用兔。狗的胆道位置较深,要求良好的手术暴露。猫的总胆管相对较粗,操作也较容易,但手术耐受性稍逊于狗。兔的胆总管容易辨认,壶腹部明显地呈现于十二指肠第Ⅰ段的表面,操作时务必仔细。狗的胆总管2~3 mm,位于十二指肠降部,循小网膜右缘而下,在门脉之右、下腔静脉之前。

(三)药物消化系统毒性防治原则

(1)当某一药物出现消化系统毒性时,首先需要考虑的是减量、停药或者更换其他无此类毒性的药物,这是避免药物引起胃肠道疾病的第一道防线。

(2)口服片剂或胶囊等固体制剂时,为减轻药物在食管中发生哽咽或刺激作用,建议用足量的水送服。

(3)非甾体抗炎药的使用剂量应尽量降低,以控制症状的最低剂量为宜。同时可以考虑联合使用质子泵抑制剂(PPI)或其他COX-2抑制剂替代治疗。

(4)控释制剂具有更大的黏膜损伤风险,尤其是钾制剂、奎尼丁和二膦酸盐。如需使用,应确保正确的服用方式,如二膦酸盐类药物服用时至少用200 mL温开水送服,服药后30分钟内不要躺卧,应保持站立位或坐位。常用处方药如β受体阻滞剂被认为可引起腹泻。

(5)肠道感染时应避免同时使用PPI或H_2受体拮抗剂,因其可能导致腹泻加重。

(6)在炎症性肠病患者中,药物引起的腹泻、疾病复发或免疫抑制剂引起的继发感染需要慎重考虑。

本章小结

药物对消化系统的毒性研究包括药物对消化系统所产生的毒性反应及引起消化系统毒性的因素,目的是阐明药物对消化系统的损害特点和作用机制,为防止药源性消化系统损伤提供理论依据。消化系统毒性反应通常表现为口腔黏膜炎、食道损伤、消化不良和胃十二指肠溃疡、恶心和呕吐、便秘和腹泻等症状。毒性作用机制包括药物代谢产物所致的毒性、破坏肠道上皮细胞所致的毒性和干扰肠道腺体分泌所致的毒性。引起消化系统毒性的常见药物包括引起胃灼热的药物如抗胆碱能药物(如丙环定、苯海索)、三环类抗抑郁药等;引起食道黏膜直接损伤的药物如四环素类和二膦酸盐类药物;引起食道狭窄的药物如氯化钾、奎尼丁等。非甾体抗炎药尤其是阿司匹林诱发的消化不良和胃十二指肠溃疡容易导致上消化道溃疡复发和出血。药物消化系统毒性的评价包括消化系统分泌物检测和消化系统运动检测。当某一药物出现消化系统毒性时,首先需要考虑的是减量、停药或者更换其他无此类消化系统毒性的药物,这是避免药物引起胃肠道疾病的第一道防线。

能力检测

能力检测
参考答案

一、选择题

1. 奥美拉唑减少胃酸分泌主要通过( )。
   A. 灭活胃壁 H^+ 泵　　　　B. 阻断组胺受体　　　　C. 阻断 5-HT 受体
   D. 阻断 M 受体　　　　　　E. 阻断 DA 受体

2. 下列有关药物在胃肠道的吸收描述中哪个是正确的?( )
   A. 胃肠道分为胃、小肠和大肠三个主要部分,而大肠是药物吸收的最主要部位
   B. 胃肠道内的 pH 从胃到大肠逐渐下降
   C. 弱酸性药物如水杨酸,在胃中吸收较差
   D. 主动转运很少受 pH 的影响
   E. 弱碱性药如麻黄碱、苯丙胺在十二指肠以下吸收较差

3. 除肝以外代谢最常见的部位是( )。
   A. 肾　　　　B. 肺　　　　C. 胃肠道　　　　D. 脾

4. 消化液中的( )能增加难溶性药物的溶解度,从而影响药物的吸收。
   A. 胆盐　　　B. 酶类　　　C. 黏蛋白　　　D. 糖

5. 以下泻药中,乳酸血症患者禁用的是( )。
   A. 硫酸镁　　　　　　　　B. 酚酞　　　　　　　　C. 乳果糖
   D. 液状石蜡　　　　　　　E. 聚乙二醇电解质散

6. 伪膜性肠炎或食物中毒应首选的微生态制剂是( )。
   A. 双歧三联活菌　　　　　B. 酪酸菌　　　　　　　C. 粪肠球菌
   D. 枯草杆菌　　　　　　　E. 地衣芽胞杆菌

7. 奥美拉唑用于治疗( )。
   A. 消化不良　　　　　　　B. 慢性腹泻　　　　　　C. 慢性便秘
   D. 胃肠道平滑肌痉挛　　　E. 十二指肠溃疡

8. 溃疡病应用某些抗菌药的目的是( )。
   A. 清除肠道寄生菌　　　　B. 抗幽门螺杆菌　　　　C. 抑制胃酸分泌
   D. 减轻溃疡病的症状　　　E. 保护胃黏膜

二、思考题

1. 药物对消化系统的毒性作用可分为哪几种?
2. 药物对消化系统毒性的检测方法有哪些?

(刘启兵)

第八章 药物对呼吸系统的毒性作用

学习目标

1. 掌握：药物对呼吸系统毒性作用的主要类型和机制。
2. 熟悉：呼吸系统毒性检测的主要方法。
3. 了解：药物对呼吸系统毒性作用的解剖生理学基础。

呼吸系统(respiratory system)的主要功能是从外界环境摄取机体新陈代谢所需要的O_2，并向外界排出代谢所产生的CO_2。呼吸是机体维持正常代谢和正常生命活动所必需的基本功能之一，呼吸一旦停止，便意味着生命的终止。各种影响肺通气和换气功能的药物均可产生呼吸系统的不良反应，由药物引发的肺损伤死亡率较高，应该给予足够的重视。

案例导入 8-1

患者，女，51岁，6年前因心悸、胸闷在我院行心电图检查，示频发房性早搏、室性早搏，行24小时动态心电图检查示短阵室性心动过速及房性早搏、室性早搏，给予普罗帕酮、莫雷西嗪治疗效果不佳，改用胺碘酮，剂量为 0.2 g，3 次/日，口服，心律失常得到较好控制。1 周后逐渐减量，半个月后减至 0.1 g，3 次/日维持。但 3 个月后又出现心悸，自行将胺碘酮加量至 0.2 g，3 或 4 次/日，自觉症状好转时减量，前后服用 5 年。1 年前出现干咳、乏力、气短，近半年明显加重，到上级医院就诊，X 线胸片显示两肺弥漫性网状、条索状密度不等阴影。诊断为药源性肺纤维化。予以氧疗、肾上腺皮质激素等治疗无效，后因呼吸衰竭而死亡。

问题：
胺碘酮的临床功效和毒性作用是什么？

第一节 药物对呼吸系统毒性作用的解剖生理学基础

呼吸系统由呼吸道和肺脏两部分组成。呼吸道是气体流动进出肺的通道，包括鼻腔、咽、喉组成的上呼吸道以及气管和支气管组成的下呼吸道。肺脏是氧和二氧化碳在血液和空气之间进行交换的部位，是肺换气的场所，由呼吸性细支气管、肺泡管、肺泡囊和肺泡组成。

一、呼吸道

整个呼吸道内表面都覆盖有分泌液和纤毛（鼻孔、咽后壁和声带黏膜除外），它能温暖（或冷却）、湿润和净化吸入的空气，对于呼吸器官和人体有保护作用。

（1）加温湿润作用 主要在鼻咽部，气管和支气管作用较小。由于鼻、咽黏膜有丰富的血流,并有黏液腺分泌黏液,所以可以调节进入鼻腔内空气的温度和湿度。

(2) 过滤清洁作用 鼻腔黏膜表层为顶部长有纤毛的假复层柱状上皮,在纤毛协调摆动下,可以清除进入鼻腔内的较大异物。一般来讲,直径大于 10 μm 的颗粒几乎完全从鼻腔中被清除掉。直径在 2~10 μm 的颗粒可通过鼻腔进入下呼吸道附着于黏液层上,纤毛通过波浪式摆动向上运动将附着有异物颗粒的黏液层推向咽部,排出体外。

二、肺脏

肺是呼吸系统中最重要的器官。肺中的支气管经多次反复分支成无数细支气管,它的末端膨大成囊,囊的四周有很多突出的小囊泡,即为肺泡。其壁薄,由单层上皮细胞构成,外面包绕着毛细血管网,是气体交换的场所。进行气体交换的总面积约为 100 m^2。安静时,气体交换仅由部分肺泡完成,面积约为 40 m^2;运动时面积可增至 70 m^2。肺泡表面主要覆盖有Ⅰ型和Ⅱ型肺泡上皮细胞。Ⅰ型肺泡上皮细胞呈扁平状,细胞数量较少,但覆盖肺泡的大部分表面,细胞含核部分较厚并向肺泡腔内突出,无核部分胞质菲薄呈扁平状,厚约 0.2 μm,主要参与气体交换,构成气血屏障。

Ⅱ型肺泡上皮细胞位于Ⅰ型肺泡上皮细胞之间,数量较Ⅰ型肺泡上皮细胞多,但覆盖面积比Ⅰ型肺泡上皮细胞小。细胞呈立方形或圆形,顶端突入肺泡腔。细胞核圆形,胞质着色浅、呈泡沫状。胞质内富含线粒体和溶酶体,有较发达的粗面内质网和高尔基复合体。核上方有较多的分泌颗粒,颗粒内含有平行排列的板层状结构,称为嗜锇性板层小体。小体内的主要成分为磷脂,以二棕榈酰卵磷脂为主,此外还有糖胺聚糖及蛋白质等。颗粒内物质释放出来后,在肺泡内表面形成一层黏液层,称为肺泡表面活性物质。肺泡表面活性物质有降低肺泡表面张力、稳定肺泡大小的作用,可防止呼气时肺泡过度塌陷或吸气时肺泡过度膨胀,防止肺不张。Ⅱ型肺泡上皮细胞有分裂、增殖并分化为Ⅰ型肺泡上皮细胞的潜能,故具有修复受损伤上皮的作用。

三、呼吸系统对药物易感原因

呼吸道与外界环境相通,通过呼吸道给药是一种常见的用药方式。一些雾化吸入的药物,可因药物本身制剂的理化性质而对呼吸道产生直接刺激作用或者直接损伤肺组织,毒性作用大小与吸入微粒直径、药物的理化性质有关。

通过其他途径吸收进入体内的药物也可作用于肺。肺脏接受全身回流的静脉血,被吸收的药物几乎全部可以到达呼吸系统。肺泡膜总面积大、肺泡壁薄、肺循环血流缓慢,药物和肺组织接触机会多。由于肺组织接触的药物浓度高,容易对肺脏造成直接损伤;而且肺脏中高氧环境,使许多药物容易被氧化而对肺组织产生毒性作用。

除了肝脏是药物代谢的最主要器官之外,肺脏、胃肠道、皮肤、肾等也可产生有意义的药物代谢作用。Clara 细胞是分布于终末细支气管和呼吸性细支气管上皮的非纤毛细胞,为呼吸道的高代谢活性细胞。胞体内含有丰富的滑面内质网以及大量的细胞色素 P450 和其他微粒体代谢酶类,在呼吸系统的药物代谢中起着重要的作用。药物代谢动力学的研究发现:经过一次肺循环,75%的普萘洛尔、60%的利多卡因和 75%的芬太尼被肺吸收。肺脏对药物的代谢与肺损伤有关,药物对呼吸系统的损伤作用也与药物本身的药理作用有关,如解热镇痛抗炎药阿司匹林引起的支气管哮喘。

一些物质在肺组织有特异性蓄积,可引起肺损伤。百草枯(paraquat,PQ)是一种非选择性除草剂,曾在全世界范围内广泛应用,但因剧烈的毒性,其应用也一直充满争议。百草枯中毒后,约 50%集中于肺组织,百草枯可在Ⅰ型和Ⅱ型肺泡上皮细胞内活化为自由基而引起肺损害,急性毒性作用呈现肺水肿,慢性毒性作用时为肺纤维化,无特效解救药,口服中毒死亡率达 90%以上。

知识链接 8-1

第二节 药物对呼吸系统毒性作用的类型及机制

药物可以通过多种途径对呼吸系统产生毒性作用,包括直接的细胞毒性作用和引发变态反应,以及通过影响体内物质代谢、心血管系统、血液系统、神经-肌肉系统等间接产生毒性作用。新生儿由于呼吸系统发育尚未完善,在接触具有呼吸毒性的药物后,比成人更容易出现呼吸系统功能的异常。药物对呼吸系统的毒性作用分为急性和慢性两种。

一、急性毒性

(一)呼吸抑制

1. 中枢性抑制

各类作用于中枢的镇静催眠药、全麻药、中枢性镇痛药等均可直接抑制呼吸中枢,是这些药物急性中毒致死的主要原因。常见的药物有地西泮、阿普唑仑、七氟烷、吗啡、芬太尼、可待因等。

2. 外周性抑制

药物也可直接作用于神经-肌肉接头处,影响呼吸肌收缩而引起外周性的呼吸麻痹。如骨骼肌松弛药琥珀胆碱、筒箭毒碱可选择性阻断神经肌肉接头处 ACh 对 N_2 受体的作用,破坏神经冲动的传递,使呼吸肌松弛;氨基糖苷类抗菌药有神经肌肉阻滞作用,因药物可与突触前膜钙结合部位结合,抑制神经末梢 ACh 的释放,抑制呼吸肌的兴奋。

(二)喉头水肿

药源性喉头水肿是血管神经性水肿发生在喉部所造成的,大多属于Ⅰ型变态反应,是各部位神经性水肿中最严重的一种。其发病急骤,进展迅速,一旦发生,重者可使患者在短期内窒息死亡。药源性喉头水肿的发生不可预测,与药物的剂量大小无关。抗微生物药物和中药制剂发生率最高,抗微生物药中以头孢菌素类和氟喹诺酮类居多,中药制剂以中药注射液发生率最高。用药后 30 min 内最常出现,速发型喉头水肿多见,所占比例为 73.56%。各种给药途径均可发生喉头水肿,以静脉用药发生率最高,占总发生率的 67.05%。药源性喉头水肿的发生与年龄无关。

(三)哮喘

诱发支气管哮喘是药物常见的呼吸系统毒性反应。所有由药物导致的哮喘发作统称药物性哮喘(drug-induced asthma),包括哮喘病患者由于应用某些药物诱发哮喘或加剧哮喘发作和无哮喘病史的患者因使用某些药物后引起的哮喘。药物性哮喘的共同特征是哮喘发病前有明确的用药史,哮喘的发作或加剧与用药有明确的时间关系,停药后经过积极治疗哮喘症状可有不同程度的缓解或自行缓解,再次使用该类药物后又可再次诱发哮喘。引起哮喘发作的药物有数百种之多,其中以解热镇痛类药物、β 受体阻滞药、ACEI 类药物、抗生素类、含碘造影剂和蛋白制剂等较为常见。药物性哮喘的发病机制比较复杂,各类药物诱发哮喘的机制不尽相同,主要有以下几个方面。

1. 引发变态反应

药物引发的呼吸道变态反应主要是Ⅰ型变态反应,由 IgE 介导,肥大细胞和嗜酸性粒细胞等效应细胞释放生物活性介质。常见药物主要有抗菌药如青霉素类、头孢菌素类、磺胺类、喹诺酮类、多黏菌素 B、林可霉素、四环素等,以及含碘造影剂。青霉素类抗菌药是最常引起药源性过敏性支气管痉挛的抗生素,常伴发皮疹、瘙痒和血管神经性水肿。青霉素类之间有交叉过敏反应,在青霉素类过敏患者中,有10%对头孢菌素类过敏。含碘造影剂如碘化油、乙碘油、碘苯酯、碘番酸、碘海醇、伊索显、泛影葡胺等,发生率不到2%,注射0.5~1.0 mL含碘造影剂即可引起严重哮喘发作,甚至死亡,任何一种含碘造影剂均可诱发哮喘,但以含有甲基葡胺的造影剂致哮喘发生率最高。

2. 干扰呼吸道炎症介质代谢

多种炎症介质参与哮喘的发作,如前列腺素、白三烯、组胺等。部分哮喘患者在服用阿司匹林或其他非甾体抗炎药后会导致哮喘的剧烈发作。发病机制:阿司匹林等药为环氧合酶通路的COX抑制剂,它使PG合成受阻,导致大量的花生四烯酸通过脂氧酶通路进行代谢,产生过多的白三烯类(LTs)可致支气管强烈痉挛、收缩,从而诱发哮喘。一般口服20 min左右出现,发作初期伴水样鼻涕,继而出现呼吸困难,重者窒息。阿司匹林过敏的患者对其他非甾体抗炎药如对乙酰氨基酚、吲哚美辛、萘普生等有交叉过敏反应。一些可诱发组胺释放的药物,也可引起支气管痉挛,如大剂量吗啡、氯胺酮、利多卡因、普鲁卡因等。

3. 干扰支气管平滑肌正常功能

支气管平滑肌的舒缩受交感神经和副交感神经的直接调控。常用抗高血压药普萘洛尔为非选择性β受体阻滞药,作用于β_1受体治疗高血压的同时,可阻断支气管平滑肌上的β_2受体而使支气管平滑肌收缩,使支气管哮喘患者的呼吸道阻力增加,诱发或加重哮喘。甚至有报道,青光眼患者在用噻吗洛尔滴眼时,也可发生支气管痉挛。选择性β_1受体阻滞药(美托洛尔、比索洛尔和阿替洛尔)在理论上是安全的,但也可能引起通气功能降低。新斯的明、有机酸酯类等抗胆碱酯酶药可引起支气管收缩,毛果芸香碱和甲酰胆碱等拟胆碱药能兴奋支气管平滑肌,故均可诱发或加重支气管哮喘。

4. 药物对呼吸道黏膜的局部刺激

色甘酸钠、痰易净、某些糖皮质激素气雾剂如氢化可的松等吸入给药方式一般是安全的,但偶尔可引起严重的支气管哮喘,主要是因为支气管哮喘患者的气道通常处于高反应状态,上述药物粉末对气道黏膜局部产生直接刺激作用而引起气道平滑肌痉挛。

5. cAMP蓄积所致的负反馈

西咪替丁为H_2受体拮抗剂,可拮抗组胺受体,抑制胃酸分泌。H受体存在于气道平滑肌部位,调节气道的收缩与舒张功能。使用H_2受体拮抗剂可以使气道平滑肌部位受体功能失调,使血液中cAMP水平进一步下降,最终导致哮喘发生或加重。一般症状为咽部发痒、流涕、喷嚏,继而出现典型的哮喘发作,再次服可复发,停药后症状不会持续。

引起哮喘最多的药物为抗菌药物,占药源性哮喘的23.15%。而在抗菌药物中,青霉素类药物所占的比例最高,这主要与其产生变态反应相关;另外,由于头孢菌素类与氟喹诺酮类抗菌药物在临床的大量广泛使用,引起药源性哮喘占抗菌药物的比例也相对较高。其次为中药制剂,占药源性哮喘17.13%,主要是因为中药注射剂引起的过敏发生率相对较高,尤其是对于老年体弱以及过敏性体质等患者应详细询问用药过敏史,尽量避免使用中药制剂。另外,解热镇痛药物与β受体阻滞药所引发的哮喘,占药源性哮喘的比例也相对较高。药源性哮喘的发生途径主要为口服、静脉给药,发生率较其他给药途径大,与临床常用的给药途径相关(表8-1)。

表8-1 引起哮喘的常见药物

类别	药物
解热镇痛类药	阿司匹林、对乙酰氨基酚、吲哚美辛、布洛芬、保泰松等
抗菌药物	青霉素类、头孢菌素类、磺胺类、喹诺酮类、多黏菌素B、林可霉素等
对抗或降低交感张力药物	普萘洛尔、噻吗洛尔、甲基多巴、利血平、胍乙啶

续表

类　别	药　物
酶类药物	胰蛋白酶、糜蛋白酶
生物制品	疫苗、抗毒素、血清制品
气雾剂	氢化可的松、色甘酸钠
H_2受体阻滞剂	西咪替丁、雷尼替丁
胆碱类药物	乙酰胆碱、毛果芸香碱
麻醉类药品	氯胺酮、利多卡因、普鲁卡因

（四）咳嗽

20%左右的咳嗽由用药引起。引起药源性咳嗽的机制主要包括以下三个方面：①药物在肺组织的高浓度摄取和活性代谢产物在肺部聚积导致的肺局部毒性反应；②药物在肺部的急、慢性过敏反应；③药物引起炎性介质在肺部蓄积。

（1）肺毒性作用　博来霉素是化疗药物中较易引发肺损伤的药物之一，肺损伤也是博来霉素最严重的不良反应，发生率为2%～40%，死亡率为1%～2%。临床主要表现为干咳、呼吸困难，常伴有发热，肺功能失常；病理主要表现为局灶或弥漫性间质性肺炎和肺纤维化。

（2）过敏反应　青霉素类、头孢菌素类、红霉素类、四环素类、磺胺类药物等抗菌药物也可以引起肺损伤，多与变态反应有关，表现为咳嗽、发热、气短、胸痛、胸腔积液、胸膜肥厚和肺间质纤维化、外周血嗜酸性粒细胞增多等，严重者可引起过敏性肺损伤或红斑狼疮样肺炎。停药后症状多可缓解，也可以肌内注射抗过敏药物或静脉使用糖皮质激素改善症状。

（3）炎性介质蓄积　血管紧张素转化酶抑制药卡托普利长期用药后主要不良反应是刺激性干咳，主要与卡托普利抑制缓激肽和P物质代谢有关，导致这些物质在肺血管床堆积，增强呼吸道反应性。一般止咳剂对这种咳嗽无效，需要停药，停药后多在1～14天内咳嗽完全消失。ACEI所致咳嗽的主要临床表现为阵发性干咳，或伴有少许白痰的咳嗽，最早可出现在服药后1天，但多出现在服药后1周左右，伴有咽部发干，或胸骨上切迹后的痒感，多在夜间或平卧位时加重。

（五）肺水肿

药物诱发的肺水肿主要与药物引起肺毛细血管通透性增高或水钠潴留以及药物过量有关，分为心源性和非心源性两种。临床上主要表现为咳嗽、青紫、气急、低血压、心动过速等。药物引起的肺水肿可发生在任何年龄组，儿童及中年人较多，儿童多发，可能与其发育尚不健全、系统发育不完善、对药物耐受性差以及自身调节能力差有关，易在用药后1小时内发生。各种给药途径均可引起药源性肺水肿。药物诱发的心功能衰竭、药物直接的细胞毒作用、药物对肺血管舒缩和通透性的影响，以及药物在肺部引起的炎症和变态反应等均可导致肺水肿的发生。引起肺水肿的常见药物有抗精神失常药、抗菌药物、非甾体抗炎药、皮质激素类药物、钙拮抗药、美沙酮、可待因、麦角新碱、镇静催眠药、卡托普利、氢氯噻嗪、静脉输液量过多等。药物性肺水肿预后一般比较好，停药和对症治疗后病情多能缓解。

抗精神病药物有较强的镇静作用，尤其合用苯二氮䓬类药物后，镇静作用加强，抑制皮层和延髓中枢，出现呼吸暂停，造成肺组织循环障碍，肺小血管痉挛，组织细胞缺氧、缺血、水肿，肺毛细血管渗出增加，肺泡表面活性物质降低，肺内分泌物增多，倒流入肺，从而形成肺水肿。

少数患者较大剂量使用美沙酮可致肺水肿及昏迷，出现针尖样瞳孔及呼吸不规则。其机制是由于呼吸抑制，换气减弱，导致严重缺氧，加之药物对毛细血管的直接作用，导致通透性增大，发生水肿。一般在给药6小时内发病。

海洛因诱发肺水肿的死亡率很高,据报道,102例服用海洛因的患者,有15%的患者死于肺水肿。其机制是缺氧及通气不足致使肺毛细血管通透性增加而引起肺水肿,与中枢抑制作用的关系不大。

急性短期内静脉输入过多钠盐可造成水钠潴留,心脏负荷增加,导致急性左心功能不全、急性肺水肿,是临床肺水肿发生的常见原因。

（六）肺炎

药物引起的肺部炎症主要包括三种类型:过敏性肺炎、药源性红斑狼疮样肺炎和间质性肺炎。主要机制与药物及其代谢产物诱发变态反应和直接的细胞毒性作用有关。过敏反应诱发的肺炎一部分伴有Ⅰ型变态反应,主要为Ⅲ型或Ⅳ型变态反应。细胞毒性反应包括:氧化损伤;对肺组织的直接毒性作用;细胞内磷脂的蓄积;免疫应激。由细胞毒性所致的肺炎,其发生较早,发病率与累积药量、年龄、是否合用其他药物、有无吸氧治疗等方面有关。而过敏反应所致的发病时间不定,发病率与用药量无线性关系,一次致敏后如再次给予则立即引起肺炎。

1. 过敏性肺炎

过敏性肺炎为免疫复合物性疾病,其发病除与环境中变应原有关外,机体的个体差异也是重要因素,Ⅲ型和Ⅳ型变态反应在发病中起重要作用,而肺泡巨噬细胞激活可能是发病的中心环节。过敏性肺炎急性期的改变为肉芽肿性间质肺炎,主要累及细支气管,有时可伴有阻塞性细支气管炎。慢性期表现为弥漫性间质纤维化,可发展到肺气肿和蜂窝肺。本类疾病多与患者的过敏体质有关。引起过敏性肺炎的药物有青霉素类、红霉素、磺胺类、呋喃妥因、氯丙嗪、安痛定、对氨基水杨酸钠、干扰素、甲氨蝶呤、三氮唑核苷、5-氟尿嘧啶、吲达帕胺、皮质激素等。此外,甲基苄肼、门冬酰胺酶、紫杉醇等所致的肺损伤也属过敏反应。

2. 药源性红斑狼疮样肺炎

红斑狼疮是一种多系统、多器官受累的自身免疫性疾病。其免疫学病理基础主要为免疫复合物沉积在肺泡壁导致肺实质纤维化,肺间质小血管非特异性炎症及出血,肺透明膜形成及肺毛细血管栓塞性坏死,胸膜渗出等。青霉素类、磺胺类、头孢菌素类、四环素类药物可引起此类疾病,上述药物可能参与了免疫反应而引起了红斑狼疮性肺炎。链霉素与异烟肼或与其他抗结核药联合应用治疗结核病时,也易导致药源性红斑狼疮样肺炎。呋喃妥因、肼屈嗪、普鲁卡因胺等药物可诱发机体产生抗核抗体,引起系统性红斑狼疮样肺炎。

3. 间质性肺炎

间质性肺炎是以肺泡壁为主要病变,也可波及细支气管、肺泡腔、肺小血管导致肺间质纤维化。本病发生机制可能为过敏反应,也可能为药物的细胞毒性作用。由过敏反应引起者发病较快,数日或数周发病,如及时停药,预后较好。由细胞毒反应引起者发病较缓慢,常需数月甚至数年,预后较差。变态反应主要是指Ⅲ型或Ⅳ型,即所用药物或其代谢产物与作为载体的蛋白相结合,成为半抗原-载体复合物并获得抗原性,引起致敏作用。在Ⅲ型变态反应时,此种复合物与B细胞产生的抗体结合成免疫复合物并在组织中沉着,通过激活补体引起肺组织损害;在发生Ⅳ型变态反应时,抗原与致敏淋巴细胞反应,导致淋巴因子释放和效应细胞分化,产生组织损害作用。甲氨蝶呤对肺组织也有较强的直接毒性作用,它与鬼臼乙叉苷合用时,易发生间质性肺炎。磺胺类、非甾体抗炎药、巴比妥类药等能将甲氨蝶呤从蛋白质结合部位置换出来变成游离型,明显增加其毒性。甲氨蝶呤与氨苯蝶啶、乙胺嘧啶合用也可增加其毒性。抗肿瘤药如博来霉素、白消安、丝裂霉素、环磷酰胺等也可引起间质性肺炎。长期应用抗心律失常药胺碘酮也可导致间质性肺炎。药物诱发的间质性肺炎早期表现为间质性肺炎、肺血管炎,如病程迁延可发展为肺间质纤维化。

（七）肺栓塞

血栓形成以静脉血栓特别是深静脉血栓最为常见,脱落的栓子可以随血流进入肺脏堵塞血管而引起肺栓塞。临床表现为呼吸困难及气促、胸痛、咯血、晕厥等。各种容易引起血栓形成的药物均可导致肺栓塞。药源性血栓栓塞症的发病机制主要与血管内皮细胞损伤、血液成分改变和血流动力学异常有关。如泛影葡胺等造影剂可导致血管内皮细胞损伤和血小板黏附性增加而促进血栓形成，口服避孕药可增加凝血因子的活性从而促进血液凝固；肾上腺皮质激素如泼尼松、地塞米松等可使血小板增多、提高纤维蛋白原浓度，并缩短凝血酶原时间而诱发血栓形成；化疗药物环磷酰胺、甲氨蝶呤、丝裂霉素可使蛋白质中的硫缺乏、抗凝血酶Ⅲ减少而形成血栓。

（八）肺出血

肺组织毛细血管网丰富，各种影响凝血功能的药物容易诱发肺出血，常见药物有临床表现主要有咯血、双下肺浸润性阴影、贫血、呼吸困难等。

二、慢性毒性

（一）肺动脉高压

目前常用的减肥药大多为食欲抑制剂。关于食欲抑制剂与肺动脉高压的相关性早已引起人们的注意，以芬氟拉明为代表的食欲抑制剂在使用过程中发现能够导致肺动脉高压发病率上升，其机制可能为增强5-羟色胺的作用，促进肺血管平滑肌细胞增殖和肺动脉收缩。右芬氟拉明、阿米雷司等食欲抑制药和苯丙胺类药物也引起肺动脉高压。

（二）肺纤维化

肺纤维化（pulmonary fibrosis，PF）是一种慢性、进行性、纤维化性、间质性肺疾病，进行性纤维化过程最终可引起肺结构和功能的广泛改变。PF是弥漫性间质性肺病中最常见和最严重的疾病之一，肺纤维化并不是一类独立的疾病，而是一大类疾病的总称。肺纤维化疾病与机体免疫能力下降及肺间质组织受到损害有直接关系，包括特发性肺纤维化、结节病、尘肺、过敏性肺炎、药物和放射线导致的纤维化以及与胶原血管疾病有关所致的纤维化肺泡炎。目前该病治疗方法十分有限，PF患者的预后极差，诊断后平均预期寿命不足3年，患者多在终末期因呼吸衰竭而死亡，因此PF被称为不是癌症的"癌症"。早期诊断和治疗干预对改善预后有重要意义。各种原因诱发的肺部炎症，最终都可引起肺纤维化。但是药物诱发的肺纤维化也可以不伴有炎症损伤过程，如醛固酮是通过促进肺组织胶原蛋白的合成而引起肺纤维化的。关于肺纤维化的确切机制尚未阐明，目前认为这种疾病的特征是肺泡上皮细胞炎性损伤，损伤的重点区域和间质中肌成纤维细胞转化，成纤维细胞迁移、增殖和活化，分泌的过量细胞外基质沉积和结构扭曲导致气体交换功能障碍，最终导致肺功能不可逆性丧失。

（1）胺碘酮　Ⅲ类的抗心律失常药，主要延长动作电位时程，为广谱的抗心律失常药，对多种心律失常效果均好。其最严重的不良反应是引起间质性肺炎或肺纤维化。长期应用胺碘酮可直接损伤肺实质细胞并引起肺纤维化和炎性细胞浸润，炎症侵袭肺泡壁和邻近的肺泡腔，造成肺泡间隔增厚和肺纤维化。另外，胺碘酮及其代谢产物去乙基胺碘为阳离子两性分子，具有亲脂性和亲水性，极易在肺组织中蓄积，主要蓄积于肺脏细胞溶酶体中，阻断内源性磷脂循环，引起磷脂在肺泡巨噬细胞和Ⅱ型上皮细胞的沉积，导致肺纤维化。发病多从肺泡炎开始，以纤维化告终。

（2）博来霉素　从轮枝链霉菌中分离得到的一种糖肽类天然抗生素，是一种金属螯合物，具有抗瘤作用强、抗瘤谱广、给药途径多的优点，治疗剂量一般无骨髓抑制作用，也不抑制免疫系统。最严重的不良反应为非特异性肺炎甚至肺纤维化。博来霉素进入体内后被细胞缓慢摄取，并在正常细胞和恶性细胞中的氨基水解酶作用下而失活。而肺组织中缺少这种酶或水平较低，因此对博来霉素比较敏感。博来霉素进入体内后与金属Fe结合而形成更多的超氧化物和羟基自由基。增加的活性氧、自由基能够促进肺泡上皮细胞凋亡,炎性细胞浸润,胶原蛋白、细胞外基质蛋白沉积,进而发展成肺纤维化,临床报道发生率为 11%～23%。

案例导入 8-2

患者,男,68 岁,因患恶性淋巴瘤,近 1 年来多次使用博来霉素进行治疗。近日出现低热、干咳、气短、呼吸困难等症状。经检查,发现其肺部出现间质性肺炎和肺纤维化。
1. 发生间质性肺炎和肺纤维化的病因是什么?
2. 如何治疗?

案例导入 8-2
答案

(3) 白消安(马利兰)　主要用于治疗慢性粒细胞白血病,长期应用可致肺纤维化,胸部 X 线显示弥漫条索状、网状-结节状或孤立结节状阴影,有人称之为"马利兰肺"。作用机制为直接的毒性作用和自由基损伤。主要症状有低热、干咳、气短、呼吸困难等,且常因呼吸衰竭或并发肺炎而死亡。

(4) 呋喃妥因　可引起急、慢性两种肺间质病变,急性者多在用药 2 小时至 10 天出现症状,其表现与过敏性间质性肺炎相似;慢性型多发生于用药后 6 个月至 6 年,结果为肺间质纤维化。急性者主要症状有发热、畏寒、干咳、胸痛、呼吸困难、周身肌肉酸痛及哮喘等,但在停药 24～48 小时后消失,再用药时又复发,此称"呋喃妥因肺"。

(5) 肾素-血管紧张素-醛固酮系统(RAAS)　肾素-血管紧张素-醛固酮系统是机体调节血压和水盐代谢的重要系统。心、肝、肺、肾、脑和皮肤等多种组织器官能合成 RAAS 的全部或大部分成分,称为局部 RAAS。在肺的纤维化过程中,局部 RAAS 激活,一些成分表达水平升高,表明局部 RAAS 可能参与肺组织纤维化过程。

(6) 醛固酮类药物　醛固酮可导致肺纤维化,应用醛固酮拮抗剂螺内酯对肺纤维化有一定的保护作用。醛固酮导致肺纤维化的机制可能与其促进肺组织转化生长因子-β_1 表达有关。纤溶酶原激活物抑制剂-1(plasminogen activator inhibitor 1,PAI-1)参与了肺纤维化的进程,PAI-1 过表达可加重纤维化,反之,则可减轻纤维化程度和加速肺泡腔内纤维蛋白的清除。醛固酮可能与血管紧张素Ⅱ协同作用,使血管平滑肌细胞和内皮细胞 PAI-1 表达增加,抑制纤溶酶的产生,造成体内细胞外基质堆积。醛固酮可通过促进 PAI-1 表达而影响血管的纤维蛋白溶解,还可通过刺激氧自由基产生,参与纤维化的发生发展。

(7) 卡氮芥　可导致急性肺纤维化,发生率非常高,严重者可致死。接受卡氮芥治疗的患者发生肺纤维化与药物剂量无关,与年龄相关性比较大,即用卡氮芥治疗时患者年龄越小,死于肺纤维化的危险性就越大。这可能与发育中的肺组织对卡氮芥的毒性更为敏感有关。

(三) 肺癌

长期使用镇静催眠药苯巴比妥、戊巴比妥及司可巴比妥钠后,肺癌发病率明显增高,可能与药物诱导微粒体酶之一的芳香化合物羟化酶有关。吸烟也是肺癌发病的重要原因,香烟烟雾中含有许多致癌物、协同致癌物和刺激物。

(四) 鼻黏膜纤毛毒性

鼻腔给药作为药物全身吸收的给药部位日益受到人们的关注。不少药物如盐酸普萘洛尔、安乃近等,甚至某些小分子肽类药物,鼻腔给药后常可获得满意的生物利用度。但是这种给药方法还需注意对鼻黏膜纤毛的毒性问题。鼻腔黏膜表面覆盖着一层柱状纤毛,正常情况下纤毛协调一致地摆动,可清除进入鼻腔的异物及微生物,起到保护作用。鼻腔给药后,纤毛运动常会受到不同程度的影响,某些药物甚至使纤毛运动不可逆地停止,严重影响鼻腔的正常生理功能。因此,研究药物及辅料对鼻腔黏膜纤毛的影响,应是鼻腔给药制剂处方设计中的一项重要的基础研究。

第三节 呼吸系统损伤的检测方法

常用的药物呼吸系统毒理学研究方法包括以下几种。

一、组织形态学及一般情况检查

本方法主要适用于新药研究与开发的动物实验,常用动物是大鼠、小鼠、兔、狗等。开胸后对呼吸系统组织、器官的解剖和大体形态学进行观察,主要指标包括肺脏的位置、形状、色泽、体积、有无出血、淤血等情况,可反映动物健康与否。

肺重量是药物毒理学研究的基础指标。依据肺重量可大体确定病变的性质和程度。常用指标有肺系数(肺系数=肺湿重/体重×100%)和肺干重与肺湿重的比值。药物引起的肺水肿、炎症和出血等均可导致肺重量增加。

二、通气功能检查

肺通气是指肺与外界环境所进行的气体交换。肺通气过程受呼吸肌的收缩活动、肺和胸廓的弹性特征以及气道阻力等多种因素的影响。主要检测指标有呼吸频率、潮气量、肺活量、肺通气量、气道阻力和肺顺应性等。药物对呼吸中枢的直接抑制、药物诱发的哮喘和呼吸肌麻痹等,均可造成肺通气功能下降。

三、换气功能检查

肺换气功能是指肺泡与肺毛细血管间所进行的气体交换。影响肺换气的因素包括呼吸膜的厚度、呼吸膜的面积、通气与血流的比值,该检测主要指标有血氧分压、肺通气与血流的比值、肺弥散系数等。药物引起的肺水肿、肺炎、肺纤维化等,均可导致换气功能下降。

四、肺脏的生化检查

(1) 支气管肺泡灌洗液(bronchoalveolar lavage fluid,BALF)检查 支气管肺泡灌洗液检查是在纤维支气管镜基础上发展起来的一项新技术,是应用纤维支气管镜进行支气管肺泡灌洗,采集肺泡表面衬液进行炎症与免疫细胞及可溶性物质检查的方法。常用的检测指标包括总蛋白、磷脂组分、乳酸脱氢酶、酸性磷脂酶、超氧化物歧化酶、脂质过氧化物、各种炎症介质以及炎性细胞等,可灵敏地发现肺损伤的情况。

(2) 肺组织羟脯氨酸的测定 肺组织中羟脯氨酸的含量是一个与早期肺纤维化相关性较好的指标,特异性强。羟脯氨酸含量的测定可在 BALF 检查中完成。

五、组织病理学检查

组织病理学检查是药物安全性评价诊断的金标准。

六、物理学检查

主要包括 X 线、CT、磁共振和超声波检查等技术。可以对药物所致呼吸疾病进行直观的影像学观察。

本章小结

呼吸系统由呼吸道和肺脏组成,分别执行通气和换气功能。药物对呼吸道和呼吸肌的影响会造成通气障碍。药物对呼吸道的影响主要表现为鼻塞、喉头水肿、哮喘、咳嗽,对呼吸肌的影响主要表现为中枢性和外周性呼吸抑制作用。药物对肺脏的影响会造成换气功能障碍。药物可通过直接的毒性作用或者引发肺部的变态反应而产生肺损伤,表现为各种类型的肺炎和肺纤维化。肺纤维化不是一个单独的疾病,而是一类疾病的总称。各种原因产生的肺炎严重者均可出现肺纤维化,肺纤维化目前尚无有效的治疗办法,只能进行预防。肺血管也是药物导致肺损伤的一个重要靶点。肺血管对各种损伤刺激和具有血管活性作用的药物反应敏感,容易痉挛收缩引起肺动脉高压。药物对肺外因素影响导致的肺损伤主要涉及药源性心衰和功能异常,常见类型包括肺水肿、肺栓塞和肺出血。

能力检测

1. 药物所致肺部疾病的类型及代表药物有哪些?
2. 药物对呼吸系统毒性作用的机制主要有哪些?

(陈靖京)

第九章 药物对血液系统的毒性作用

学习目标

1. 掌握：药物对血液系统毒性作用的类型；常见的血液系统毒性药物。
2. 熟悉：血液系统组织形态和生理学基础；药物对血液系统损伤的评价指标。
3. 了解：药物对血液系统毒性的作用机制。

案例导入9-1

患者，男，82岁，因外伤后腰痛2小时入院，无药物食物过敏史，入院确诊为腰椎第2节段压缩性骨折。患者入院后因卧床合并坠积性肺炎表现为发热，最高体温达38.2 ℃，伴咳嗽，咳黄脓痰。血常规提示：白细胞计数$12.2×10^9$/L↑、中性粒细胞计数$8.74×10^9$/L↑、中性粒细胞百分比85%↑、血红蛋白95 g/L↓、血小板计数$204×10^9$/L、C反应蛋白47.8 mg/L↑、降钙素原0.62 ng/mL↑，肝功能无异常。

给予舒普深（注射用头孢哌酮钠舒巴坦钠）3.0 g q12 h抗感染治疗，3天后患者体温恢复正常，痰量减少，复查血常规示白细胞计数$6.45×10^9$/L、中性粒细胞计数$7.54×10^9$/L↑、中性粒细胞百分比75%↑、血红蛋白98 g/L↓、血小板计数$182×10^9$/L、C反应蛋白17.8 mg/L↑。舒普深应用7天后复查血常规提示白细胞计数$0.85×10^9$/L↓、中性粒细胞计数$0.24×10^9$/L↓、中性粒细胞百分比19.8%↓、血红蛋白105 g/L↓、血小板计数$155×10^9$/L。提示患者存在粒细胞缺乏，立即停用舒普深，给予重组粒细胞集落刺激因子注射液治疗，次日复查血常规示白细胞计数$5.87×10^9$/L、中性粒细胞计数$3.75×10^9$/L、中性粒细胞百分比62%、血红蛋白107 g/L、血小板计数$159×10^9$/L、C反应蛋白3.9 mg/L、降钙素原0.12 ng/mL。停用抗生素第3天再次复查血常规，白细胞计数等均在正常范围内，体温正常，全身不适消失，双下肺少许固定湿性啰音。

1. 舒普深（注射用头孢哌酮钠舒巴坦钠）是否会引起患者粒细胞缺乏，其可能机制是什么？
2. 当患者出现药源性粒细胞缺乏时，该如何处理？

血液毒理学是一门研究药物、非治疗性化学物以及环境中其他物质对血液和造血器官有害效应的学科。机体血液成分和血细胞所执行的重要功能以及骨髓这一高度增殖分化系统对有害物质的易感性，使血液成为重要的毒物靶器官，而靶器官毒理学的迅速发展，尤其是主要脏器的毒理学研究体系的建立，促进了血液毒理学研究。

第一节 药物血液系统毒性概述

一、血液系统的生理学和形态学特点

血液系统包括造血组织及血液，是由不同类型的细胞群体组成的，并通过循环系统与全身各个脏器紧密相连。血液是由血浆和悬浮于其中的血细胞组成，血浆的基本成分主要包括血浆蛋白、水、溶解于其中的多种电解质、小分子有机化合物和一些气体；血细胞包括红细胞、粒细胞、淋巴细胞、单核细胞、血小板等。血液在维持正常的新陈代谢，以及内、外环境的平衡中起到重要作用。

（一）造血组织

造血组织主要包括骨髓、脾脏、胸腺以及淋巴结，但脾脏、胸腺及全身淋巴结在出生后的主要作用是促使淋巴细胞的第二次增殖，骨髓在正常情况下是产生红细胞、白细胞和血小板唯一的场所，所以骨髓造血功能在出生后显得尤为重要。

1. 骨髓

骨髓是存在于长骨（如股骨）的骨髓腔、扁平骨（如髂骨、肋骨）和不规则骨（如胸骨、脊椎骨）的松质骨间网眼中的一种海绵状组织，占人体体重的 4.5%，是人体最大的造血器官。造血的海绵状组织主要由网状结缔组织和造血干细胞组成。网状结缔组织是由网状细胞和网状纤维组成的立体网架结构，其间充满不同发育阶段的各种血细胞、少量造血干细胞及基质细胞。造血干细胞又称多功能干细胞，是生成各种血细胞的原始细胞，具有很强的增殖、多向分化及自我复制能力。在一定微环境和某些因素的影响下造血干细胞可进行自我分裂增殖或增殖分化成为各类血细胞的原始细胞。

骨髓分为红骨髓和黄骨髓。新生儿的骨髓腔内几乎都是红骨髓，随着年龄的增长，一些骨髓腔中的脂肪细胞增多，相当部分的红骨髓被不能产生血细胞的黄骨髓取代，而当机体严重缺血时，部分黄骨髓又可被红骨髓取代。骨髓的重要功能是产生干细胞，这些干细胞再分化成为各种血细胞，简单地说，骨髓的作用就是造血。因此，骨髓对于维持机体的新陈代谢和免疫力非常重要。

2. 脾脏

脾脏是人体最大的周围淋巴器官，是一个血供丰富的实质性脏器。在胚胎发育早期，脾脏有造血的功能。但出生后脾脏的造血功能基本消失，仅在部分条件（比如人体出现严重造血障碍时）刺激下才能够恢复。

（二）血液

血液由血浆和各类血细胞组成，是在循环系统内流动的流体组织，主要参与运输、维持内环境稳态、调节免疫、生理性止血等生理活动。

1. 血浆

血浆由晶体物质和血浆蛋白两部分组成。晶体物质包括水和溶解于其中的多种电解质、小分子有机化合物和一些气体，这些晶体物质形成血浆晶体渗透压。血浆中的晶体很容易透过毛细血管壁与组织液中的物质进行交换，检测血浆中的各种电解质浓度可间接反映组织液中电解质的浓度。血浆蛋白是多种蛋白质的总称，这些蛋白质形成的渗透压称为胶体渗透压。由于血浆蛋白不易通过毛细血管壁，血浆中蛋白质含量比组织液中多。血浆蛋白的主要功能如下：①形成血浆胶体渗透压；②运输脂质、维生素、代谢物以及异物（如药物）等物质；③与激素结合,减慢激素的经肾排泄,维持激素的半衰期;④参与凝血、纤溶等生理过程;⑤抵御病原微生物的入侵;⑥营养支持。

2. 血细胞

血细胞是存在于血液中的细胞,能随血液的流动遍及全身。血细胞约占血液容积的45%,包括红细胞、白细胞和血小板等。红细胞的主要功能是运送氧;白细胞主要参与免疫;血小板主要在止血过程中起重要作用。在正常生理情况下,各类血细胞具有自己独特的形态结构,并有相对稳定的数量。

红细胞是血液中数量最多的血细胞,性别、年龄、生活环境和机体功能状态等因素都影响正常人红细胞数量和血红蛋白浓度,如新生儿高于成人,而儿童低于成人;妊娠后期因血容量增多使红细胞数和血红蛋白浓度相对降低。正常成熟红细胞无细胞核,无线粒体,呈双凹圆碟形,直径为 $7\sim 8\ \mu m$。双凹圆碟形使得红细胞具有可塑变形性、悬浮稳定性和渗透脆性。

白细胞根据其形态、功能和来源部位可以分为三大类:粒细胞、单核细胞和淋巴细胞。其中粒细胞又可根据胞质中颗粒的染色性质不同,分为中性粒细胞、嗜酸性粒细胞和嗜碱性粒细胞三种。年龄及机体的不同功能状态可影响血液中白细胞数量,如新生儿高于成人;成年人下午稍高于早晨;进食、剧烈运动后白细胞数量显著增加。白细胞为无色、有核细胞,在血液中一般呈球形。各类白细胞均具有变形、游走、趋化、吞噬和分泌等特性,这些特征是各类白细胞执行防御功能的生理基础(图 9-1)。

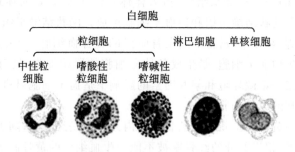

图 9-1 白细胞分类

正常成年人血液中的血小板数量为 $(100\sim 300)\times 10^9/L$,可有 6%~10%的变动范围,通常冬季较春季高,午后较清晨高,静脉血中较毛细血管中数量多,剧烈运动后血小板数量亦会增多。血小板无细胞核、呈双面微凸的圆盘状,体积小,直径 $2\sim 3\ \mu m$。

二、药物血液系统毒性的临床表现

机体接触药物后,骨髓和外周血可遭受直接或间接损害,突出表现在血液及造血系统方面的有骨髓抑制、红细胞毒性、白细胞毒性以及出血性疾病等。

(一)骨髓抑制的临床表现

骨髓抑制是指骨髓中的血细胞前体的活性下降。为了及时更新血液中的血细胞,造血干细胞须进行快速分裂。而化学治疗和放射治疗以及许多其他抗肿瘤治疗方法,都是针对快速分裂的细胞,常常导致正常骨髓细胞受抑制。骨髓抑制是多数化疗药的常见毒性反应,大多数化疗药均可引起不同程度的骨髓抑制,使外周血细胞数量减少。常见的导致骨髓抑制的药物有阿霉素、卡铂、环磷酰胺、长春碱类等。按照世界卫生组织化疗毒副作用分级标准,判定药物对患者的血液毒性级别见表 9-1。

表 9-1　世界卫生组织化疗毒副作用分级标准

项目	0级	Ⅰ级	Ⅱ级	Ⅲ级	Ⅳ级
血红蛋白/(g/L)	≥110	95～109	80～94	65～79	<65
白细胞计数/($\times 10^9$/L)	≥4.0	3.0～3.9	2.0～2.9	1.0～1.9	<1.0
粒细胞计数/($\times 10^9$/L)	≥2.0	1.5～1.9	1.0～1.4	0.5～0.9	<0.5
血小板计数/($\times 10^9$/L)	≥100	75～99	50～74	25～49	<25
出血	无	淤点	轻度出血	明显出血	严重失血

药物引起的骨髓抑制通常见于药物使用后 1～3 周，持续 2～4 周逐渐恢复，因白细胞平均生存时间最短，因此骨髓抑制常最先表现为白细胞计数减少；血小板计数减少出现较晚也较轻；而红细胞受化疗影响较小，计数减少通常不明显。少数药物如卡铂、丝裂霉素等则以血小板计数减少为主。

（二）红细胞毒性的临床表现

红细胞是血液中数量最多的有形成分。药物进入机体后可能影响到红细胞的生成、功能和存活时间，导致红细胞生成减少、血红蛋白对氧的亲和力降低或红细胞大量破坏，使机体出现贫血和缺氧。药源性再生障碍性贫血、巨幼红细胞贫血、铁粒幼细胞贫血等主要表现为红细胞计数减少。血红蛋白具有运输氧和二氧化碳的功能，血红蛋白生成和功能的异常可影响血红蛋白分子结构及其与氧的亲和能力，临床上可表现为高铁血红蛋白血症、碳氧血红蛋白血症、硫化血红蛋白血症，或因血红蛋白氧亲和力增高或减低而引起组织缺氧或代偿性红细胞增多所致的发绀。

（三）白细胞毒性的临床表现

白细胞是一类无色、球形、有核的血细胞。当机体接触细胞毒性药物时，可损伤骨髓干细胞或造血微环境，引起细胞分化成熟障碍，使白细胞生成减少。多数白细胞减少症患者起病缓慢，可有头晕、乏力、四肢酸软、食欲减退、低热、失眠等非特异性症状。少数患者无明显症状，仅在血液检查时被发现。急性中毒性粒细胞缺乏症的主要特征为突然畏寒、高热、出汗、头疼，随后出现淋巴结肿大，外周血白细胞计数减少，中性粒细胞仅占 1%～2%，红细胞和血小板计数可基本正常。由于粒细胞缺乏，患者可出现感染，而肺部、泌尿生殖道、口咽部和皮肤为感染最易发生的部位。有时口腔、鼻腔、皮肤等黏膜处可出现坏死性溃疡。

（四）血小板毒性的临床表现

血小板是血液中最小的细胞，药物的影响主要表现为血小板减少症和血小板功能障碍。各种影响骨髓内的巨核细胞增殖或生长成熟障碍的药物，均可引起血小板生成不足和数量减少，影响血小板的质和量。此外，某些药物（如磺胺类、氯霉素、氨基比林等）进入机体后通过免疫机制，体内产生抗血小板抗体，致使血小板破坏过多和数量减少。通常情况下，外周血液中血小板数量小于 50×10^9/L 时，即存在皮肤、黏膜出血的危险性；小于 20×10^9/L 时，有自发性出血的高度危险性；小于 10×10^9/L 时则有极高危险性。

（五）凝血相关毒性的临床表现

凝血因子也是药物作用的靶点之一，常通过影响维生素 K 的合成及代谢，影响维生素 K 依赖性凝血因子（包括Ⅱ、Ⅶ、Ⅸ和Ⅹ）的活性，这些因子严重缺乏时常出现自发性出血。口服维生素 K 拮抗剂（如香豆素类）可使环氧化叶绿醌积聚，不能还原为维生素 K；或长期口服抗生素使肠道菌群受抑制，均可使维生素 K 合成减少。实验室特点为 PT 延长，APTT 延长，TT 正常，凝血因子Ⅱ、Ⅶ、Ⅸ、Ⅹ活性改变。临床上常表现为皮肤淤点、淤斑、黏膜出血。

第二节 药物对血液系统毒性作用的类型及作用机制

一、药物对血液系统毒性作用的类型

血液系统更替迅速,使得血液系统对药物特别敏感,血液毒性有可能是原发的或者继发的。药物对血液的毒性主要是对外周血、骨髓造血功能的影响,受损伤的主要是外周血的红细胞、白细胞、血小板、凝血因子和骨髓未成熟细胞等。骨髓造血功能异常的最终表现为外周血细胞异常,因此本节将针对血液细胞分述血液毒性的分类。

(一) 红细胞毒性

红细胞毒性主要表现为红细胞数量和质量的改变。数量改变包括红细胞的减少和增多;质量的改变包括血红蛋白功能异常和红细胞存活期改变等。质量的改变常和数量的改变相伴而生。红细胞数量改变最常见的是红细胞生成减少性贫血(如再生障碍性贫血、巨幼红细胞贫血、铁粒幼细胞贫血等);血红蛋白功能异常见于红细胞运输能力的改变(如高铁血红蛋白血症、碳氧血红蛋白血症、硫化血红蛋白血症);红细胞存活期改变常导致红细胞减少,引发贫血(如溶血性贫血)。

再生障碍性贫血的临床特征是外周血的全血细胞数目减少、网织红细胞数目减少以及骨髓细胞再生不良。骨髓象为红骨髓显著减少、非造血的脂肪组织增多,造血功能衰竭。引起再生障碍性贫血的药物很多,常见的有氯霉素、保泰松、磺胺类药物、抗癫痫药等。按照其发生是否依赖于剂量,可分为可预测性和特异性反应两大类。某些因素,如苯及放射线等可作用于造血干细胞,机体大量接触这些物质会引发再生障碍性贫血,这是剂量依赖的、可预测的反应;而特异性再生障碍性贫血的发生通常与剂量无关,被认为可能与免疫反应有关,最常见的诱发药物是氯霉素。

巨幼红细胞贫血绝大多数是由于叶酸、维生素 B_{12} 代谢吸收过程发生改变,是一组 DNA 合成障碍所致的疾病。引起维生素 B_{12} 缺乏的外源性化合物有对氨基水杨酸、秋水仙碱、缓释氯化钾、双胍类、奥美拉唑等;引起叶酸缺乏的外源性化合物有苯妥英钠、卡马西平、苯巴比妥等;此外,呋喃妥因、保泰松、格鲁米特和一些抗癫痫药物也可引起巨幼红细胞贫血。

铁粒幼细胞贫血患者可出现血清铁蛋白浓度增高、骨髓小粒含铁血黄素颗粒增多、铁粒幼细胞增多,并出现环形铁粒幼红细胞增多、血清铁浓度和铁饱和度增高,总铁结合力降低。引起铁粒幼细胞贫血的药物有磷霉素、异烟肼、黄体酮、抗结核药物、硫唑嘌呤等免疫抑制剂,此外,重度酒精中度、慢性铅中毒也可出现铁粒幼细胞贫血。

纯红细胞再生障碍性贫血表现特点是起病快、急,成人停用药物后疾病呈自限性,网织红细胞减少,白细胞和血小板正常。骨髓象中红细胞系极度减少,而粒细胞系和巨核细胞系增生或正常。引起纯红细胞再生障碍性贫血的药物有异烟肼、利福平、苯妥英钠和硝基咪唑嘌呤等。

高铁血红蛋白血症以血氧运输异常、组织氧释放降低为特征,其主要表现为缺氧和发绀,重症高铁血红蛋白血症通常表现为缺氧所致的乳酸血症,血液 pH 降低可引起血红蛋白对氧的亲和力降低,加速组织氧的释放。一般来说,具有氧化作用的药物打破红细胞抗氧化能力和还原能力之间的平衡,则产生高铁血红蛋白血症。常见的药物有磺胺类、利多卡因、硝酸甘油等。

硫化血红蛋白血症与高铁血红蛋白血症不同,硫化血红蛋白含量的增高只降低血红蛋白与氧的亲和力,并持续存在直至其所在的红细胞死亡。由于硫化血红蛋白不能携氧,所以硫化血红蛋白血症的临床表现为缺氧症状。而含有硫化血红蛋白的红细胞存活期、渗透性及脆性正常。能引起硫化血红蛋白血症的药物有磺胺类、非那西丁等。

红细胞在其正常寿命期间可能受到各种因素影响而改变存活时间,任何一种对红细胞的损伤,如氧化损伤增加、代谢功能障碍以及细胞膜的改变都可能导致红细胞存活周期改变,引发贫血,常见的药物有对氨基水杨酸、非那西丁、亚甲蓝等。此外,有些药物通过免疫机制产生抗体,使正常的红细胞发生溶血,导致贫血,常见的有甲基多巴、青霉素、奎宁等。

(二) 白细胞毒性

白细胞毒性主要表现为数量和质量的改变。白细胞数量的改变是指白细胞数量的增加或减少。药物、感染等因素可引起白细胞减少或异常增生,出现白细胞减少症、粒细胞缺乏症和白血病等;粒细胞质量的异常主要表现为中性粒细胞形态异常和功能缺陷。

白细胞减少症患者的红细胞、血红蛋白、血小板大致正常,白细胞计数及中性粒细胞百分比均下降(少数患者白细胞计数正常),中性粒细胞计数低于正常水平。骨髓象提示红细胞系、巨核细胞系无明显改变,骨髓干细胞体外培养发现粒细胞系集落数目减少、集落与丛的比值<1,提示粒细胞系增生不良。引起白细胞和粒细胞减少的常见药物见表9-2。

表 9-2 引起白细胞和粒细胞减少的常见药物

类 别	药 物
神经系统药物	苯妥英钠、巴比妥类
心血管系统药物	普萘洛尔、甲基多巴、利血平、奎尼丁
内分泌系统药物	硫氧嘧啶类、甲苯磺丁脲
利尿剂	氢氯噻嗪、乙酰唑胺
抗肿瘤药	环磷酰胺、甲氨蝶呤、阿霉素、5-氟尿嘧啶
解热镇痛药	氨基比林、保泰松、安乃近
抗生素	磺胺异噁唑、氯霉素、头孢菌素类
抗结核药	异烟肼、利福平
抗组胺药	苯海拉明、曲吡那敏

药物不仅导致外周血中性粒细胞数量改变,还可使中性粒细胞本身功能发生改变,如抑制中性粒细胞的运动、吞噬、黏附和脱颗粒作用。乙醇在血液中浓缩后可抑制中性粒细胞的吞噬作用;长期大量的糖皮质激素的应用可抑制中性粒细胞的运动和吞噬作用;使用肾上腺素后cAMP升高,间接影响中性粒细胞的黏附。此外,安替比林、大环内酯类抗生素会抑制细胞间黏附分子的表达,影响粒细胞活性。

(三) 血小板毒性

血小板毒性的主要表现同样也是血小板数量和质量的改变。血小板数量的异常以血小板减少性紫癜较为多见,少见的还有血小板增多。质量的改变主要是血小板功能异常。

外周血中血小板数量异常减少(采用血小板直接计数法时低于10^{10}/L)的现象称为血小板减少症,血小板减少症可由血小板的生成减少或破坏增加导致。血小板减少症的主要特征是血小板减少,出血时间延长及毛细血管脆性实验阳性,皮肤淤点,黏膜及内脏出血。骨髓涂片可见巨核细胞明显增多,形态变小。常见导致药源性血小板减少的药物有环磷酰胺、磺胺类、氯霉素、氨基比林等。

血小板功能异常是指血小板黏附、聚集、释放、促凝等功能缺陷而引起的出血性疾病,也就是指血小板质量的异常。临床特征为黏膜出血,血小板计数正常或轻度减少,而出血时间延长,血块收缩不佳,血小板畸形。多种药物可以损害血小板的功能,按其损伤血小板的部位不同可分为以下四类。①干扰血小板膜上的受体:如头孢菌素、异丙肾上腺素等。②抑制前列腺素的合成:如阿司匹林、消炎痛、保泰松等。③抑制血小板磷酸酯酶活性:如咖啡因、茶碱、罂粟碱、长春花碱等。④其他作用机制不详的药物:如乙酰唑胺、利尿酸钠、羟氯喹、金霉素、双香豆素、肝素等。

(四) 凝血功能障碍

凝血是指血液由流动的液体状态变成不能流动的凝胶状态的过程,是生理性止血的重要环节。血液凝固的实质是血浆中的可溶性纤维蛋白原变成不可溶的纤维蛋白的过程。凝血的基本过程是一系列蛋白质的有限水解过程,大体上分为三个阶段:凝血酶原激活物形成、凝血酶形成、纤维蛋白形成。凝血系统中所涉及的各种凝血蛋白和凝血因子数量或活性改变都会导致凝血功能紊乱。因此凝血系统的复杂性使凝血系统成为各种药物毒性的作用靶点:头孢美唑、双香豆素类可以干扰维生素 K 的代谢,使得依赖维生素 K 合成的凝血因子 Ⅱ、Ⅶ、Ⅸ、Ⅹ 缺乏,出现出血倾向;链激酶或尿激酶等纤溶激活物使纤维蛋白溶解增加,出现血栓形成或出血。

二、药物对血液系统毒性的作用机制

药物进入机体被吸收后首先进入血液,且分布、代谢和排泄等过程都有血液参与。因此,血液与药物或其代谢产物接触机会增大。外周血的各种细胞均由骨髓中造血干细胞增殖分化而来,处于各个不同分化阶段的未成熟血细胞对外源性物质敏感性较高;此外,血液的成分和功能的复杂性,也使得血液易受到外源性物质的影响。以下将针对受药物影响的骨髓造血系统和主要细胞系分述药物血液毒性的作用机制。

(一) 骨髓造血系统

骨髓包括造血细胞和造血微环境两大部分,造血细胞由造血干细胞、造血祖细胞及各系前体细胞等组成,造血干细胞是最原始的造血细胞,具有高度自我更新和自我复制能力,并进一步分化为各系造血祖细胞。

骨髓抑制分为急性骨髓抑制和潜在骨髓抑制两种。造血祖细胞的自我更新能力有限,其增殖和分化满足正常造血及各种造血危机时血细胞的需求,当药物作用于造血祖细胞导致造血祖细胞耗竭时,急性骨髓抑制相应发生,此时造血干细胞可自我更新并增殖分化为造血祖细胞,进而维持造血稳定。这种情况通常在与药物接触后很短时间内发生,往往可以通过造血生长因子的应用促进骨髓造血功能恢复。

然而一些急性骨髓抑制的患者可发展成为潜在的骨髓损伤,这归因于造血干细胞储备的减少及自我更新能力的损伤,通常发生于使用了对造血干细胞具有高度选择性的药物,如卡铂、白消安、卡氮芥等。潜在骨髓损伤的发生可能与以下机制有关。①造血干细胞凋亡的诱导:造血干细胞发生不规则凋亡,尤其是药物使造血干细胞过度活化而诱导的细胞凋亡可以导致骨髓损伤。②造血干细胞衰老的诱导:目前认为,药物通过诱导造血干细胞的衰老进程损伤其复制和自我更新能力,这是潜在骨髓损伤发生最为关键的机制,从分子和细胞水平上已证实造血干细胞的衰老与以下两种信号通路相关:DNA 损伤或端粒缩短触发的 p53-p21Cip1/Waf1 信号途径;RasRaf-MEK-ERK/p38MAPK 串联活化的 p16INK4a-Rb 信号途径。③骨髓基质的破坏:相关研究证实,将正常小鼠的骨髓基质细胞移植到接受白消安处理的小鼠身上,骨髓造血功能可恢复到接近正常水平,而将接受白消安处理的小鼠骨髓基质细胞移植到正常小鼠身上,骨髓造血功能并不能恢复。④基因的多态性:有文章报道 GSTP1 基因多态性与顺铂导致的骨髓抑制有相关性,与 GSTP1 313A 比较,GSTP1 313G 等位基因携带者更容易发生顺铂导致的骨髓抑制。

(二)红细胞系及血红蛋白

药物进入机体后作用于红细胞,可直接或间接影响红细胞的生成、功能和存活期,导致红细胞生成减少、血红蛋白对氧的亲和力下降或使红细胞大量破坏,呈现贫血或缺氧。机制方面的研究显示,药物的红细胞毒性有骨髓红细胞生成的抑制、外周血中红细胞的破坏、血红蛋白的改变以及血红蛋白生物合成障碍等,具体可分述为以下几类。

(1) 影响血红素合成　药物通过抑制血红素合成过程中的 δ-氨基乙酰丙酸脱水酶、铁络合酶等合成酶,使血红素合成受阻,过量铁进入幼红细胞线粒体,使线粒体因负荷过量而破坏。

(2) 影响珠蛋白的合成　珠蛋白与血红素结合才能形成血红蛋白,当药物作用于珠蛋白的 α 链和 β 链使珠蛋白的合成受阻时,可影响血红蛋白的合成。

(3) 影响红细胞膜通透性　直接作用于红细胞膜或抑制红细胞膜上 Na^+-K^+-ATP 酶的活性,使红细胞 K^+ 外流增加,水分丢失,细胞缩小,引起红细胞机械性脆性增加,造成红细胞在微循环过程中容易被破坏而溶解,最终导致红细胞数量减少。

(4) 影响细胞代谢　药物直接与血红蛋白的巯基结合,抑制丙酮酸氧化酶,从而影响细胞正常代谢,使氧化磷酸化解偶联抑制葡萄糖-6-磷酸脱氢酶活性而抑制磷酸戊糖途径,使红细胞更容易被氧化。

(5) 影响还原型谷胱甘肽　谷胱甘肽能够稳定红细胞含巯基的酶,保护血红蛋白及辅酶免受氧化,保持红细胞膜的完整性,当药物直接与红细胞内还原型谷胱甘肽结合,使谷胱甘肽含量下降时,药物与血红蛋白形成的复合物不能及时清除,导致脂质过氧化反应,破坏红细胞的稳定性。

(6) 影响铁的转化　药物进入机体后与血红蛋白作用,使正常的二价铁被氧化成三价铁,形成高铁血红蛋白,高铁血红蛋白不能像正常的血红蛋白携带氧和释放氧,导致组织缺氧。

(三)白细胞系

外周血白细胞数量仅反映在一定的条件和时间内,白细胞增殖、分化、释放、移向组织和破坏的动态平衡。血液循环的白细胞数量减少,其原因可能是骨髓生成不够、外周血白细胞破坏过多,或者是血液循环中粒细胞移向边缘(即所谓假性粒细胞减少症)。中性粒细胞的高增殖率使他们的祖粒细胞与前幼粒细胞对有丝分裂的抑制剂特别敏感,这种抑制作用是非特异性的,通常与剂量相关,易导致白细胞减少或粒细胞缺乏。

白细胞减少或粒细胞缺乏可根据机制划分为免疫介导和非免疫介导两种。药物(如氨基比林)以半抗原或抗原抗体免疫复合物的形式,或药物及其代谢物作为抗原直接刺激机体诱发机体产生体液免疫应答,引起免疫性白细胞破坏过多,而导致白细胞减少。免疫介导引起的白细胞减少会导致外周血白细胞破坏、祖粒细胞破坏或同时引起两者破坏。非免疫介导的作用机制也可分为两种:一是直接作用于骨髓粒细胞系,通过抑制幼粒细胞 DNA 的合成或抑制前幼粒细胞的分裂和增殖,使粒细胞生成障碍,如氯丙嗪;二是甲氨蝶呤等药物可通过使粒细胞成熟障碍而致病。这两种机制均为骨髓抑制作用,可引起粒细胞核碎裂、溶解和骨髓干细胞的损伤。

目前已经发现某些基因位点有可能增加患者出现粒细胞缺乏的风险,如 ABCB1 基因多态性是氯氮平所致粒细胞缺乏的危险因素,而 TT-TT-TT 单倍型 ABCB1 是氯氮平所致粒细胞缺乏的保护性因素。

(四)血小板

药物导致的血小板减少症是临床上较为常见的不良反应,大部分学者倾向于抗原抗体介导的体液免疫机制。原发性免疫性血小板减少症的发病机制,不仅有体液免疫参与而且有细胞免疫参与,不会单独存在。而在药源性血小板减少症的免疫机制相关报道中,B细胞介导的体液免疫为主要免疫机制,T细胞介导的细胞免疫机制尚未见相关报道。

目前的研究认为,药物导致血小板减少症的免疫机制根据抗原类型不同可分为六种:①半抗原型,药物作为半抗原与细胞膜蛋白结合产生相应的免疫反应,代表药物有青霉素类和头孢菌素类;②特异性抗体型,药物与自身抗体可以特异性识别,抗体的Fab段可以和血小板表面糖蛋白GPⅢa特异性识别,从而形成药物抗体血小板免疫反应体系,代表药物为阿昔单抗;③相关性抗体型,药物诱导机体产生细胞膜蛋白相关性抗体,代表药物为奎宁、非甾体抗炎药等;④自身抗体型,药物诱导机体产生自身反应性抗血小板抗体,代表药物为左旋多巴、普鲁卡因胺;⑤免疫复合物型,即药物与血小板因子4(PF4)结合后,被自身抗体所识别,然后药物-PF4-抗体通过血小板表面的Fc受体与血小板相结合而诱发后续的免疫反应,代表药物为肝素;⑥非班类,代表药物为替罗非班等,即非班类药物与血小板表面糖蛋白GPⅡb/Ⅲa结合,引起后者构象改变,可被机体中自然存在的抗体所识别,而引发免疫相关性血小板减少。

药物干扰或损害血小板功能的非免疫机制也可能存在多种:①作用于血小板膜,抑制血小板内源性二磷酸腺苷(ADP)的正常释放,阻止血小板聚集;②抑制氧化磷酸化和葡萄糖酵解过程,抑制血小板的聚集、黏附功能;③抑制磷脂酶A2/环氧化酶途径及血栓烷A2的合成;④干扰钙转运的药物,影响钙依赖的血小板反应性。

(五)凝血因子

维生素K是部分凝血因子和抗凝蛋白代谢过程中一种必需的辅助因子,维生素K缺乏时,上述凝血因子不能羧化,从而失去凝血活性。香豆素类药物摄入后与机体相应蛋白受体结合,通过与维生素K的竞争性抑制作用,使其不能发挥正常生理作用,导致维生素K缺乏;某些抗生素(如头孢哌酮)可抑制肠道正常菌群,抑制维生素K的肠道合成;此外,有些药物还可直接抑制肝脏微粒体羧化酶或维生素K氧化还原酶,导致维生素K依赖性凝血因子缺乏,最终导致凝血功能障碍。

第三节 药物的血液系统毒性

一、引起血液系统毒性的常见药物

血液成分和造血器官对药物较为敏感,能引起血液系统损伤的药物如下。①作用于中枢神经系统的药物:苯巴比妥、丙戊酸钠、卡马西平、普鲁卡因等。②抗生素:氯霉素、头孢菌素、四环素、喹诺酮类等。③抗肿瘤药:烷化剂、抗代谢药、紫杉醇、长春新碱、卡铂等。④非甾体抗炎药:阿司匹林、保泰松、安乃近等。⑤作用于心血管系统的药物:胺碘酮、硝酸甘油、维拉帕米等。⑥作用于内分泌系统的药物:非诺贝特、吉非贝齐、法莫替丁等。⑦作用于血液系统的药物:肝素、华法林、链激酶等。⑧抗结核药:异烟肼、利福平、对氨基水杨酸等。⑨中药:黄连、地枫皮、皂角苷、斑蝥等。⑩其他:阿昔洛韦、苯海拉明、亚甲蓝等。

(一)中枢神经系统

(1)卡马西平 阻断Na^+通道,抑制癫痫病灶的异常放电及其放电的扩散。卡马西平是现有抗癫痫药物中血液不良反应发生率最高的。其中白细胞减少的发生率可达10%以上,临床上还有白细胞增加、叶酸缺乏、粒细胞缺乏、再生障碍性贫血、全血细胞减少、溶血性贫血等报道。严重粒细胞缺乏的可能机制是自身免疫作用及卡马西平对骨髓细胞的直接毒性作用,使骨髓象呈现广泛改变,假性细胞增多伴中性粒细胞缺乏,未成熟细胞增多,产生类似急性髓样白血病的特征。

(2) 氯氮平　广谱抗神经病药,是选择性 D_4 亚型受体拮抗剂。氯氮平是引起粒细胞缺乏最常见的药物,其毒性反应往往与用药剂量不成比例。氯氮平导致白细胞减少或升高的发生率约为 6.1%,多数学者认为药物是以半抗原的形式与白细胞膜上的蛋白质结合,成为完全抗原,诱发机体产生免疫应答,使骨髓释放粒细胞减少,并逐渐枯竭,致再生不良。也有学者认为它是药物抑制骨髓 DNA 的合成所致。另有研究发现,氯氮平及其代谢产物 N-去甲基氯氮平,对患者骨髓幼稚细胞的成熟与有丝分裂有抑制作用。

(二) 抗生素

(1) 磺胺类药物　抑制骨髓白细胞形成,引起白细胞减少症。偶见粒细胞缺乏,停药后可恢复。长期应用磺胺药治疗应检查血常规。对先天缺乏葡萄糖-6-磷酸脱氢酶者可引起溶血性贫血。磺胺类药物可通过母体进入胎儿的血液循环,与游离胆红素竞争血浆蛋白结合部位,使游离胆红素浓度升高,引起核黄疸。对孕妇、新生儿尤其是早产儿不宜使用。此外,用药后也可见粒细胞减少、血小板减少及再生障碍性贫血。

(2) 头孢菌素类　引起的血液毒性以老年人居多,老年患者体弱,常合并多种疾病,肝和肾功能不全,患者血液毒性的临床表现以溶血性贫血和凝血功能异常为主,其次为白细胞、血小板减少与粒细胞缺乏。使用头孢菌素类药物引起的溶血性贫血可能因发生免疫性蛋白吸附(也称头孢菌素型)所致,该类药物能与红细胞膜牢固结合形成免疫复合物,使膜的抗原决定簇发生变化,吸附球蛋白,导致红细胞溶解。有些学者认为,使用头孢唑肟引发的溶血性贫血是通过免疫复合物诱发免疫应答导致的,而非由免疫性蛋白吸附导致,因为患者尿液中的代谢产物也可以诱导机体产生抗体而发生自身抗体型溶血。使用头孢菌素类药物致血液毒性的另一个主要临床表现为凝血功能异常,常见药物包括头孢哌酮、头孢曲松、头孢吡肟、头孢西丁等,以使用头孢哌酮患者多见。患者常表现为低凝血酶原血症及凝血时间延长。头孢菌素类药物若与银杏叶提取物、丹参、血栓通等对血流有影响的药物合用,更易发生溶血性贫血及凝血功能异常。头孢菌素类药物对患者外周血中血小板或骨髓早期巨核细胞有直接破坏作用,多见于使用头孢哌酮的患者,一般停药 7~10 天可恢复。使用头孢菌素类药物的患者发生白细胞减少的机制目前尚不明确,患者自觉症状不明显,以疲乏、头晕较为常见,此外还会出现食欲减退、四肢酸软、失眠多梦、低热畏寒、腰酸心慌等症状。使用头孢菌素类药物的患者出现粒细胞缺乏的情况不多见,可能与该类药物引起免疫反应和骨髓抑制有关。

(3) 四环素类及其降解产物　有很强的抗原性,能引起相应抗体的产生,可与红细胞膜牢固结合,使红细胞溶解,而对未结合四环素抗原的其他正常红细胞则无破坏力,即药物-红细胞复合物刺激机体产生抗体。患者发生溶血性贫血前有服用四环素类药物史,也可能在长期用药过程中发生,溶血类型主要为血管外溶血。四环素致再生障碍性贫血作用与剂量无关,有关症状通常于用药约 6 周后才出现,停药后疾病可能显现出来,其临床特征依赖于每种体细胞受抑制程度。

(三) 抗肿瘤药

(1) 紫杉醇　广谱抗肿瘤药,是目前唯一一种促进微管聚合和稳定已聚合微管的药物。当它与细胞接触时,在细胞内累积大量的微管,这些微管的累积干扰了细胞的各种功能,如抑制有丝分裂、诱导肿瘤细胞凋亡等。紫杉醇主要毒性是骨髓抑制,最常见的不良反应是剂量依赖性的中性粒细胞减少,约 68% 的患者发生严重的中性粒细胞减少,58% 的患者在第一疗程出现严重的中性粒细胞减少。使用紫杉醇 10 天左右中性粒细胞出现最低计数。先前接受过放化疗的患者发生骨髓抑制更频繁,且通常更严重。血小板减少的发生率比中性粒细胞减少的发生率低,反应比较轻。5%的患者给予紫杉醇8~9天后,观察到血小板计数最低点(小于5×10^9/L)。90%的患者发生贫血(血红蛋白<100 g/L),24%的患者发生严重的贫血(血红蛋白<80 g/L)。贫血的严重程度和发生率与紫杉醇的用量有关。

(2) 环磷酰胺 最常用的烷化剂类抗肿瘤药,在体外无活性,进入机体后需先经肝细胞色素P450代谢,氧化后的代谢产物4-醛磷酰胺,在癌组织中分解为磷酰胺氮芥,发挥其抗肿瘤作用。环磷酰胺的血液毒性主要表现为骨髓抑制,白细胞减少比血小板减少更为常见,且血小板减少明显比其他烷化剂轻。白细胞计数最低值发生在用药后1~2周,多在2~3周后恢复。环磷酰胺可以造成骨髓中超氧阴离子浓度迅速升高,而高浓度的超氧阴离子可引起DNA损伤和断裂,表现为毒杀细胞或诱导细胞凋亡。此外,环磷酰胺还可引起药源性白血病,可能与以下几方面机制有关:烷化剂药物引起染色体畸变,对造血干细胞的基因造成损害;降低宿主的免疫抵抗力,而慢性抗原刺激和免疫机制之间的相互作用可以促进癌细胞增殖;药物对骨髓的直接毒性。

(3) 甲氨蝶呤 对二氢叶酸还原酶具有强大而持久的抑制作用,使二氢叶酸转变为四氢叶酸的过程受阻,从而抑制核苷酸与核酸的合成。本药对增殖细胞敏感,为细胞周期特异性药物。甲氨蝶呤的血液不良反应主要为骨髓抑制引起的白细胞和血小板减少,尤以应用大剂量或小剂量长期服用后常见,在白细胞计数低时可并发感染。药源性再生障碍性贫血可见于任何年龄,从服药到发生反应的时间不定,一般再生障碍性贫血的发生与末次用药均有一段时间间隔期,多为几周至几个月。药源性巨幼红细胞贫血患者的骨髓增生明显活跃,患者表现为头晕、乏力、皮肤黏膜苍白,活动时心悸气短,典型患者有鲜牛肉舌、镜面舌,舌面或边缘可有浅溃疡,由于胃肠道黏膜萎缩而导致恶心腹胀消化不良等,并有间接胆红素水平升高。

(四) 非甾体抗炎药

(1) 阿司匹林 最早人工合成的非甾体抗炎药,主要是抑制环氧酶从而抑制前列环素的生物合成,发挥解热镇痛及抗炎抗风湿作用;对血小板聚集的抑制作用是通过抑制血小板的前列腺素环氧酶,从而防止血栓素A2的生成。阿司匹林常见血液毒性为缺铁性贫血、溶血性贫血、巨幼红细胞贫血、止血不良、药源性血小板功能障碍等。女性较男性更易发生缺铁性贫血;溶血性贫血易见于葡萄糖-6-磷酸脱氢酶缺陷患者中;巨幼红细胞贫血见于滥用阿司匹林及其复方制剂的患者。阿司匹林诱导的止血不良及血小板功能障碍,主要表现为皮肤有出血点、牙龈出血、出血时间延长、血小板聚集功能异常,对儿童尤其是3岁以下的儿童作用更强。

(2) 保泰松 作为解热镇痛药主要用于治疗风湿性关节炎、强直性脊柱炎等,通过抑制前列腺素的合成,恢复体温调节中枢感受神经元的正常反应;通过抑制炎症局部组织中前列腺素的合成和释放,稳定溶酶体酶,影响吞噬细胞的吞噬作用而起到抗炎作用。保泰松可引起多种血液系统不良反应,多见于贫血,以巨幼红细胞贫血及再生障碍性贫血最为严重。女性发生率高于男性,随患者年龄增大,总的不良反应发生率也升高,可能是由于血液液体潴留致的血液稀释或胃肠道隐血所致。巨幼红细胞贫血多由叶酸缺乏导致。应用保泰松的患者约有0.8%发生粒细胞减少,约有0.15%发生粒细胞缺乏症。在用药的第一个月常先有皮疹,多在用药3个月内发生粒细胞缺乏症,个别患者停药后4~6天还会出现粒细胞减少,粒细胞减少与剂量大小无关,作用机制在于保泰松抑制骨髓早期细胞DNA的合成及影响蛋白质和核酸形成,从而导致粒细胞减少,还可能与此药的代谢和排泄比较缓慢相关。保泰松进入机体后刺激机体产生免疫反应,引起过敏性紫癜。主要表现为皮肤紫癜、黏膜出血、关节炎、腹痛、肾炎等,但实验室检查无异常发现。

药物种类繁多,对血液系统造成损伤的临床表现也是多种多样的,同一种药物可能同时引起多种血液疾病(表9-3)。

表 9-3 药物所致药源性血液疾病

药物	再生障碍性贫血	巨幼红细胞贫血	氧化性溶血	免疫性溶血	粒细胞减少	血小板减少
青霉素	+	-	-	++	+	+
氨苄西林	+	-	-	±	+	++
头孢菌素类	-	-	+	++	+	+
链霉素	±	-	-	±	+	+
利福平	-	-	-	-	-	++
阿司匹林	±	±	+	-	+	++
对乙酰氨基酚	±	-	-	-	-	-
保泰松	+++	±	-	-	-	-
安乃近	±	-	-	+	++	-
吲哚美辛	++	-	-	+	++	+
异烟肼	±	±	-	-	+	+
非那西丁	-	-	+	±	-	-

二、药物血液系统毒性的评价及防治原则

(一) 药物血液系统毒性的评价

药物的血液系统毒性主要从以下方面进行评价:①血液的一般检测,如血常规检查;②骨髓检查,包括骨髓涂片的细胞学检查和骨髓微循环的观察;③凝血功能检查,如凝血酶原时间、活化部分的凝血活酶时间等。

1. 血常规检查

血常规检查包括红细胞、白细胞、血小板计数及白细胞分类、血红蛋白含量测定等。

(1) 红细胞计数和血红蛋白含量测定 单位容积血液中红细胞计数和血红蛋白含量超过参考值上限称为红细胞增多症,即成年男性红细胞计数$>6\times10^{12}$/L,血红蛋白>172 g/L,成年女性红细胞计数$>5.5\times10^{12}$/L,血红蛋白>160 g/L。根据血红蛋白含量可将贫血程度分为 4 级:男性血红蛋白<120 g/L,女性血红蛋白<110 g/L 为轻度贫血;血红蛋白<90 g/L 为中度贫血;血红蛋白<60 g/L 为重度贫血;血红蛋白<30 g/L 为极度贫血。

(2) 白细胞及中性粒细胞计数 外周血白细胞计数$>10\times10^9$/L,中性粒细胞比例超过 70%时,称为中性粒细胞增高;外周血中性粒细胞绝对值小于2×10^9/L 称为粒细胞减少症,小于0.5×10^9/L 称为中性粒细胞缺乏症;外周血淋巴细胞绝对值大于4×10^9/L 称为淋巴细胞增高,大于15×10^9/L 时为高度增多;外周血嗜酸性粒细胞大于0.5×10^9/L 或比例大于 5%称为嗜酸性粒细胞增多症。

(3) 血小板计数:血小板计数大于400×10^9/L 称为血小板增多,大于600×10^9/L 称为血小板增多症;血小板计数小于100×10^9/L 称为血小板减少,小于50×10^9/L 时轻度损伤可有皮肤紫癜,小于20×10^9/L 时可有自发性出血风险。

2. 骨髓检查

骨髓检查主要是指骨髓涂片的细胞学检查。

在低倍镜下选择细胞分布均匀部位观察骨髓片有核细胞增生情况,根据骨髓片中有核细胞的密度或有核细胞与成熟红细胞的比例来估计有核细胞的增生程度。根据成熟红细胞与有

核细胞之比,可将骨髓增生程度分为5个等级:增生极度活跃、增生明显活跃、增生活跃、增生减弱、增生极度减弱。正常骨髓象为增生活跃。正常骨髓涂片中各个系统的血细胞按一定的比例组合在一起,细胞形态均无明显异常,巨核细胞和成簇血小板均可见到,并能见到少量非造血性细胞,成熟红细胞大小均匀,染色正常。正常成人粒细胞与幼红细胞比例为(2~4):1;比例增大常见于粒细胞白血病、单纯红细胞再生障碍性贫血、类白血病反应等;比例减小常见于急、慢性失血、溶血性贫血、巨幼红细胞贫血、粒细胞缺乏症、白细胞减少症、真性红细胞增多症、骨髓增生异常综合征等;比例正常见于正常骨髓象、再生障碍性贫血、原发性血小板减少性紫癜等。巨核细胞易见,通常于1.5 cm×3 cm骨髓片膜上可见巨核细胞为7~35个,多为成熟性,以产血小板型居多。幼红细胞占有核细胞的15%~20%,原幼红细胞<1%,早幼红细胞<5%,中、晚幼红细胞各占约10%。除细胞数量外,骨髓检查还可明确细胞大小变化、胞质内颗粒及胞质内是否出现空泡、细胞核形及核成熟度是否异常。

3. 凝血功能检查

机体的止血功能是由血小板、凝血系统、纤溶系统和血管内皮系统等共同作用来完成的。凝血功能检查主要包括血浆凝血酶原时间(PT)及由PT计算得到的PT活动度、国际标准化比值(INR),纤维蛋白原(FIB),活化部分凝血活酶时间(APTT)和血浆凝血酶时间(TT)。

(二) 药物血液系统毒性的防治原则

在临床上,药物毒性的防治与药物剂量有关。对于可以预测的药物毒性,可通过调整药物剂量,或用一种作用类似但选择性更好的药物替代,也可用具有拮抗作用的药物予以处理。如怀疑疾病是由药物引起且不能确定是某种药物时,最可靠的方法是首先停用可疑药物甚至全部药物,不仅可及时终止致病药物对机体的继续损害,而且有助于诊断。停药后临床症状的减轻或消失,常可提示是否为药源性疾病。如果能做到合理用药,大多数药源性疾病是可以避免的。如何做到合理用药,须做到以下几点。①用药要有明确的指征:选药不仅要针对适应证,还要排除禁忌证,反对使用疗效不明确的药物,特别是临床经验不够、毒副作用观察了解不足的药物,应用更应慎重。②要有目的地联合用药,必须联合用药时要排除药物之间因相互作用可能引起的不良反应。③根据选用药物的药效和药代动力学特点,及用药患者的心、肝、肾等功能的具体情况,制定合理的给药方案,也可减少药源性疾病的发生。④在用药过程中严密观察药物的疗效和反应,发现异常,应尽快查明原因,及时调整给药剂量或调换治疗用药,使药源性疾病的发生减少到最低限度。对已经出现血液毒性的药物,应根据贫血、红细胞减少、白细胞减少、血小板减少及严重骨髓抑制等情况进行处理。

1. 贫血的处理

(1) 浓缩红细胞的应用　输注浓缩红细胞的优点是能迅速提高贫血患者的携氧能力,缺点是存在输血相关的风险。当血红蛋白达到70~80 g/L时,绝大多数患者的携氧能力正常。对于化疗患者,如果有明显乏力、气短、心动过速等,即有输血指征。如果患者血红蛋白为70 g/L,每单位浓缩红细胞可增加10 g/L的血红蛋白。

(2) 重组人促红细胞生成素的应用　促红细胞生成素是由肝脏和肾脏合成的激素,能调节红细胞的生成。很多药物都不同程度地影响肾功能(尤其是铂类药物),从而引起促红细胞生成素分泌减少。因此,促红细胞生成素尤其适用于肾功能有损害的患者,或对输血相关风险顾虑过多的患者。用法为促红细胞生成素150 U/kg皮下注射,每周3次。使用的同时应该补充铁剂和维生素B_{12}、叶酸等。当血红蛋白高于80 g/L或红细胞比容大于40%后应停药。副作用少见。

2. 粒细胞减少的处理

(1) 重组人粒细胞集落刺激因子的应用　对于Ⅰ级粒细胞减少患者,原则上不用;对于Ⅱ

级粒细胞减少的患者,如有Ⅲ级以上骨髓抑制的历史则需要使用;患者在使用药物后很快出现Ⅱ级骨髓抑制(两周以内),尤其是患者有Ⅲ级以上粒细胞减少史时,最好使用;如果患者是在使用药物两周以后出现Ⅱ级粒细胞减少,而此前又没有Ⅲ级以上骨髓抑制的历史,则可以密切观察,暂时不用;对于Ⅲ和Ⅳ级粒细胞减少,必须使用。治疗性使用剂量为 $5\sim7~\mu g/(kg \cdot d)$,如果按体重平均 50 kg 计算,一般用 $300~\mu g/d$;主要用于Ⅲ~Ⅳ级粒细胞减少;预防性使用剂量为 $3\sim5~\mu g/(kg \cdot d)$,一般用 $150~\mu g/d$,主要用于此前有过Ⅳ级骨髓抑制的患者。对于治疗性使用,应在中性粒细胞绝对值连续两次大于 $10\times10^9/L$ 后停药。由于临床上有些患者两次中性粒细胞绝对值大于上述标准比较困难,所以当白细胞计数两次超过 $10\times10^9/L$ 亦可考虑停药。

(2) 抗生素的应用　一般认为,对于粒细胞减少伴有发热的患者,均使用抗生素;对于Ⅳ级骨髓抑制的患者,无论有无发热,均必须预防性使用抗生素。理论上抗生素的使用应该以药敏试验为依据,但实际工作中很难实现,故多为经验性用药。2011 年 NCCN 指南指出:对中高危感染风险患者,包括接受高剂量化疗及预期粒细胞缺乏持续超过 7 天的血液系统肿瘤患者,推荐预防性应用氟喹诺酮类抗生素;考虑到微生物耐药风险,低危感染风险患者,如接受标准化疗的实体瘤及预期粒细胞缺乏少于 7 天的患者不推荐预防性应用氟喹诺酮类抗生素,而对于已经出现感染发热的患者,进行相关评估后经验性应用广谱抗生素;单独用药如头孢他啶、头孢吡肟、亚胺培南、美罗培南,联合用药如氨基糖苷类＋抗铜绿假单胞菌内酰胺类,必要时联合万古霉素,而获得病原学证据的则更换为相应敏感的抗生素。然而,抗生素本身亦会引起骨髓抑制,研究证实半合成青霉素、头孢菌素类及新合成唑烷酮类抗生素利奈唑胺等对骨髓的粒巨噬细胞集落单位的生长有抑制作用,进而导致骨髓抑制发生。如果患者有发热,应在发热消退至少 48 小时后停用抗生素;如果患者为Ⅳ级粒细胞减少但无发热,待粒细胞上升至正常后可停用。

3. 血小板减少的处理

(1) 单采血小板的应用　输注单采血小板能迅速提升血小板数量,从而防止在血小板最低阶段发生出血。如果患者有Ⅲ级血小板减少而且有出血倾向,则应输注单采血小板;如果患者为Ⅳ级血小板减少,无论有无出血倾向,均应使用。一般而言,一单位单采血小板可提高血小板计数 $(10\sim20)\times10^9/L$。然而,外源性血小板的寿命通常仅能维持 72 小时左右,而且反复输入后患者体内会产生抗体。

(2) 重组人促血小板生成素(TPO)的应用　血小板生成素是刺激巨核细胞生长及分化的内源性细胞因子,对巨核细胞生成的各阶段均有刺激作用,其应用亦有助于骨髓抑制导致的血小板减少的恢复,预防和治疗血小板减少患者的出血,并能减少单采血小板的输入量和缩短血小板降低持续的时间。用法为 $300~IU/(kg \cdot d)(15000~U/d)$ 皮下注射,7 天为 1 个疗程。当血小板计数超过 $50\times10^9/L$ 时可停用。其不足之处是起效较慢,通常需要连续使用 5 天以后才有效果,故在有Ⅳ级血小板减少史的患者中预防性使用,其效果可能更好。

4. 严重骨髓抑制的处理

严重骨髓抑制可以通过造血干细胞移植治疗,有同基因造血干细胞移植、异基因造血干细胞移植及自体造血干细胞移植三种。目前常用的是异基因造血干细胞移植,在单基因造血干细胞移植系统、移植后复发、移植物抗宿主的基因水平机制的研究及克服策略、针对老年人进行的微移植等方面均取得了重大进展。此外,在异基因造血干细胞移植基础上发展起来的非清髓性异基因造血干细胞移植在非清髓性预处理、混合性嵌合体渐进植入及移植前后的免疫治疗等方面亦取得较大创新及突破。

本章小结

机体的血液成分和血细胞执行的重要功能以及骨髓这一高度增殖分化系统对毒物的易感性,使血液成为重要的毒物靶器官,如果血液系统功能发生障碍,就会危及机体的生命。随着现代毒理学的发展,血液毒理学研究也更加深入,必将使已知或未知药物对血液系统的毒性作用和机制得到更进一步的阐明,从而减少药物对血液系统毒性的发生率。

能力检测

一、名词解释

1. 血液毒理学
2. 血液系统
3. 血小板减少症

二、简答题

1. 简述药物对血液系统毒性作用的类型。
2. 简述药物致骨髓抑制的相关机制。
3. 在药源性粒细胞缺乏患者的治疗中如何合理应用抗生素?

(沈甫明)

第十章　药物对内分泌系统的毒性作用

学习目标

1. 掌握：药物对内分泌系统的毒性作用的类型和机制。
2. 熟悉：内分泌系统的调节。
3. 了解：内分泌系统的功能及损伤评价方法。

内分泌系统是体内重要的功能调节系统,通过分泌各种激素参与机体各项基础生命活动。许多药物能干扰内分泌系统激素的合成、调控,甚至对其结构产生影响,从而引起各种药源性内分泌系统疾病。

案例导入 10-1

患者,男,38 岁,因甲状腺功能亢进(简称甲亢),在医师建议下服用抗甲状腺药甲巯咪唑一年,甲亢症状控制良好,近年来发现甲状腺肿大。

1. 患者为什么出现甲状腺肿大?
2. 如何治疗甲状腺肿大?

第一节　内分泌系统的功能与调节

机体的分泌系统包括外分泌和内分泌。外分泌(exocrine)是腺细胞产生的物质通过导管分泌到体内管腔或体外的分泌形式,如胰腺可将消化液分泌到消化管腔内发挥作用,汗腺可将汗液分泌到体外。内分泌(endocrine)是指腺细胞将产生的激素直接分泌到体液中,借助血液等体液对靶细胞产生调节作用的一种分泌方式,具有这种分泌功能的细胞称为内分泌细胞(endocrine cell)。典型的内分泌细胞位于垂体、甲状腺、肾上腺、性腺、胰岛、甲状旁腺、松果体等,形成内分泌腺。

内分泌系统由内分泌腺和分散存在于某些组织器官中的内分泌细胞组成。内分泌细胞位于特定组织器官中,如神经元、心肌、血管内皮、肺、肾、肝、脑、脂肪细胞等。激素是由内分泌腺或内分泌细胞所分泌的高效能生物活性物质,以体液为媒介,在细胞之间递送信息,从而调节各种生理活动。机体的内分泌系统可感受内、外环境的刺激,通过调控激素的合成与分泌而产生相应的调节作用。内分泌系统的主要功能是调节机体的物质代谢,维持机体稳态,促进生长发育,调节生殖过程。

内分泌系统的调控方式主要为反馈调节模式,即垂体前叶在下丘脑分泌的释放或抑制激素的调节下分泌促甲状腺激素(TSH)、促肾上腺皮质激素(ACTH)、黄体生成素(LH)和卵泡刺激素（FSH），分别调控靶腺肾上腺、甲状腺、性腺的分泌功能。当靶腺分泌的激素增多时，可以负反馈抑制垂体和下丘脑激素的分泌；当靶腺分泌的激素减少时，可以正反馈促进垂体和下丘脑激素的分泌。形成的调节轴有下丘脑-腺垂体-甲状腺轴、下丘脑-腺垂体-肾上腺轴、下丘脑-腺垂体-睾丸轴。此外，还有神经调节，即交感神经兴奋时可直接增强肾上腺髓质的分泌功能。

药物对内分泌系统的影响主要表现为对内分泌系统结构的破坏和对功能的影响。药物可以通过以下机制损伤内分泌系统：①直接作用于靶器官，影响激素的合成、分泌、代谢过程；②通过影响调节轴，影响靶器官激素分泌；③诱导自身抗体形成。

第二节 药物对内分泌系统毒性作用的类型及机制

一、药物对下丘脑和垂体的毒性作用

下丘脑与垂体在结构与功能上联系密切，形成下丘脑-垂体功能单位，包括下丘脑-腺垂体系统和下丘脑-神经垂体系统两部分。下丘脑内一些神经元兼有神经元和内分泌细胞的功能。在下丘脑激素的调控下，腺垂体可分泌多种激素，生长激素（GH）和催乳素（PRL）可直接作用于靶组织或靶细胞；促甲状腺激素（TSH）、促肾上腺皮质激素（ACTH）、卵泡刺激素（FSH）和黄体生成素（LH）均可特异作用于各自的外周靶腺。神经垂体可释放血管升压素（ADH）和缩宫素（oxytocin）。药物可直接或间接作用于下丘脑和垂体，影响体内激素的分泌。

长期大剂量应用糖皮质激素，可抑制机体生长激素的分泌，影响儿童生长发育，所以青少年要避免长期大剂量使用。

氯丙嗪为临床常用抗精神失常药，主要通过阻断中脑-边缘和中脑-皮质系统的多巴胺 D_2 受体而起到治疗作用，氯丙嗪对脑内的多巴胺受体无选择性。在中枢的结节-漏斗通路也有 D_2 受体分布，可促进下丘脑分泌多种激素如催乳素释放抑制因子、卵泡刺激素等。长期应用氯丙嗪在发挥抗精神病作用的同时亦可阻断结节-漏斗通路的多巴胺受体，导致下丘脑和垂体激素分泌紊乱，引起催乳素分泌增加，生长激素分泌减少，临床表现为女性闭经、溢乳，男性性功能下降。儿童长期用药可影响生长发育。

药物可导致药源性血管升压素分泌紊乱综合征，主要表现为低钠血症和继发的神经精神症状。常见药物有吩噻嗪类、细胞毒药物（环磷酰胺、顺铂、长春新碱等）、三环类抗抑郁药、抗癫痫药（卡马西平）等。吩噻嗪类、三环类抗抑郁药及卡马西平能增加 ADH 的释放；长春新碱因其神经毒性作用导致 ADH 释放紊乱。

二、药物对甲状腺的毒性作用

甲状腺是人体最大的内分泌腺，正常成年人的甲状腺重 15～20 g，女性稍重；在甲状腺肿大时可达数百乃至上千克。甲状腺位于气管上端两侧，甲状软骨的前下方，分左、右两叶。人体内的甲状腺激素主要有甲状腺素（四碘甲腺原氨酸，T_4）和三碘甲腺原氨酸（T_3），T_3 的生物活性为 T_4 的 5 倍左右，主要调节机体生长发育、基础代谢等多种功能活动。

体内甲状腺激素的合成主要包括以下过程（图 10-1）。①碘摄取：甲状腺滤泡上皮细胞可以主动从血液中摄取碘（I^-）。②碘活化和酪氨酸碘化：摄取的碘在过氧化物酶作用下被氧化成活性碘（I^+），活性碘与甲状腺球蛋白（TG）中的酪氨酸残基结合，生成一碘酪氨酸（MIT）和二碘酪氨酸（DIT）。③偶联：在过氧化物酶作用下，2 分子 DIT 偶联成 T_4，1 分子 DIT 和 1 分子 MIT 偶联成 T_3。④释放：在蛋白水解酶的作用下，TG 释放出 T_3、T_4 进入血液。其中 T_4

占分泌总量的90%以上,在外周组织脱碘酶的作用下,T_4可转化为T_3而发挥生理活性。

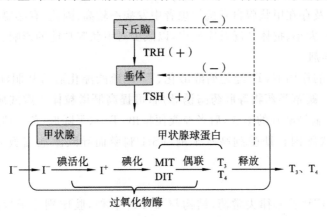

图10-1 甲状腺激素合成过程

药物对甲状腺的毒性作用主要表现为甲状腺增生、肿大,功能亢进,甚至形成肿瘤,或者甲状腺功能低下,导致甲状腺功能紊乱。

1. 抗甲状腺药

抗甲状腺药主要通过抑制甲状腺激素的合成过程和影响甲状腺调节轴而产生对甲状腺的毒性作用。

硫脲类是常用的治疗甲亢的药物,主要包括硫氧嘧啶类的甲硫氧嘧啶、丙硫氧嘧啶和咪唑类的甲巯咪唑(他巴唑)和卡比马唑(甲亢平)。这类药物抗甲状腺的机制主要包括:抑制甲状腺过氧化物酶,抑制碘的活化、酪氨酸的碘化及偶联,减少甲状腺激素的合成;抑制外周组织T_4转化为T_3。长期应用本类药物后,可导致血清T_3、T_4水平显著降低,反馈性刺激TSH分泌增多,作用于甲状腺腺体,导致腺体增生、肿大、充血,甚至出现压迫症状。磺胺类药物、氨基三唑也通过这种机制影响甲状腺功能。

大剂量碘也是治疗甲亢的主要药物,主要通过抑制TG的水解而抑制甲状腺激素的释放;大剂量碘还能拮抗TSH的释放作用;此外,大剂量碘能抑制过氧化物酶的活性,影响碘的活化、酪氨酸的碘化及偶联,减少甲状腺激素的合成。长期或过量服用碘剂,可导致甲状腺功能减退和甲状腺肿大。母亲怀孕期间服用大量碘剂,易导致子女罹患先天性药源性甲状腺功能减退症(甲减)。

放射性^{131}I临床常用于甲状腺摄碘功能检查以及甲亢治疗,如不宜手术、术后复发及药物无效或过敏的甲亢患者。剂量过大易导致甲状腺组织的过度破坏,引起甲状腺功能减退,故应严格掌握剂量和适应证。儿童由于甲状腺处于生长期,对辐射较为敏感,不宜用^{131}I进行治疗。

2. 某些阴离子

甲状腺碘摄取是甲状腺激素合成的第一步,甲状腺滤泡上皮细胞能主动摄取和聚集碘。碘进入细胞需要钠-碘同向转运体(Na/I symporter, NIS),通过NIS将I^-和Na^+以1:2的比例主动转运入细胞。一些阴离子如高氯酸根(ClO_4^-)、硫氰酸根(SCN^-)等可与碘离子竞争NIS,从而抑制碘在甲状腺的浓集,影响甲状腺激素的合成。如给予TSH,则可促进碘在甲状腺中的浓集。

3. 碳酸锂

碳酸锂是急性躁狂症、单向或双向抑郁症的基础治疗药物。治疗中发现碳酸锂可影响甲状腺激素的水平及甲状腺的大小,患者可出现临床或亚临床甲状腺功能减退、甲状腺肿大等不良反应。其原理主要是锂可被甲状腺细胞浓集,在多个环节影响甲状腺激素的合成,且锂离子抑制甲状腺释放甲状腺激素。研究发现，锂引起的甲状腺功能减退在女性、年龄大于50岁、有甲状腺疾病家族史及存在甲状腺自身抗体患者中发病率较高，因此，有必要在锂盐治疗前评估患者的甲状腺功能、大小、抗体情况及家族史，以减少对甲状腺功能的影响。

4. 肝药酶诱导剂

在肝微粒体酶的作用下，T_4经葡糖醛酸化、T_3经硫酸酯化后可从胆汁分泌、排泄。长期使用苯巴比妥、苯二氮䓬类药物等肝药酶诱导剂，可提高肝微粒体二磷酸尿苷-葡糖醛酸转移酶的活性，促进T_4-葡糖醛苷的形成，后者经粪便排出，T_4水平降低，负反馈抑制消失，TSH代偿性分泌增多，甲状腺因长期受到高水平的TSH刺激而导致滤泡细胞形成肿瘤的危险度增加。

5. 胺碘酮

胺碘酮为Ⅲ类广谱抗心律失常药，结构与T_3、T_4相似，胺碘酮分子量的37%为碘，其中10%脱碘后称为碘离子。长期服用胺碘酮的患者有14%～18%可出现甲状腺功能亢进或减退，主要是甲状腺功能减退。其机制为胺碘酮可抑制5-脱碘酶，抑制T_4转化为T_3，导致T_4水平升高而T_3水平降低；胺碘酮也可直接损伤甲状腺滤泡上皮细胞，引起甲状腺炎。因此，长期应用胺碘酮必须定期检测血清T_3、T_4。

6. α干扰素

α干扰素为免疫增强剂，具有抗肿瘤、抗病毒及免疫调节作用。本类药物可诱导机体产生抗甲状腺的自身抗体，抑制甲状腺激素的生物合成，个别患者出现自身免疫性甲状腺炎等。常见影响甲状腺功能的药物见表10-1。

表10-1　影响甲状腺功能的常见药物

药物	机制
高氯酸根、硫代氰酸根等	影响甲状腺摄取碘
丙硫氧嘧啶、磺胺类、碘及碘化物、胺碘酮、碳酸锂等	影响甲状腺激素的合成、释放或干扰外周T_4转变为T_3
放射性碘	损伤甲状腺细胞
苯巴比妥、苯二氮䓬类药物等	促进甲状腺激素代谢
免疫增强剂	抑制甲状腺激素的合成

三、药物对肾上腺的毒性作用

肾上腺是人体重要的内分泌腺，位于肾脏的上方，总重量为8～10 g，分为皮质、髓质两部分：周围部分称皮质，中央部分为髓质。肾上腺皮质由外向内依次分为球状带、束状带和网状带。由于细胞所含酶系的差异，球状带分泌盐皮质激素，主要是醛固酮和去氧皮质酮；束状带分泌糖皮质激素，主要是可的松和氢化可的松；网状带分泌少量的雄激素。实验发现，切除双侧肾上腺的动物很快便死亡，若能及时补充肾上腺皮质激素则能维持生命，可见肾上腺皮质激素是维持机体生命活动所必需的。

（一）外源激素源性萎缩

长期大剂量使用外源糖皮质激素进行治疗，突然停药或减药过快，容易诱发急性肾上腺皮质功能不全，出现头晕、恶心、呕吐、乏力、低血压甚至休克等，尤其是伴有应激因素如感染、情绪激动、手术等时更容易发生。其机制主要为长期使用外源性糖皮质激素导致体内激素水平升高，反馈性抑制下丘脑-垂体-肾上腺轴，使下丘脑分泌的CRH和垂体分泌的ACTH减少，从而导致肾上腺皮质功能丧失，出现肾上腺皮质束状带和网状带萎缩，肾上腺皮质功能不全。

肾上腺皮质功能的恢复时间与用药剂量、时间等有关。停用激素后，垂体分泌ACTH的功能一般需要3～5个月才能恢复，肾上腺皮质对ACTH恢复反应需要6～9个月，有的甚至长达1～2年。因此，长期服用糖皮质激素类药物不可骤然停药，需缓慢减量，以免出现停药综合征。在治疗过程或逐渐减量停药过程中应间断补充ACTH，以防止肾上腺皮质萎缩。停用糖皮质激素后应连续应用ACTH 7天。停药1年内如遇应急情况，如感染或手术等，应及时给予足量的激素。

（二）药源性肾上腺皮质功能亢进

长期应用ACTH或肾上腺皮质激素类药物，可引起物质和水盐代谢紊乱。表现为满月脸、水牛背、皮肤菲薄、水肿、高血钾、糖尿病等，停药后症状可自行消失。必要时加用抗高血压药、抗糖尿病药进行治疗，并且采用低盐、低糖、高蛋白质饮食及加用氯化钾等措施。严格掌握用药剂量、时间和适应证可预防药源性肾上腺皮质功能亢进症的发生。

（三）损伤性萎缩

(1) 束状带和网状带萎缩　肾上腺组织细胞受到药物直接损伤所导致的萎缩。米托坦（mitotan，又称双氯苯二氯乙烷）为杀虫剂滴滴涕（DDT）一类化合物，临床上常用于无法切除的皮质癌、切除复发皮质癌以及皮质癌术后的辅助治疗。米托坦能选择性地作用于肾上腺皮质的束状带和网状带，对正常细胞和癌细胞均有影响，造成细胞萎缩、坏死，用药后血、尿中氢化可的松迅速减少，但不损伤球状带，对醛固酮分泌无影响。

(2) 球状带萎缩　球状带的萎缩反映了某些药物对醛固酮合成与分泌的抑制作用。螺内酯（安体舒通）为低效能利尿药，可竞争性拮抗醛固酮作用，主要用于与醛固酮水平升高有关的顽固性水肿或充血性心力衰竭。卡托普利为血管紧张素转化酶抑制药，主要用于高血压、充血性心力衰竭等疾病的治疗。本类药物抑制血管紧张素转化酶，减少血管紧张素Ⅰ转化为血管紧张素Ⅱ，减少血管紧张素Ⅱ与AT_1受体结合，减少醛固酮释放，引起球状带萎缩。

（四）降低糖皮质激素水平

氨鲁米特（aminoglutethimide，又称氨基乙哌啶酮）为皮质激素抑制药，主要用于降低糖皮质激素水平。该药可抑制胆固醇转变成20α-羟胆固醇，从而抑制氢化可的松和醛固酮的合成。主要用于治疗垂体所致ACTH过度分泌诱发的库欣综合征，其可引起肾上腺皮质功能不全。

（五）促肾上腺髓质增生

在肾上腺髓质增生的大鼠实验研究中，发现腺垂体激素和肾上腺髓质增生存在相关关系。如长期使用生长激素可诱发嗜铬细胞瘤。利血平为去甲肾上腺素能神经末梢阻滞药，主要用于重症高血压的治疗。利血平可以影响儿茶酚胺的储存和释放，耗竭去甲肾上腺素能神经递质，从而起到降血压的作用，这能够代偿性引起肾上腺髓质增生。

烟碱（尼古丁）通过直接激动肾上腺髓质的N_N受体使肾上腺髓质增生。血中钙、磷水平增高也可导致肾上腺髓质的增生。

四、药物对胰腺的毒性作用

人体胰腺内的胰岛主要有两种细胞：分泌胰高血糖素的胰岛A细胞和分泌胰岛素的胰岛B细胞。药物或化合物通过破坏胰岛B细胞或干扰胰岛B细胞的功能，可导致糖尿病或药源性高血糖。

对胰腺产生毒性作用的典型药物是链脲佐菌素（STZ）和四氧嘧啶。STZ是一种广谱抗生素，具有抗菌、抗肿瘤作用和致糖尿病的不良反应，目前主要用于糖尿病动物模型的制备和胰岛B细胞癌的治疗。STZ对实验动物的胰岛B细胞有高度选择性毒性作用，它可以使多种动物如小鼠、大鼠、狗、猴、羊的胰岛 B 细胞破坏,导致糖尿病。

四氧嘧啶可产生超氧自由基而破坏胰岛 B 细胞,导致胰岛素合成减少,胰岛素缺乏。四氧嘧啶引起的血糖反应分为三个时相,一次腹腔或静脉注射后,血糖开始升高,继而因胰岛 B 细胞残存的胰岛素释放引起低血糖,之后出现持久的高血糖,胰岛 B 细胞呈现不可逆性坏死。

喷他脒为抗寄生虫药,用于治疗卡氏肺囊虫肺炎。该药溶解胰岛 B 细胞使胰岛素释放,引起严重的低血糖,但是随着胰岛 B 细胞不断被破坏,最终将发展成胰岛素缺乏和糖尿病。

五、药物对性腺的毒性作用

许多药物可以导致性激素分泌紊乱及性腺功能障碍。男性主要表现为乳腺发育及睾丸功能障碍;女性主要表现为男性化、多毛症以及卵巢功能障碍。

(一) 药源性男性乳腺增生症

己烯雌酚、氯米芬、雌激素、螺内酯等药物因具有雌激素活性,可导致男性乳腺增生。酮康唑、长春新碱、西咪替丁、环丙孕酮、氟他胺和苯妥英等药物可能通过减少睾酮的生物合成和干扰其作用而导致男性乳腺增生。马利兰、卡氮芥、金霉素、长春新碱、绒毛膜促性腺激素等药物也有此作用。但这些药物无升高催乳素水平的作用,故不导致溢乳。

(二) 女性男性化

合成的类固醇激素,包括糖皮质激素,都有不同程度的雄激素样作用,可致女性多毛症、声音变粗等,妊娠期暴露可致女性胎儿男性化及男性胎儿性早熟。达那唑可降低睾酮与血浆性激素球蛋白结合的能力,导致血中游离态睾酮浓度增高,从而引起女性多毛症和男性化。

(三) 闭经

在月经周期的卵泡期,LH 和 FSH 分泌逐渐增加,至排卵前这两种激素的血液浓度可达到最高峰。口服避孕药抑制这两种激素高峰浓度的产生,可抑制排卵,但是对于部分女性特别是有月经周期不规则病史者可导致闭经。

第三节 内分泌系统损伤的检测方法

内分泌系统是机体重要的调节系统,与神经系统相辅相成,共同调节机体的生长发育和各种代谢,维持内环境的稳定。各种药物引发的急、慢性内分泌系统损伤均会导致腺体出现相应的结构和功能变化,出现激素分泌异常,各种激素功能紊乱的症状。一般来说,对内分泌系统的评价和检测可从影像学和功能学两个方面进行。

一、垂体-甲状腺系统

(一) 影像学检查

垂体-甲状腺系统损伤的检测方法主要是影像学检查,包括超声、CT、MRI 及放射性核素扫描等,甲状腺 B 超检查可直接观察甲状腺形态、大小,有无结节、肿块形成等。

(二) 功能学评价

(1) 甲状腺功能五项 包括血清总三碘甲腺原氨酸(TT_3)、总甲状腺素(TT_4)、游离三碘甲腺原氨酸(FT_3)、游离甲状腺素(FT_4)、促甲状腺激素(TSH)检查,与甲状腺功能密切相关,是诊断甲亢、甲减的重要依据。检测甲状腺激素在甲亢和甲减患者的诊断中已得到广泛的应用,并成为判断疗效、检测复发的重要手段。

(2) 甲状腺摄^{131}I率　碘是甲状腺合成甲状腺激素的原料之一,放射性的^{131}I也能被摄取并参与甲状腺激素的合成,它被摄取的量和速度与甲状腺功能密切相关。将^{131}I引入受检者体内,利用体外探测仪器测定甲状腺部位放射性计数的变化,可以了解^{131}I被甲状腺摄取的情况,从而判断甲状腺的功能。甲亢时摄^{131}I率增高,甲减时摄^{131}I率降低。

(3) T_3抑制试验　正常人服用外源性T_3后,血中T_3浓度升高,通过负反馈可抑制垂体前叶TSH分泌,而使甲状腺摄^{131}I率明显降低。本试验可用于鉴别甲状腺肿伴摄^{131}I率增高是由甲亢还是单纯性甲状腺肿所致。前者服T_3后摄^{131}I率下降不显著(小于50%);而后者摄^{131}I率显著下降(大于50%)。

(4) 促甲状腺激素释放激素(TRH)兴奋试验　本试验是根据静脉注射TRH,正常人TSH水平较注射前升高而甲亢患者TSH分泌反应被抑制或者反应降低的原理进行的检测。甲亢时血清中T_3、T_4浓度增高,反馈性抑制TSH,因而TSH不受TRH调控。

二、垂体-肾上腺系统

(一)影像学检查

肾上腺影像学检查可直接明确病变的部位、大小、数目和性质。首选CT检查,MRI和核素显像可作为补充检查手段。

(二)功能学评价

(1) 促肾上腺皮质激素(ACTH)测定　测定血ACTH水平有助于多种垂体-肾上腺轴疾病的诊断,如药物诱发肾上腺皮质功能减退时ACTH水平升高。

(2) 血、尿氢化可的松水平测定　检查肾上腺皮质功能是否有异常的最常用指标。正常人氢化可的松分泌具有昼夜节律性,上午7～8时最高,午夜24时最低。许多药物可以影响氢化可的松的分泌水平。

(3) 肾上腺重量　肾上腺重量受ACTH调节:当垂体分泌ACTH增多时,肾上腺腺体可增生、肥大,腺体重量增加;当垂体分泌的ACTH减少时,腺体萎缩,重量减轻。因此,肾上腺的重量能够粗略反映肾上腺的功能。本方法适用于重复给药毒性研究,主要用于科学研究中的动物实验。

(4) 尿17-羟皮质类固醇和17-酮皮质类固醇测定　尿17-羟皮质类固醇和17-酮皮质类固醇是肾上腺皮质激素的代谢产物,其含量的高低可反映肾上腺皮质功能的好坏。肾上腺皮质功能亢进症可见尿17-羟皮质类固醇水平增高。

(5) 嗜酸性粒细胞和淋巴细胞计数　两者可间接反映肾上腺皮质的功能。血浆中皮质激素如可的松、氢化可的松水平的增高可导致嗜酸性粒细胞和淋巴细胞数目的减少,且两者呈正相关。通过检测给药前后两种细胞数目的变化,可间接判断药物对肾上腺皮质功能的影响。

本章小结

内分泌系统由内分泌腺和具有内分泌功能的细胞组成,具有维持内环境稳定、调节新陈代谢、维持生长发育与生殖过程等重要生理功能。内分泌系统的调节方式主要为反馈调节模式,调节轴为下丘脑-垂体-靶器官轴。内分泌系统易受药物影响,主要表现为药物对内分泌系统结构的破坏和功能的影响。内分泌系统中内分泌器官对药物损害的敏感性依次为肾上腺>甲状腺>胰腺>垂体。产生肾上腺毒性的药物主要为糖皮质激素(长期大剂量应用或停药不当),以及米托坦、螺内酯、卡托普利、利血平、生长激素、尼古丁等。产生甲状腺毒性的药物主要为治疗甲亢的药物、某些阴离子、胺碘酮、碳酸锂和肝药酶诱导剂等。临床上应用有内分泌系统毒性的药物时,要结合相应形态学检查、功能学检查来评价内分泌系统受损程度。

能力检测

1. 药物对甲状腺毒性作用的类型有哪些?机制是什么?
2. 药物对肾上腺有哪些毒性?

(陈靖京)

第十一章 药物对免疫系统的毒性作用

学习目标

1. 掌握：药物对免疫系统毒性作用的主要类型和机制。
2. 熟悉：免疫毒性试验的基本内容。
3. 了解：免疫学的基本概念。

案例导入11-1

患者,女,54岁,5天前因沙尘暴后咳嗽、咳痰较前加重,遂来就诊。血常规:白细胞计数 $14.5×10^9/L$,中性粒细胞比例 84.7%,胸片示慢性支气管炎合并感染。入院查体:体温36.8℃,脉搏88次/分,呼吸21次/分,血压142/75 mmHg(1 mmHg=0.133 kPa),神志清楚,双肺可闻及干啰音。否认药物过敏史。患者4年来,每到秋冬春季节出现间断性咳嗽、咳痰,痰呈白色,发病与粉尘有关。诊断:慢性支气管炎急性发作,头孢曲松钠皮试阴性,给予 0.9%氯化钠溶液 250 mL,头孢曲松钠 4.0 g 静脉滴注,1次/天,用药2分钟,患者烦躁不安,喘憋,面色苍白,口唇发绀,出大汗,皮肤潮红瘙痒,神志恍惚,小便失禁,当时血压 60/40 mmHg,心率 132 次/分,周身皮肤色红,双肺满布哮鸣音。诊断:过敏性休克,立即停用头孢曲松钠,给予 0.9%氯化钠溶液静脉滴注,吸氧,心电监护,盐酸肾上腺素 0.5 mg 静脉推注,地塞米松 15 mg 静脉推注,异丙嗪 25 mg 肌内注射。患者心电监护显示曾有短暂的心房纤颤,后恢复窦性心律。于治疗35分钟后,患者病情明显缓解,呼吸平稳,无呼吸困难、喘憋和精神倦怠。血压122/84 mmHg,心率 85次/分,血氧饱和度 91%,周身皮肤色红程度较前减轻。第2天,皮肤基本恢复正常。

1. 头孢曲松钠属于哪类抗生素?
2. 在使用中,头孢曲松钠对免疫系统的常见毒性反应是什么?如何救治?

第一节 免疫系统的组成及其功能

一、概述

免疫(immune)即保护机体不得病。免疫系统(immune system)由免疫器官和组织、免疫细胞,以及免疫分子,如抗体、补体、免疫球蛋白、细胞因子、细胞膜分子等组成(图11-1)。免疫分为先天性免疫和获得性免疫两种。先天性免疫是生物体在进化过程中建立并遗传给后代对微生物的抵抗力;获得性免疫是生物个体在生命过程中经自然感染、人工预防接种或输入抗体而获得抵抗特定微生物的能力。

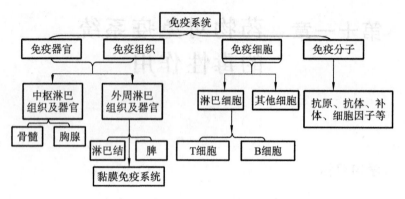

图 11-1 免疫系统

二、免疫器官和组织

免疫器官根据分化的早晚和功能不同,可分为中枢免疫器官(central immune organ)和外周免疫器官(peripheral immune organ)。前者是免疫细胞发生、分化、成熟的场所,包括骨髓和胸腺;后者是 T 细胞和 B 细胞定居、增殖的场所以及发生免疫应答的主要部位,包括淋巴结、脾脏和其他外周淋巴器官组织,如扁桃体、阑尾等。

三、免疫细胞

所有参与免疫系统的免疫应答或与免疫应答有关的细胞统称为免疫细胞。

(1) B 细胞　B 细胞的个体发育可分为两个阶段:第一阶段无需抗原刺激,在造血组织内进行;第二阶段 B 细胞开始离开造血组织进入外周淋巴组织,在抗原刺激下被活化、增殖,并分化为浆细胞,再由浆细胞产生特异性抗体。B 细胞主要功能是产生抗体,介导体液免疫应答、提呈抗原和免疫调节功能。其表面有众多的膜分子,它们在 B 细胞识别抗原、活化、增殖以及抗体产生等过程中发挥重要作用。B 细胞的表面标志主要有以下几种:①B 细胞抗原受体复合物(B cell receptor,BCR);②B 细胞共受体;③共刺激分子;④CD20 抗原、CD22 抗原、CD32 抗原等表面分子。

(2) T 细胞　T 淋巴细胞表面具有多种表面标志。①TCR-CD3:T 细胞受体(T cell receptor,TCR)与 CD3(即 TCR-CD3)的复合物,为 T 细胞的特有标志;CD3 分子的主要功能是参与 TCR/CD3 复合物的装配和稳定以及信号转导。②CD4 和 CD8,只有表达 CD4 或 CD8 分子才能表明 T 细胞进入成熟阶段。T 细胞根据功能的不同,可分为 Th 细胞、CTL 和调节性 T 细胞。

(3) NK 细胞群　NK 细胞群在既不需要抗原刺激,也不需要抗体参与情况下即可杀伤靶细胞,即具有自然杀伤肿瘤细胞、病毒感染细胞等异常细胞的活性,故称为自然杀伤细胞。

(4) 抗原提呈细胞　在免疫应答过程中,能捕获、加工、处理抗原,并可将有效抗原成分提呈给抗原特异性淋巴细胞的一类免疫细胞,称为辅佐细胞或抗原提呈细胞。

四、免疫分子

(1) 抗原　一类能刺激机体免疫系统,使之产生特异性免疫应答,并能与相应免疫应答效应物在体内外发生特异性结合的物质,也称为免疫原。抗原决定簇(antigen determinant,AD)是存在于抗原表面的特殊基团,又称为表位。抗原物质通过决定簇与相应淋巴细胞表面受体结合,从而激活淋巴细胞并引发免疫应答。

(2) 抗体 当机体的免疫系统受到外来免疫原性物质刺激时,其免疫 B 细胞活化、增殖分化为浆细胞,再由浆细胞产生出可与相应抗原发生特异性结合的免疫球蛋白,这种免疫球蛋白称为抗体。

抗体主要存在于血清中,也可见于其他体液或外分泌液中,故由抗体介导的免疫称为体液免疫。具有抗体活性或化学结构与抗体相似的球蛋白统一称为免疫球蛋白,依其氨基酸和糖分子的组成和化学结构的不同,分别称为 IgA、IgG、IgD、IgE 和 IgM。

(3) 补体 主要是存在于血清、体液及组织细胞表面的特殊蛋白系统,活化后具有酶活性,可介导免疫应答和炎症反应。

(4) 细胞因子(cytokine,CK) 免疫原、丝裂原或其他刺激剂诱导多种细胞产生的低分子量可溶性蛋白质,具有调节固有免疫和适应性免疫、血细胞生成、细胞生长、APSC 多能细胞以及损伤组织修复等多种功能。细胞因子可被分为白细胞介素(interleukin,IL)、干扰素(interferon,IFN)、肿瘤坏死因子超家族(tumor necrosis factor superfamily,TNFSF)、集落刺激因子(colony-stimulating factor,CSF)、趋化因子(chemokine)、生长因子(growth factor)等。

第二节 药物对免疫系统毒性作用的类型及机制

免疫系统是一个高度整合和精细调节的细胞网络,需要不断地更新以保持平衡和免疫活性。药物可以直接损伤免疫器官、组织和细胞的结构与功能,影响免疫分子的合成、释放和生物活性。免疫功能过度增强,有可能诱发超敏反应和自身免疫性疾病。而免疫功能过度抑制,则会削弱机体的抵抗力和对肿瘤细胞等异常细胞的识别和杀灭能力,诱发感染和肿瘤。药物诱发的机体免疫系统异常应答可发展为免疫性疾病,包括免疫抑制(immunosuppression),可导致机体对疾病的易感性;免疫增强,可导致药物超敏反应(hypersensitivity);药源性自身免疫性疾病(autoimmunity)。

一、药物诱发的免疫功能抑制

药物对免疫功能的抑制作用包括对体液免疫功能、细胞免疫功能、巨噬细胞功能、NK 细胞功能等的抑制作用。药物主要通过以下三个方面的作用抑制免疫系统的功能。

(1) 抑制免疫细胞的增殖 所有的免疫细胞均来自骨髓中具有自我增殖能力的造血干细胞,激活的 T 细胞和 B 细胞也会克隆性地生长、增殖。这些细胞对抑制细胞增殖的药物极为敏感。细胞毒类抗肿瘤药、糖皮质激素类药物都具有抑制淋巴细胞增殖的作用,免疫抑制作用强烈,可造成患者免疫功能低下。

(2) 干扰免疫细胞的分化和功能 淋巴细胞及其他免疫细胞的分化、增殖,是在各种信号分子和识别分子的精细调控下,通过信号转导、基因表达和蛋白质合成等一系列过程而完成的。药物对这些环节均有可能产生影响,干扰免疫细胞的分化,从而削弱机体的细胞免疫和体液免疫功能。抑制免疫细胞分化和功能的代表性药物有糖皮质激素、环孢素 A、雷帕霉素等。

(3) 抑制 T 细胞活化 Th 细胞与抗原提呈细胞的相互作用是特异性免疫反应中最为重要的步骤。抗原提呈细胞对 Th 细胞的活化,除通过 T 细胞受体-抗原-主要组织相容性复合体(major histocompatibility complex,MHC)的相互作用外,还需共刺激受体、黏附分子、细胞因子和胞内信号转导分子等因子的参与。药物影响这些过程中相关分子的功能或表达水平,都将产生抑制免疫反应的作用。一些用于器官移植抗免疫排斥反应的药物,例如环孢素 A、莫罗单抗-CD3(muromonab-CD3,OKT3,一种阻断 T 细胞受体的单抗)都具有抑制这种免疫激活的作用。

二、药物诱发的超敏反应

超敏反应是一种急性的危及生命的多系统综合征,由肥大细胞和嗜碱性粒细胞突然释放介质引起。药物是成人最常见的触发因素之一,镇痛药和抗生素最为常见。许多药物具有免疫激活的作用,且该类药物及其代谢物可以作为半抗原,与蛋白质或者宿主细胞其他组分共价结合,表现为异己,具有抗原性。半抗原是小分子物质,本身不具有免疫原性,但如果与蛋白质或其他大分子载体的亲核基团结合就会产生免疫反应(图11-2)。

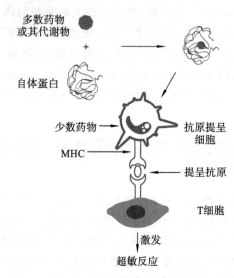

图11-2 多数药物诱发超敏反应的机制

(1) Ⅰ型超敏反应 又称速发型超敏反应(immediate hypersensitivity)。该型超敏反应的特点是出现快,消退也迅速,一般仅造成生理功能紊乱而无严重的组织损伤。由于抗原与抗体(通常是IgE类抗体,部分是IgG亚类抗体)在介质释放细胞上相互作用,引起细胞活化,细胞内颗粒的膜与胞膜融合形成管道,使一些活性介质如组胺(histamine)、激肽原酶(kininogenase)、前列腺素D2(prostaglandin D2,PGD2)、白三烯(leukotriene)等释放。这些介质能引起平滑肌收缩,毛细血管扩张、通透性增加和腺体分泌增多。根据这些活性物质作用的靶细胞不同,可发生呼吸道超敏反应、消化道超敏反应、皮肤超敏反应或全身性超敏反应。诱发Ⅰ型超敏反应的药物主要为各种抗生素,尤其是青霉素、链霉素,以及磺胺类药物、普鲁卡因、含碘药物和高分子的蛋白质如肝素、疫苗等也易于诱发。

(2) Ⅱ型超敏反应 又称细胞溶解型超敏反应或细胞毒型超敏反应,由IgG或者IgM类抗体与靶细胞表面相应抗原结合后,在补体、吞噬细胞和NK细胞参与下引起的以细胞溶解或组织损伤为主的病理性反应。自身免疫性溶血性贫血、药物性溶血性贫血等都属于Ⅱ型超敏反应。诱发此类变态反应的主要药物有青霉素类、磺胺类、氨基比林和奎宁等药物。非甾体抗炎药如氨基比林诱发的继发性中性粒细胞减少症即属该型超敏反应。

(3) Ⅲ型超敏反应 又称免疫复合物型超敏反应或血管炎型超敏反应。它是由中等大小可溶性的抗原抗体复合物沉积到局部或全身毛细血管基底膜,通过激活补体,在血小板、嗜碱性粒细胞、中性粒细胞参与下,引起以充血水肿、局部坏死和中性粒细胞浸润为主要特征的炎症反应和组织损伤。属于Ⅲ型超敏反应的疾病有链球菌感染后的部分肾小球肾炎、外源性哮喘、血清病等。

阿蒂斯(arthus)反应即实验性局部过敏反应,在预防接种过程中,如反复注射抗原(如狂犬病疫苗、胰岛素)后,注射局部出现水肿、出血和坏死等剧烈炎症反应,是一种局部的Ⅲ型超敏反应。发生机制是由于前几次注射的异种血清刺激机体产生大量抗体,当再次注射相同抗原时,抗原不断由皮下向血管内渗透,血液中相应的抗体由血管壁向外弥散,两者在血管壁相遇,形成沉淀性的免疫复合物,沉积于小静脉血管壁基底膜上,导致坏死性血管炎甚至溃疡。诱发此类超敏反应的药物主要包括抗血清、抗毒素等生物制品,以及各种抗生素。

(4) Ⅳ型超敏反应　又称迟发型超敏反应,为免疫细胞即T细胞介导的一种病理过程。常见的类型是接触性迟发型超敏反应,化学药品与皮肤蛋白质结合后改变其组成,成为抗原,能使T细胞致敏;再次接触该抗原后,T细胞便成为杀伤细胞或释放淋巴因子引起接触性皮炎。药物引起的Ⅳ型超敏反应主要为皮肤局部用药诱发的接触性皮炎,常见药物为磺胺类药物和抗真菌药。青霉素与受损皮肤接触也特别容易诱发此类变态反应,因此青霉素不被用于皮肤涂抹制剂的开发。

以上超敏反应是由免疫机制引起的。此外非免疫机制也可诱发超敏反应。非免疫性超敏反应可通过某些药物直接刺激肥大细胞脱颗粒,诱导组胺释放并导致过敏症状。

下面以青霉素诱发的超敏反应为例来阐述。青霉素的抗原性具有多样性,即有人对整个分子过敏,有人对分子中的一部分过敏,有人对取代基过敏,有人对杂质过敏。根据接触方式的不同,青霉素可以引发四种超敏反应:机体注射青霉素后,可引发Ⅰ型超敏反应;结合于血细胞表面可引发Ⅱ型超敏反应;与血清蛋白质结合可引发Ⅲ型超敏反应;青霉素油膏局部使用可引发Ⅳ型超敏反应。

青霉素过敏性休克属Ⅰ型超敏反应,它引起的过敏性休克的发生机制如下。①机体致敏阶段:机体注射青霉素后,青霉素的降解物青霉噻唑醛酸或青霉烯酸作为半抗原进入人体,与体内组织蛋白结合成全抗原,刺激机体产生特异性IgE抗体。IgE抗体的Fc段与肥大细胞或嗜碱性粒细胞表面相应的IgE FcR结合,使机体处于对青霉素的致敏状态。②IgE桥联引发细胞活化:处于青霉素致敏状态的机体再次接触青霉素时,青霉噻唑醛酸或青霉烯酸可通过桥联方式结合靶细胞表面特异性IgE分子,刺激肥大细胞与嗜碱性粒细胞活化后脱颗粒,颗粒中含有生物活性物质。③生物活性物质的释放和超敏反应的发生:致敏的肥大细胞或嗜碱性粒细胞活化后释放激肽、白三烯、组胺等活性物质,患者血液中出现大量的活性物质作用于效应组织和器官,导致血管壁通透性增强、毛细血管扩张、平滑肌快速收缩、腺体分泌增多等,迅速引起炎症反应以及组织损伤等超敏反应,严重者出现过敏性休克甚至死亡。

三、药物诱发的自身免疫反应

药物诱发的自身免疫反应并不限于药物本身,也包括对自身抗原的反应,即免疫反应攻击的对象是机体自身的蛋白质,导致类似自身免疫性疾病的组织损伤。药物诱发的自身免疫性损伤并不常见,大多与长期大剂量用药有关,停药后,症状大多可自行逐渐消退。药物引起的自身免疫性疾病的病因学不甚清楚,目前认为包括多种混合因素,如年龄、行为和营养状态以及遗传因素对药理学、药物毒理学和免疫易感性的影响。

其发生的机制:某些药物可干扰对自身抗原有反应性的淋巴细胞的克隆清除,也影响免疫基因的表达和正常免疫识别分子;某些药物可对机体的蛋白质发生化学修饰作用,诱导产生相应抗体而攻击机体蛋白质;某些药物对组织和细胞产生毒性损伤后使其暴露出被封闭的自身抗原,或机体蛋白质与药物存在类似的化学结构基团,均可诱发对机体自身的免疫攻击。

肼屈嗪、普鲁卡因胺和异烟肼可诱发药源性系统性红斑狼疮综合征,造成全身性自身免疫损伤。甲基多巴、非那西丁可诱发自身免疫性溶血。

第三节　药物免疫系统毒性评价及防治原则

一、药物免疫系统毒性的评价

(一) 血液学和生化评价

血细胞计数和白细胞的分类计数可提供药物作用的靶免疫细胞的信息。血清免疫球蛋白分析即对 IgG、IgM、IgA、IgD、IgE 的种类和含量进行测定和分析，可提供免疫抑制和增强的证据。IgE 又称反应素，在机体遇到过敏原时，IgE 能使细胞释放出多种活性物质引起超敏反应。参考值：成人 0.13～0.93 g/L。正常人体内血清免疫球蛋白含量非常稳定。IgE 是正常人血清中含量最少的免疫球蛋白，与肥大细胞、嗜碱性粒细胞等细胞的亲和力较强，由此而引起 I 型超敏反应。IgE 增高见于支气管哮喘、荨麻疹、湿疹等过敏性疾病。IgE 降低见于原发性无丙种球蛋白血症。IgG、IgM、IgA、IgD 降低见于某些免疫缺陷病，也可见于自身免疫性疾病如系统性红斑狼疮、类风湿关节炎、干燥综合征等。

(二) 免疫器官的重量和组织形态学评价

胸腺、脾脏、骨髓和淋巴结的重量测定和组织形态学检查，可以评价免疫组织和器官的萎缩或增殖情况，从而提示药物的免疫抑制或免疫增强作用。

(三) 附加免疫毒性评价

常规免疫功能研究如发现药物免疫毒性，可根据免疫变化的性质和药物的类别，确定需要进行附加免疫毒性研究的内容和项目。附加免疫毒性评价有许多试验可供采用，主要评价内容包括以下几点。

1. 免疫表型分析

利用特异性抗体，结合免疫组织化学和流式细胞术分析，可对药物作用的靶细胞类型、分化和激活状态，以及分布等进行研究。免疫组织化学(immunohistochemistry)是最常采用的技术，其优点是提供了与形态学相关的直接标记，不需要昂贵的设备，在存档组织标本上可回顾性地进行免疫组织化学研究。由于免疫组织化学不能在相同细胞上做多重染色，也不能精确定量抗原以用于治疗监测，也无法区分表面与胞质抗原等缺陷，所以常需要使用流式细胞术(flow cytometer, FC)。FC 的检测周期只有几小时，当标本足够时，流式细胞仪为每个抗原的检查计数为 3000～5000 个细胞。大量细胞的检查提高了 FC 的灵敏度和准确性，并使检测到少量的肿瘤细胞成为可能。FC 能够在相同的细胞上染多种抗原，而且可以区分表面与胞质抗原的染色。FC 所获得的各个细胞群的百分比具有高度重现性。

2. 先天性免疫功能的评价

常用检测指标为药物对巨噬细胞的吞噬功能和对 NK 细胞杀伤能力的影响。

巨噬细胞吞噬功能测定常选用小鼠腹腔巨噬细胞为研究对象。正常小鼠肝中库普弗细胞(kupffer cell)可吞噬清除 90% 炭粒，脾巨噬细胞吞噬清除约 10% 炭粒，据此给小鼠定量静脉注射印度墨汁即炭粒悬液，间隔一定时间反复取静脉血，测定血中炭粒的浓度，根据血中炭粒被清除的速度，判断巨噬细胞的功能。巨噬细胞富含溶酶体酶，如酸性磷酸酶、非特异性酯酶、溶菌酶等，测定这些酶的活性也是衡量巨噬细胞功能的实用指标之一。

NK 细胞具有细胞介导的细胞毒作用，能直接杀伤靶细胞。测定人 NK 细胞活性多以 K562 细胞株作为靶细胞，而测定小鼠 NK 细胞活性则用 YAC 细胞株，检测方法如下。

(1) 形态法：将效应细胞与靶细胞按一定比例混合温育，用台盼蓝或伊红 Y 等活细胞拒染的染料处理,然后分别计数着染的死细胞和不着染的活细胞,推算 NK 细胞活性。

(2) 酶释放法:将效应细胞与靶细胞按一定比例混合温育,离心沉淀,取上清液检测靶细胞遭破坏后释放出的酶含量。

(3) 荧光法:用荧光素标记靶细胞,经与效应细胞混合温育后,离心去上清液,用荧光计检测剩余的活靶细胞的荧光。

(4) 化学发光法:当效应细胞与靶细胞接触时,效应细胞呼吸暴发,生成极不稳定的 O_2^- 及 OH^-,放出光子,在发光剂存在的条件下,可被光电倍增管接收和计数,发光量与 NK 细胞杀伤能力相关。

3. 体液免疫功能的评价

常用检测项目包括溶血空斑试验、血清免疫球蛋白浓度测定、脾淋巴细胞对细菌脂多糖的反应等。

溶血空斑试验是使用绵羊红细胞免疫家兔或小鼠,取家兔淋巴结或小鼠脾细胞制成细胞悬液,与高浓度绵羊红细胞混合后加入琼脂糖凝胶中,其中每个释放溶血性抗体的 B 细胞在补体的参与下可溶解周围的绵羊红细胞,在周围形成一个可见的空斑,一个空斑代表一个抗体形成细胞,空斑的数量反映机体的体液免疫功能。

4. 细胞免疫功能的评价

常用检测项目包括药物对迟发型超敏反应和淋巴细胞反应的影响。

二、药物免疫系统毒性的防治原则

(一)药物诱发的免疫功能抑制的防治

严格掌握用药指征、药物使用剂量及疗程,用药期间严密监测患者的病情变化,监测肝、肾功能和血液系统常规检查,便于早期发现毒性反应并及时停药或调整用药方案。

(二)药物诱发的超敏反应的防治

药物诱发的超敏反应是很严重的药物变态反应。用药前须询问患者用药过敏史及家族史,必要时进行皮试。出现症状后,一切可疑的药物都应该立刻停用。加速导致过敏药物的排泄,可以使用利尿剂、泻剂等促进药物排出,也可以考虑维生素 C 静脉注射。病情轻微的患者,可以使用抗组胺药物口服。皮肤产生过敏反应时,可以采用含有薄荷或者樟脑的炉甘石洗剂外用涂抹治疗,达到消炎止痒的效果。病情较为严重的患者应该立刻卧床休息,可以使用氢化可的松治疗。治疗康复后要注意积极避免接触导致过敏的药物。

(三)药物诱发自身免疫性疾病的防治

除了监测肝、肾功能和血液系统常规检查外,必要时还可监测抗核抗体、C 反应蛋白等,以便尽早发现,及时停药。

本章小结

免疫系统会对药物毒性作用做出敏感的反应。这种反应可以是药物直接作用于免疫系统而造成的,也可以是药物毒性引起的机体应激反应而间接出现的。药物对免疫系统的直接作用可分为免疫激活和免疫抑制两大类。药物的免疫激活作用可表现为过敏反应和自身免疫性损伤,而免疫抑制则容易诱发感染和肿瘤的发生。药物可通过影响免疫细胞的增殖、分化和功能以及免疫应答过程等诸多环节而使机体免疫功能受到抑制。药物诱发的超敏反应是最常见的药物不良反应之一,可表现为四种类型的超敏反应,其机制与药物在体内形成了抗原性物质有关。另外,有些药物还可以诱发机体产生针对自身组织和细胞的免疫攻击,这主要与药物引起的免疫识别错误、药物对机体蛋白质的化学性修饰、药物损伤作用暴露出自身抗原,以及药物与机体蛋白之间的免疫交叉反应有关。

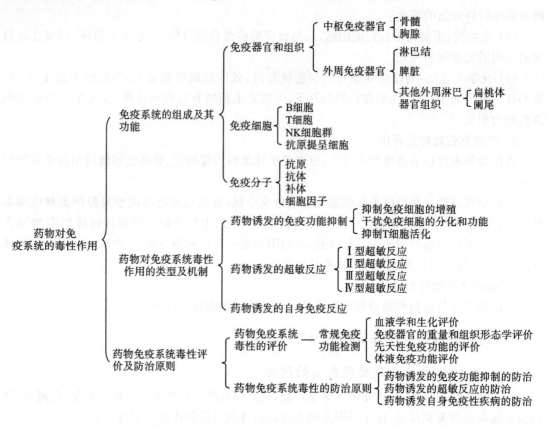

能力检测

单项选择题

1. 外源性化合物的免疫毒性作用的特征是（　　）。
   A. 不遵循剂量-反应关系　　　　　　　　B. 不一定遵循剂量-反应关系
   C. 一定遵循剂量-反应关系　　　　　　　D. 都能引起免疫应答
   E. 以上都不是

2. 外来化合物对免疫功能毒性作用不包括（　　）。
   A. 免疫抑制反应　　　　B. 变态反应　　　　C. 增强机体抗病能力
   D. 降低机体抗病能力　　E. 自身免疫性疾病

3. 下列哪种方法不用于免疫毒性检测？（　　）
   A. 淋巴细胞增殖反应　　B. 体液免疫功能检测　　C. 宿主抵抗力试验
   D. 巨噬细胞功能试验　　E. 细胞恶性转化试验

4. 下列药物中无免疫抑制作用的是（　　）。
   A. 巯嘌呤　　　　　　B. 卡介苗　　　　　　C. 环孢素
   D. 肾上腺皮质激素类　E. 环磷酰胺

5. 下列药物中具有免疫抑制作用的是（　　）。
   A. 氢化可的松　B. 苯丙酸诺龙　C. 水合氯醛　D. A和B均是　E. A和B均不是

6. 下列抗甲状腺药物中具有免疫抑制作用的是（　　）。

A. 甲状腺片   B. 硫脲类   C. 磺酰脲类
D. 硫脲类＋大剂量碘   E. 放射性碘

7. 手术引起免疫抑制的机制,错误的是( )。
   A. 抑制细胞的激活   B. 血清因子的作用   C. Th1/Th2 平衡的改变
   D. 应激激素增加   E. IFN-γ 和 IL-2 分泌增加

8. 免疫原性是指( )。
   A. 抗原分子能与应答产物发生特异性反应的特性
   B. 抗原分子不能与应答产物发生特异性反应的特性
   C. 抗原分子能诱导免疫应答的特性
   D. 抗原分子不能诱导免疫应答的特性
   E. 抗原与载体结合后诱导免疫应答的特性

9. 免疫原性最强的物质是( )。
   A. 多糖   B. 维生素   C. 蛋白质   D. 核酸   E. 脂质

10. 对人体没有免疫原性的物质是( )。
    A. 自体移植的皮肤   B. 异体移植的皮肤   C. 自身释放的晶体蛋白
    D. 动物的免疫血清   E. 异型血型的红细胞

11. 易发生光敏反应的药物是( )。
    A. 氨基糖苷类   B. β-内酰胺类   C. 喹诺酮类   D. 糖皮质激素   E. 阿司匹林

12. 药物引起的自身免疫性疾病属于( )。
    A. 生理性免疫防御   B. 生理性免疫稳定   C. 免疫防御作用过高
    D. 免疫监视功能失调   E. 免疫稳定功能失调

13. 属于自身免疫性疾病的是( )。
    A. 白色念珠菌病   B. 多形性红斑   C. 天疱疮
    D. 艾滋病   E. 单纯疱疹

(王　锐)

第十二章 药物对皮肤的毒性作用

> **学习目标**
>
> 1. 掌握：药物对皮肤的毒性作用类型。
> 2. 熟悉：药源性剥脱性皮炎的临床表现。
> 3. 了解：药物经皮肤吸收的过程及机制；药物诱发皮肤光敏反应的机制。

案例导入12-1

患者，女，55岁，出现肺部感染，给予头孢地嗪2 g静脉滴注，每12小时1次。治疗10天后感染好转，患者胸背部及双下肢出现红色丘疹，无瘙痒，考虑为头孢地嗪引起的药疹，停用该药并肌内注射盐酸异丙嗪12.5 mg后红色丘疹消退。停药8天后，患者行肝门部占位活检术，术后再次应用头孢地嗪（2 g静脉滴注、每12小时1次）抗感染。术后第3天，患者出现皮肤瘙痒，口唇有疱疹，颜面部及躯干发红，稍有肿胀，皮肤温度高，有少许皮屑，呈鱼鳞样改变，口腔、外阴等部位可见糜烂面伴渗出。考虑为头孢地嗪引起的剥脱性皮炎，立即停用，给予甲泼尼龙（40 mg，每天1次）静脉滴注，氯雷他定（10 mg，每天1次）口服，炉甘石洗剂外用，碳酸氢钠漱口。用药3天后患者全身开始脱皮，症状逐渐好转，14天后患者皮炎症状基本消失。

什么是药源性剥脱性皮炎？

第一节 皮肤的结构功能特点

一、皮肤的结构

皮肤被覆于人体表面，与外界环境直接接触，是人体的第一道防线。表皮和真皮总重量占体重的5%~8%，若包括皮下组织重量则可达体重的16%。成人皮肤面积为1.5~2 m²，新生儿皮肤面积约为0.21 m²。

皮肤由表皮、真皮和皮下组织组成。此外，皮肤内还有丰富的血管和神经（图12-1）。

1. 表皮

人的表皮由角化的复层鳞状上皮组成，主要由角质形成细胞（keratinocyte）和树枝状细胞（den drocyte）构成。表皮的角质形成细胞分为5层，由深到浅分别为基底层（stratum basale）、棘层（stratum spinosum）、颗粒层（stratum granulosum）、透明层（stratum lucidum）和角质层（stratum corneum）。在较厚的掌趾皮肤表皮有典型的5个细胞层，其他体表部位无透明层，只有4层。

基底膜带（basement membrane zone，BMZ）是连接真皮和表皮的结缔组织，厚0.5~1

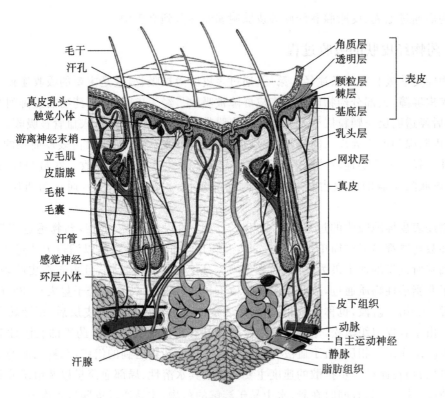

图 12-1 皮肤组织结构示意图

μm。基底膜带将真皮和表皮紧密连接,并且具有渗透和屏障作用。

2. 真皮

真皮是位于基底膜与皮下组织之间的结缔组织,厚度一般为 1~5 mm,胶原纤维和弹性纤维交织成网状结构,其间填充有细胞成分和丰富的细胞外基质。细胞成分包括成纤维细胞、肥大细胞、巨噬细胞、淋巴细胞、真皮树突细胞、噬色素细胞等。真皮层内有毛囊、皮脂腺、汗腺等皮肤附属器结构及血管、淋巴管、神经和肌肉等组织结构。

真皮通常分为乳头层(papillary layer)和网状层(reticular layer)。两层之间并无明确界限。乳头层为紧靠表皮的薄层结缔组织,凸向表皮底部形成嵴状或乳头状隆起,与表皮突呈交错样连接,乳头层纤维纤细而排列致密,内含丰富的毛细血管、毛细淋巴管、游离神经末梢和神经末梢器官。网状层较厚,纤维粗而排列疏松。

3. 皮下组织

皮下组织由疏松结缔组织和脂肪组织组成,位于真皮下方,与真皮之间无明显界限,两者的结缔组织彼此相延伸,其深部与筋膜、肌肉腱膜或骨膜连接。皮下组织的主要成分是脂肪,此外还有血管、淋巴管、神经、小汗腺和顶泌汗腺。其主要功能是热绝缘、振动吸收和营养储备。

4. 皮肤附属器(cutaneous appendages)

皮肤中有毛、指(趾)甲、皮脂腺和汗腺,是胚胎发生时由表皮衍生的附属结构。

二、皮肤的生理功能

皮肤的生理功能主要有屏障、吸收、感觉、分泌和排泄、调节体温、物质代谢等,同时皮肤还是重要的免疫器官。

皮肤具有吸收功能,经皮肤吸收是皮肤局部药物治疗的理论基础。其角质层中,细胞膜、细胞内容物及细胞间的基质都与吸收功能有关系。由于其表面积最大,为主要途径。另外,一些化学物质通过毛囊、皮脂腺和汗腺等皮肤附属器弥散到真皮中。

三、药物经皮肤的吸收过程

药物经皮肤吸收有两条途径。第一，通过表皮屏障被吸收，这是主要的吸收途径。表皮细胞构成表皮屏障，大部分药物能通过表皮屏障被吸收。经表皮吸收时，药物需经排列紧密的角质层，然后经透明层→颗粒层→基底层和基底膜带，到达真皮，最后进入血管被吸收。第二，通过汗腺、皮脂腺和毛囊等皮肤附属器被吸收，这些结构的总横断面积仅占表皮面积的0.1%～1%，故此途径不占重要地位。电解质和某些金属能经此途径少量吸收。在最初接触药物10分钟内，皮肤附属器的吸收占优势，随着时间的延长，扩散系数变小，通过角质层吸收转为优势。

药物经表皮屏障吸收的过程包括两相。①第一阶段，也称渗透相，药物透过表皮进入真皮。大多数药物都是通过简单扩散透过表皮角质层。非脂溶性物质以滤过方式进入，但由于角质层细胞所提供的通道极为有限，而且皮脂腺分泌物具有疏水性，且覆盖在皮肤表面，进一步阻止了非脂溶性物质通过，故非脂溶性物质不易通过表皮，特别是分子量大于300的物质更不易通过。②第二阶段，也称吸收相，药物经表皮的基底膜带抵达真皮层后，逐渐转移进入毛细血管。由于真皮组织疏松，毛细血管内皮细胞具有较大窗孔，因此，药物的脂溶性对其通透能力不起决定作用。相反，由于血液和进入血液循环前药物遇到的组织液、淋巴液的主要成分是水，所以药物在此进一步扩散的速度主要取决于其水溶性、局部血流量以及组织液和淋巴液的流动速度。因此，只有同时在脂、水中易于溶解的药物，才易通过皮肤进入血液。

四、影响皮肤吸收功能的因素

皮肤的吸收功能可受多种因素的影响。

1. 皮肤的结构和部位

皮肤的吸收能力与角质层的厚薄、完整性及其通透性有关。角质层破坏可使皮肤的吸收能力增强，因此当皮肤损伤面积较大而局部药物治疗时，应注意药物过量吸收所引起的不良反应。

2. 角质层的水合程度

皮肤角质层的水合程度越高，皮肤的吸收能力越强。局部用药后用塑料薄膜封包，药物的吸收会增高100倍，其原因是封包阻止了局部汗液和水分的蒸发，导致角质层水合程度提高，临床上常用此法提高局部用药的疗效。

3. 被吸收物质的理化性质

完整皮肤只能吸收少量水分和微量气体，水溶性物质不易被吸收，而脂溶性物质和油脂类物质吸收良好，主要吸收途径为毛囊和皮脂腺。此外皮肤尚能吸收多种重金属，如汞、铅、砷、铜等及其盐类。药物的剂型对其吸收亦有明显影响，如粉剂和水溶液中的药物很难吸收，霜剂可被少量吸收，软膏和硬膏可促进吸收，加入有机溶媒可显著提高脂溶性和水溶性药物的吸收。

第二节 常见药物对皮肤毒性作用的类型及作用机制

药物对皮肤的毒性类型主要包括以下几种。

一、光敏反应

光敏反应是由某些药物与皮肤接触或经吸收后分布到皮肤，经特定波长光照后引起的皮肤损伤。目前，该不良反应发生率较高。引起光敏反应的光线中最常见的是波长为 320～400 nm 的长波紫外线（UVA）、波长为 290～320 nm 的中波紫外线（UVB）及波长为 400～760 nm 的可见光。UVB 的波长仅能到达皮肤的表皮，而波长较长的 UVA 则会深入皮肤的深层，伤害真皮及以下组织，可以破坏胶原蛋白、弹性纤维组织等皮肤内部的微细结构。在紫外线的能量分布中，UVA 是 UVB 的 15 倍，同时也是引发皮肤癌的重要原因。

光敏反应包含光毒性反应（phototoxicity）和光变态反应（photoallergy）。

（一）光毒性反应

药物吸收紫外光的能量后转变为激发态，在激发态转变为基态的过程中将能量释放在皮肤中，可导致皮肤损伤。本反应为一种非免疫性反应，可发生于任何人，在皮肤暴露部位呈日晒斑或日光性皮炎症状，包括刺痛感、红斑、水肿甚至水疱、大疱，继之脱屑、色素沉着。其发病急，病程短，消退快，病变主要在表皮。

光毒性反应发生机制：光毒性反应是由于到达皮肤的光敏物质吸收光子后，将能量释放到周围，造成表皮细胞坏死，释放多种活性介质，引起真皮血管扩张、组织水肿、黑色素合成加快等。目前认为光毒性反应的靶位点可能是细胞膜、细胞器及 DNA，补体在此过程中起十分重要的作用。根据对氧的依赖性，光毒性反应可分为氧依赖性反应和非氧依赖性反应。氧依赖性反应有氧分子参与，它们吸收光子并获得能量，产生单线态氧、超氧阴离子及羟自由基等，造成皮肤损害。非氧依赖性反应不需要氧参与，反应中化学药物直接吸收光子并处于激发态，再与靶分子作用形成光化学产物，诱导光毒性反应。

（二）光变态反应

与光毒性反应相比，光变态反应是一种Ⅳ型迟发型超敏反应。光毒性反应在第一次接触化学物时即可发生，而光变态反应需要致敏过程。局部接触引发的反应称为光接触性皮炎（photocontact dermatitis）；全身接触则称为全身性光变态反应（systemic photoallergy）。全身性光变态反应一般是由于口服药物引起的。光接触性皮炎和全身性光变态反应的发病机制与前述的变态反应接触性皮炎相似，而紫外线照射对光敏化学物转化为引发变态反应的半抗原起重要作用。

（三）引起光敏反应的药物

引起光敏反应的药物主要包括喹诺酮类抗生素、磺胺类药物、四环素类抗生素、磺酰脲类口服降糖药、噻嗪类利尿药、吩噻嗪类药物、非甾体抗炎药、口服避孕药及局部用药等。

(1) 喹诺酮类抗生素　由喹诺酮类抗生素导致光毒性反应的发生率为 0.1%～3%，主要表现为在皮肤光照部位出现红肿、发热、瘙痒、疱疹等症状。

(2) 四环素类抗生素　该类药物引起的光敏反应类似于轻至重度烧伤。患者可出现红斑、水肿、丘疹、荨麻疹，甚至起疱。常见药物有金霉素、地美环素、四环素、多西环素、土霉素、美他环素、米诺环素，其中地美环素致光敏反应发生率较高，四环素较低。

(3) 非甾体抗炎药　如萘普生可出现假卟啉症反应，表现为早期挫伤、手和脚的瘢痕、水疱及皮肤变脆。

(4) 吩噻嗪类药物　尤其是氯丙嗪，具有高度抗原性，日光对氯丙嗪致皮炎有激发作用，患者服药期受日光照射，可使机体产生更高的反应性。长期应用氯丙嗪可见患者光照部位出现蓝灰色或紫色色素沉着。

二、药疹

药疹是药物通过口服、外用和注射等途径进入人体而引起皮肤黏膜的炎症反应,也称药物性皮炎,是药物引起的最常见的一种皮肤反应。发生药疹的原因比较复杂,药物的药理作用、毒性作用、过敏反应、患者的特异性体质等与其密切相关。药疹表现多种多样,病情轻重不一,轻者停药后皮疹逐渐消退,病情严重者可累及多个系统,甚至危及生命。药疹的疹型表现为多种形态,因其形态与某一种传染病或皮肤病的疹型相似,故多用该病的病名来命名,具体见表12-1。

表 12-1 各型药疹及特点

药疹类型	药疹特点			
	好发部位	外形特点	诱发药物	其他
荨麻疹型药疹	散布于头面、四肢及躯干	皮肤突然发痒并迅速出现大小不等的鲜红色风团,呈圆形、椭圆形或不规则形。较重者出现呕吐、发热及关节痛	β-内酰胺类抗生素、呋喃唑酮、水杨酸盐及血清制品如破伤风抗毒素等	起病急,临床以风团为其病变特征。风团有此起彼消现象
固定型药疹	好发于口唇、肛门、外生殖器皮肤黏膜交界处,四肢、躯干也可发生	1个或数个大小不等的圆形、境界清楚的水肿性红斑,直径1~4 cm,严重者在红斑上可出现大疱,伴瘙痒感和灼痛	解热镇痛药、磺胺类、巴比妥类和四环素类抗生素等	停药1周左右红斑可消退并遗留持久的炎症后色素沉着,再服同样的药,在原来部位可出现同样药疹,因此得名
剥脱性皮炎型药疹	以手、足和面部皮损明显	初起为麻疹样、猩红热样皮损,全身弥漫性潮红、肿胀,伴有水疱、糜烂和渗出,渗液有特异臭味,全身出现大量鳞片状或落叶状脱屑,掌跖部手套或袜套状大片皮肤剥脱,部分伴有指(趾)甲、毛发脱落	抗生素、中枢和循环系统药物	多在长期用药后发生,潜伏期一般在20天以上
湿疹型药疹	泛发全身	大小不等的红斑、小丘疹、小丘疱疹及水疱,常融合成片,可继发糜烂、渗出。慢性者皮肤干燥,浸润肥厚,类似慢性湿疹	汞剂、奎宁及磺胺类药物	伴有不同程度瘙痒,病程相对较长

在本章中以剥脱性皮炎(exfoliative dermatitis, ED)为代表进行阐述。

剥脱性皮炎也叫作药源性剥脱性皮炎(drug-derived exfoliative dermatitis)或药物诱发剥脱性皮炎(drug-induced exfoliative dermatitis)。

1. 临床表现

多在长期用药后发生,潜伏期一般在20天以上,初起为麻疹样、猩红热样皮损,皮损逐渐加重发生融合,全身弥漫性潮红、肿胀,以手、足和面部为重,可伴有水疱、糜烂和渗出,渗液有特异臭味,经2~3周红肿消退,全身出现大量鳞片状或落叶状脱屑,掌跖部则呈手套或袜套状大片皮肤剥脱,部分伴有指(趾)甲、毛发脱落。严重者伴有肾脏、肝脏损害,浅表淋巴结肿大、高热、昏迷,甚至死亡。多形性红斑(erythema multiforme, EM),史蒂文斯-约翰逊综合征

(Stevens-Johnson syndrome,SJS)和中毒性表皮坏死松解症(toxic epidermal necrolysis,TEN)是剥脱性皮炎的主要临床表现(图12-2)。

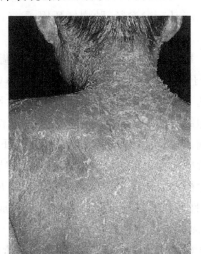

图12-2 剥脱性皮炎的临床表现

2. 引起剥脱性皮炎的药物

目前认为引起剥脱性皮炎的药物主要有以下几种：①抗生素，如青霉素、链霉素、庆大霉素、林可霉素、氯霉素、红霉素、氨苄西林、阿莫西林、头孢唑林、头孢曲松、甲硝唑、利福平、利福喷汀、异烟肼、乙胺丁醇及磺胺类等；②中枢神经系统药物，如氯丙嗪、氯氮平、苯巴比妥、苯妥英钠、卡马西平、盐酸吡硫醇等，卡马西平可引起严重的皮肤不良反应；③循环系统药物，如硝酸异山梨酯、硝酸甘油、维拉帕米、地尔硫䓬、卡托普利、普萘洛尔、美托洛尔、胺碘酮等。

3. 剥脱性皮炎的发生机制

细胞毒性T细胞(cytotoxic T cell,Tc或CTL)，也称杀伤性T细胞，是一种起监控作用并在需要时杀死靶细胞的细胞。成熟的CTL受抗原刺激后，分化为效应细胞毒性T细胞和记忆细胞毒性T细胞。前者能特异性杀伤带抗原的靶细胞，如移植细胞、肿瘤细胞及受微生物感染的细胞等。CTL的杀伤力较强，可反复杀伤靶细胞，而且在杀伤靶细胞的过程中自身不受损伤。当它们和靶细胞接触时，能释放穿孔素(perforin)，嵌入靶细胞膜内形成多聚体穿膜管状结构，细胞外液便可通过此管状结构进入靶细胞，导致细胞溶解。CTL还能分泌颗粒酶(granzyme)，从小孔进入靶细胞，诱发靶细胞凋亡。穿孔素和颗粒酶的作用是Ca^{2+}依赖的。记忆细胞毒性T细胞由CTL分化而成，对带抗原的靶细胞有记忆功能。

SJS和TEN的标志是表皮角质细胞凋亡，可能是通过表皮角质形成细胞Fas-FasL相互作用或通过穿孔素和颗粒酶的CTL释放介导的(图12-3)。

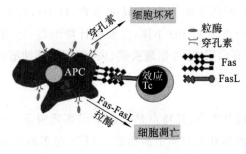

图12-3 CTL的效应机制

在剥脱性皮炎的发生中,深入研究了凋亡诱导因子和淋巴细胞介导的细胞毒性,已发现四种主要途径在表皮角质形成细胞死亡的发病机制中起重要作用:Fas-FasL 相互作用;穿孔素和颗粒酶 B 途径;颗粒溶素(granulysin)途径;肿瘤坏死因子 α(tumor necrosis factor α,TNF-α)途径。

(1) Fas-FasL 相互作用　Fas 及其配体 FasL 是有关细胞凋亡的膜表面分子,Fas 是一种膜结合蛋白,属于肿瘤坏死因子受体超家族成员,在与 Fas 配体(FasL)相互作用后,通过细胞内半胱天冬酶的激活诱导表达 Fas 的表皮角质形成细胞程序性死亡。T 细胞和 NK 细胞可以产生最终与表皮角质形成细胞结合的 FasL,因而已被活化的杀伤性免疫细胞能够有效地以凋亡途径处置表皮角质形成细胞。在剥脱性皮炎的患者血清中,FasL 水平升高;在药物诱导的超敏综合征和斑丘疹发生患者中血清 FasL 水平也增高,参与皮肤损害过程。

(2) 穿孔素和颗粒酶 B 途径　穿孔素和颗粒酶 B 在表皮角质形成细胞死亡中起着重要作用,抑制穿孔素和颗粒酶 B 活性可减弱淋巴细胞对表皮角质形成细胞的细胞毒性作用。穿孔素和颗粒酶 B 水平越高,皮肤剥脱性损伤越严重。

(3) 颗粒溶素途径　颗粒溶素是一种促凋亡蛋白,通过电荷相互作用与细胞膜结合,不需要特异性受体,可对表皮角质形成细胞的细胞膜产生破坏作用,并可能导致表皮角质形成细胞死亡。在 TEN 水疱液中发现颗粒溶素高表达,证实其具有剂量依赖的细胞毒性。在 SJS 和 TEN 的早期阶段,血清中颗粒溶素的水平增高,参与皮肤损害。

(4) TNF-α 途径　在 TEN 患者的水疱液中有大量 TNF-α,由表皮中存在的单核细胞/巨噬细胞产生。TNF-α 与 TNF-R1 激活 Fas 途径相互作用导致表皮角质形成细胞死亡。TNF-α 也可激活其他死亡受体如 TWEAK 导致表皮角质形成细胞凋亡。

三、红人综合征

红人综合征(red man syndrome,RMS)以面、颈、躯干上部斑丘疹样红斑为特征。常伴有低血压、寒战、发热、心动过速、胸痛、晕厥、麻刺感等症状。此外,还有血管性水肿、喘息、呼吸困难等症状。以上症状一般不会同时发生,多数情况为两种及以上症状同时出现,不同的患者会有不同的特征表现,以红斑、低血压较常见。此反应可发生在输注过程中的任何时刻,一般停止输注后几小时即可停止。多发生于万古霉素滴注过程中,与输注万古霉素的剂量及速度有关。

四、氨苯砜综合征

氨苯砜过敏反应又名为氨苯砜综合征,属药物超敏综合征的范畴。临床表现为服用氨苯砜后 5~6 周出现急倦不适、食欲减退、发热、皮疹、肝炎、淋巴结肿大、白细胞计数增高和单核细胞增多。皮疹可呈麻疹样、荨麻疹样、固定红斑样、光毒性、红斑狼疮样、中毒性表皮坏死松解症和剥脱性皮炎等表现,面部水肿显著;肝功能异常,肝炎可伴有或不伴有黄疸;淋巴结肿大;溶血性贫血,红细胞内可查到 Heinz 小体;白细胞计数增高,特别是淋巴细胞、单核细胞比例高至 70%。扁桃体可覆有白膜,还可出现头痛、失眠、癫痫样抽搐、中毒性精神病等。

五、TEN

TEN 发生迅速,可能危及生命,其特点是表皮全层坏死脱落。表皮腐烂脱落后仅留真皮组织,严重影响皮肤热量、液体和电解质平衡功能。TEN 与多形红斑是相似的疾病。TEN 的病因还不完全清楚,但认为与免疫和代谢机制有关。据报道,解痉药、卡马西平可诱导 TEN 发生。

六、原发性刺激

原发性刺激主要指药物直接对皮肤局部产生的刺激作用,刺激症状是皮肤接触药物后所产生的反应。在接触部位出现界限清楚的红斑、丘疹、肿胀、水疱和糜烂;严重者可出现坏死和溃疡,伴有瘙痒、灼痛感;少数严重病例可有发热、不适等全身症状。原发性刺激症状出现于初次接触药物的部位,因此它与过敏反应有所不同,脱离接触后,症状明显减轻。药物多为弱酸或弱碱性物质,且在新药筛选过程中刺激性强的药物被淘汰,故接触大多数药物不会引起刺激性皮炎。

七、经皮吸收产生的全身中毒反应

有些药物不引起皮肤形态学改变,而是通过降低皮肤的屏障作用,增加皮肤细胞通透性,使皮肤充血,皮肤黏度增高,加速药物的皮肤吸收,引起全身中毒。例如有机磷酸酯类药物经皮肤吸收后可引起全身中毒。有的药物如糖皮质激素对皮肤的毒性作用,除直接作用于皮肤产生毒性外,还可经过蛋白质分解等其他途径造成皮肤变薄,表皮萎缩,真皮乳头层变得致密,表皮的颗粒层消失,基底层细胞出现固缩从而产生毒性。

八、化学药物对皮肤附属器的影响

1. 头发

肿瘤化疗中,多种抗有丝分裂剂均能引起头发脱落。在用药两周内头发开始脱落,停药2个月后,头发又开始生长。其他一些药物引起头发脱落,是因为药物将头发生长期的毛囊转变成生长终止期,在治疗 24 个月后头发开始脱落,这类药物有口服避孕药、普萘洛尔和甲巯咪唑等。

2. 皮脂腺

皮脂腺的分泌受激素调节,雄激素刺激其分泌,雌激素抑制其分泌,肾上腺皮质激素和甲状腺激素对皮脂腺也有刺激作用。皮脂腺开口处上皮细胞增生可引起痤疮,外用药物如油脂、油膏和全身性摄入碘化物、溴化物能促进痤疮的发生。

3. 汗腺

皮肤接触 95% 酚和三氯甲烷(氯仿),可引起汗腺导管阻塞,汗液滞留,形成痱子。

第三节 药物皮肤毒性的评价及防治原则

一、常规药物皮肤毒性的评价方法

(一)皮肤致敏试验

皮肤致敏试验的目的是通过动物实验预测化学物质经皮肤接触引起人类皮肤变态反应的危害,首选健康、成年豚鼠作为实验动物,包括致敏(诱导)和激发两个阶段。

其基本方法是通过皮肤重复染毒建立免疫系统反应模型,以较低或中等浓度受试药物每天或每周 4~5 天对实验动物进行涂皮或皮下注射,一般需 14 天,此阶段称为诱导阶段。间隔 10~14 天后,用低于诱导剂量的激发剂量受试药物处理对侧未染过毒的皮肤部位,此阶段为激发阶段。然后分别观察 24 小时、48 小时和 72 小时后有无皮肤变态反应并对反应程度进行评分,比较诱导及激发后水肿、红斑出现的情况,判断受试药物是否能产生皮肤变态反应。

皮肤致敏试验可以在涂皮后开放或包裹封闭两种状态下进行,液体受试药物可使用较小的剂量涂皮或皮下注射,粉末或半固体受试药物可以用合适的溶剂或赋形剂采用封闭式染毒,即局部封闭涂皮法(buehler test,BT)及皮内和涂皮相结合的方法(guinea pig maximization test,GPMT)。局部涂皮法适用于强致敏物的筛选,致敏途径与实际接触途径相似,操作简便,但接触剂量不易控制。皮内和涂皮相结合的方法,致敏性强,检出率高,适用于弱致敏物的筛选。通常采用的阳性对照有 2,4-二硝基氯代苯(DNCB)或对苯二胺等。以上两种方法均以豚鼠为实验动物,近年来又新发展两种检测方法,即小鼠耳肿试验(mouse ear swelling test,MEST)和啮齿类动物局部淋巴结试验(local lymph node assay,LINA),由于这两种方法简便易行,小鼠价格也相对低廉,试验用材少,并且可以较好地预测人群接触外源化学物的致敏性,因此得到广泛应用。有些外源化学物也可在人群中进行试验,如重复刺激斑贴试验、人最大反应试验。

(二)皮肤刺激试验

皮肤刺激试验包括单次和多次皮肤刺激试验,完整皮肤和破损皮肤刺激试验等。观察终点为皮肤刺激和皮肤腐蚀。皮肤刺激(dermal irritation)是指皮肤接触化学物后产生的局部可逆性炎症变化;皮肤腐蚀(dermal corrosion)是指皮肤接触化学物后产生的局部不可逆性组织损伤。原发性刺激症状出现于初次接触的接触部位,与皮肤变态反应有所不同。皮肤刺激试验常用的实验动物是皮肤相对比较敏感的家兔和豚鼠,将受试药物一次(或多次)涂敷于受试动物,在规定时间间隔内采用自身对照观察动物皮肤局部刺激或腐蚀情况,并对反应程度进行评分。

皮肤刺激试验常见的方法是皮肤斑贴试验,选用成年、健康、皮肤无损伤的动物,至少 4 只,试验前 24 小时将动物背部脊柱两侧脱毛处理,每处脱毛面积约 3 cm×3 cm,不能损伤表皮。24 小时后取受试药物 0.5 mL 或 0.5 g 直接涂在皮肤上,然后用纱布及玻璃纸覆盖,再用无刺激性胶布和绷带固定,敷贴 4 小时,根据实际需要也可延长至 24 小时。试验结束后,用温水或无刺激性溶剂洗去残留受试药物。去除受试药物后 1 小时、24 小时、48 小时观察涂抹部位皮肤反应红斑和水肿情况,按其严重程度进行评分,根据不同时间的观察结果综合得出原发反应刺激指数。观察时间的确定应以能够观察到可逆或不可逆刺激作用为准,一般不超过 14 天。在许多研究中,人为将动物皮肤某部位擦伤,比较受试药物对完整皮肤及受损皮肤造成的刺激反应的情况,分析两者是否存在一定的关联。

不是所有化学物都适合做皮肤刺激试验,以下情况可以不做皮肤刺激试验:①可能有腐蚀性的物质(pH≤2 或 pH>11.5);②急性经皮毒性试验显示有很强系统毒性的物质;③在急性经皮毒性试验中染毒剂量达到 2000 mg/kg 时仍未产生皮肤刺激体征的物质。

(三)光变态试验

化学物引起的光变态反应(photosensitisation)通常是Ⅳ型迟发型超敏反应,需要经诱导及激发两个阶段。在局部或全身接触受试药物后,暴露于太阳光可导致类似过敏反应的表现,局部反应称为光接触性皮炎(photocontact dermatitis)。全身反应称为全身性光变态反应(systemic photoallergy),表现为急性荨麻疹、持续性湿疹或迟发型疱疹。产生这些作用的化学物质都具有环状结构,能吸收太阳光及人工光源的紫外光(波长≤320 nm)。常见的光变态反应化学物有对氨基苯甲酸、氯丙嗪、异丙嗪、对氨基苯磺酰胺、叠氮化合物等。急性荨麻疹可能是抗体介导的免疫反应,而迟发型红斑和湿疹可能是细胞介导的免疫反应。其发生机制是在光的作用下,化学物的活性中间产物与细胞内或血浆内蛋白质结合产生抗原物质从而刺激机体产生抗体。

光变态反应常选用家兔和豚鼠作为实验动物。一般情况下,受试药物经皮肤或经静脉注射染毒10~14天,间隔14~21天后给予受试药物激发且暴露于适宜波长的光,用已知的光过敏原作为阳性对照,其观察及评分标准类似于皮肤原发性刺激反应。

（四）光刺激试验

光刺激反应是全身或局部接触某化学物后,经光照引起的,通常由紫外线 A 引起,偶尔也与紫外线 B 有关。急性光毒性可出现红斑、水疱,慢性光毒性可导致色素沉着和受损部位皮肤增厚。许多化学物都会产生光刺激反应,它们的共同特点是化学结构中含有多个苯环结构,在合适波长紫外线（320 nm 以下）照射下,化学物转变为活性中间产物,产生直接皮肤细胞毒性反应,表现为迟发型红斑及色素沉着,继而脱皮。一般选豚鼠或家兔作为实验动物,在动物背部去毛部位涂敷受试药物,用光线照射涂敷受试药物的部位,通过与未照射部位的反应差别来评价光毒性的有无。

（五）皮肤吸收试验

传统皮肤吸收试验是在无危害性整体经皮吸收试验上发展起来的,包括 LVD 和 PPG 两种方法。这两种方法可以在给药量极少、不伤害身体的前提下,对化学物质的经皮吸收速率做出准确评价,并为安全有效地在人体进行化学物质经皮渗透机制的深入研究提供捷径,有学者提出采用家兔在体单侧耳灌流经皮吸收模型评估氟布洛芬经皮吸收,认为该法是研究化学物质经皮吸收的有效方法之一,尤其是在研究物质经皮吸收代谢方面,而在体猪耳静脉灌流经皮吸收模型为更好地评价化学物质的经皮吸收和局部渗透情况提供了一种新方法。离体皮肤吸收试验通常采用静态渗透式装置、流动渗透式装置,在评价整体皮肤吸收速率方面具有快速、简易、灵敏的特点。

二、新的评价方法

近年来出现了很多新的评价方法,使用人工皮肤或细胞进行试验,也称替代法。在生物医学研究、教育或检测中凡是能替代实验动物、减少所需动物数量或使动物实验程序得以优化而减少动物痛苦的任何一种方法或程序,都被认定为替代法。替代法可使试验中的剂量和对化学品的暴露期更精确化,可得出与人体危险性评价直接相关联的结果,从而排除动物实验法中将数据外推到人体的主观性和误差,缩短了试验周期,降低了试验成本,提高检测效率,符合"3R"精神。化学品毒理学替代法的研究已有几十年历史,涉及皮肤腐蚀性试验、皮肤刺激性试验、皮肤光毒性试验和皮肤致敏性试验等。已被经济合作与发展组织（Organization for Economic Co-operation and Development,OECD）采纳的评价皮肤毒性的替代试验如下。

（一）皮肤刺激性评价的替代试验

人重组皮肤模型 EPISKIN™ 和 EpiDerm™ 相关的皮肤刺激性体外替代方法已完成验证。SkinEhtic 模型是用从人包皮中提取的正常成人角朊细胞在聚碳酸酯滤器上构建的重组表皮模型,它的皮肤结构与人类表皮有很高的相似性,具有与人类皮肤一样的角质层、颗粒层、棘细胞层,现已商品化,2008 年 11 月欧洲替代方法验证中心 ECVAM 科学咨询委员会（ECVAM Scientific Advisory Committee,ESAC）已通过把其作为体外皮肤刺激试验的替代物。

（二）皮肤腐蚀性评价的替代试验

大鼠皮肤经皮电阻试验（TER 法）、人重组皮肤模型 EPISKIN™ 和 EpiDerm™、体外皮肤腐蚀膜屏障功能试验 Corrositex™ 被 OECD 列入化学物测试操作指南中。TER 法是以经皮电阻值为检测终点,通过检测受试药物对大鼠皮肤角质层完整性和屏障功能的损害能力,评定受试药物的腐蚀性。该方法实验室内和实验室间比对结果重现性很好,可以测试各种不同理化特性物质,但其缺点是不能进行腐蚀性分级。EPISKIN™ 是在胶原蛋白底物上用人角质形成细胞进行体外培养得到的一种多层人组织工程表皮模型,根据模型接触化学物质后利用MTT试验检测细胞活性以评价化学物质的皮肤腐蚀性。EpiDerm™是用正常人皮肤来源的表皮角质形成细胞进行培养得到的高度分化的具有多层的表皮模型。此模型包括基底层、棘层、颗粒层和细胞间质层,在形态上与正常人表皮相似,可用它测试受试药物穿透角质层对下层细胞的影响(存活率),评价受试药物的腐蚀性。Corrositex™试验通常只用作其他皮肤腐蚀性试验检测的辅助方法。

(三) 皮肤致敏性评价的替代试验(体内试验)

中国和OECD将小鼠局部淋巴结试验(local lymph note assay,LLNA)作为化学物质致敏性检测的标准方法。LLNA是用小鼠代替豚鼠对化学物质致敏性进行检测的体内替代方法,其观察指标定量客观,减少了动物数量和减轻了动物痛苦,但LLNA不能很好地区分致敏物和刺激物。再者,由于LLNA需要放射性核素,易造成环境污染,因此需对终点测定方法进行改进。至今,由于化学物质的致敏作用机制尚未明确,皮肤致敏性体外替代试验方法仍处于研究阶段。

(四) 皮肤光毒性评价的替代试验

根据试验作用终点和作用机制不同,将光毒性体外替代试验方法分为两大类:①用细胞、组织或器官模型进行的光毒筛选试验,如3T3成纤维细胞中性红摄取光毒试验、人重组三维皮肤模型试验、人角质形成细胞试验和肝细胞试验等;②光毒机制研究试验,如光-红细胞联合试验、酵母试验和组氨酸光氧化试验等。

随着分子生物学技术的不断发展,毒理基因组学、毒理蛋白质组学和毒理代谢组学等正在逐步被应用到药物毒性研究和评价中,也为探索药物皮肤毒性的机制提供了先进的研究手段。如在皮肤基础研究方面,应用蛋白质组学建立了BALB/c小鼠皮肤蛋白质图谱、成纤维细胞的蛋白质图谱、黑素体蛋白质图谱等,并已将蛋白质组学用于角质形成细胞的鉴定。

三、药物皮肤毒性的防治原则

药疹的治疗原则是停用致敏药物,加速药物的排泄,控制炎症反应,预防和处理并发症。轻型药疹一般采用停药的方法,或者用维生素C、泼尼松、抗组胺药,或将部分药物加入输液中静脉滴注,可控制病情,适合于固定型、荨麻疹型或发疹型的药疹;重型药疹,伴有高热、毒血症或有明显肝、肾、心、造血系统损害者,应尽早用地塞米松10~20 mg和维生素C加入输液中静脉滴注,皮损控制后逐渐减量,若出现黏膜糜烂,或出现全身中毒症状,可采用支持疗法。如有低蛋白血症则输白蛋白或输血浆,纠正电解质及酸碱平衡紊乱;也可以使用外用药物。轻型药疹可用炉甘石洗剂或含激素的霜剂;重型药疹,用生理盐水清洁创面后,用油纱布覆盖,或在创面涂抹抗生素软膏。使用激素治疗重型药疹患者时要注意预防感染,在查房时注意皮损、黏膜、咽喉等状况,及时选用合适的抗生素来控制继发感染。同时,在用激素治疗减量过程中,注意病情出现反复时的处理方法,不能盲目加激素,以免出现感染加重的症状。

防治光敏反应,首先是去除光敏物质及避光,给予局部冷敷,或外用润肤霜,外用糖皮质激素制剂抗感染。抗组胺药可以减轻瘙痒,严重者可口服或静脉应用糖皮质激素。有些光敏药物必须应用时,应严格避免日晒,可通过缩短用药时间、减少药物剂量以及晚间睡前应用,可减少光敏反应的发生。当不可避免接触光时,可以选择对紫外线有广谱作用的防晒品。

皮肤主要由表皮和真皮构成,具有重要的生理功能。药物对皮肤的毒性作用可表现为原

第十二章 药物对皮肤的毒性作用

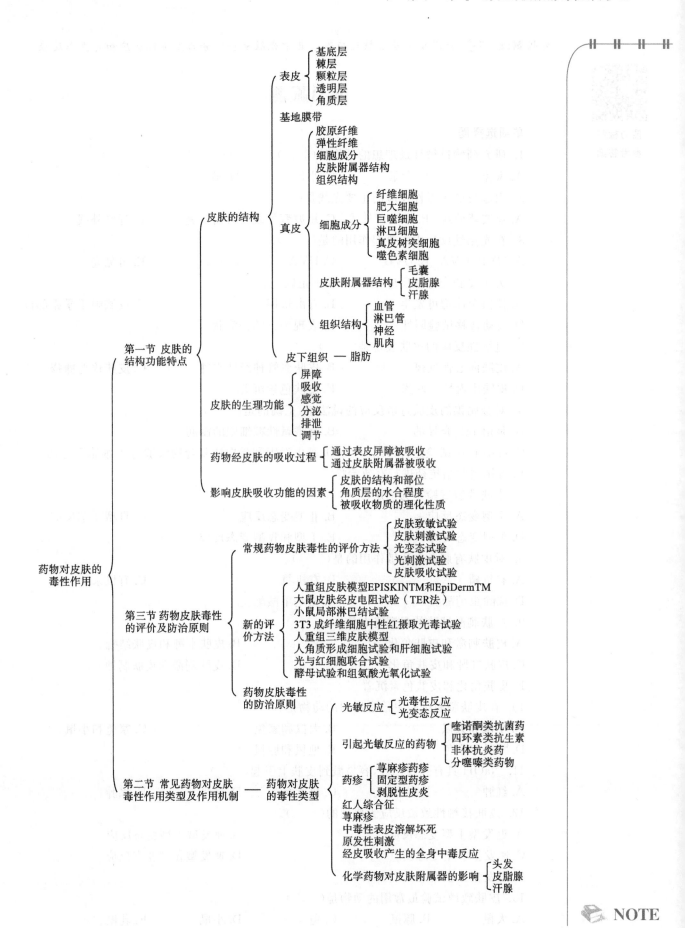

发性刺激、药疹、光敏反应及过敏反应等。其中光敏反应可分为光毒性反应和光变态反应。

能力检测

单项选择题

1. 研究药物过敏性最理想的动物是（   ）。
   A. 家兔   B. 大鼠   C. 小鼠   D. 猫   E. 狗
2. 引起皮肤光毒性反应的主要光线是（   ）。
   A. 长波紫外线   B. 中波紫外线   C. 短波紫外线   D. 可见光   E. 远红外线
3. 在光毒性反应中主要起作用的是（   ）。
   A. UVB,UVA   B. UVB   C. UVA   D. UVC   E. 可见光
4. 关于皮肤光毒性反应，下列哪项不正确？（   ）
   A. 任何个体均可发生   B. 有潜伏期   C. 皮肤限于暴露部位
   D. 被动转移试验阴性   E. 表现为日晒伤症状
5. 过敏性反应的皮肤表现是（   ）。
   A. 皮肤向心性红斑   B. 皮肤血管神经性水肿   C. 皮肤玫瑰糠疹
   D. 皮肤出血性荨麻疹   E. 皮肤色素沉着
6. 对金属镍的皮肤过敏反应的说法中，正确的是（   ）。
   A. 是由 IgE 介导的   B. 有嗜碱性粒细胞的浸润
   C. 可用 P-K 试验进行诊断   D. 是由对镍和蛋白质复合物致敏的 T 细胞引起的
   E. 可用组胺拮抗药进行有效治疗
7. 皮肤致敏试验是为确定（   ）。
   A. Ⅰ型变态反应   B. Ⅱ型变态反应   C. Ⅲ型变态反应
   D. Ⅳ型变态反应   E. Ⅰ型和Ⅳ型变态反应
8. 对皮肤有刺激和致敏作用的是（   ）。
   A. 有机磷   B. 有机氯   C. 有机汞
   D. 拟除虫菊酯类   E. 氨基甲酸酯类
9. 皮肤刺激试验的观察终点是（   ）。
   A. 皮肤刺激和皮肤角化   B. 皮肤水肿和皮肤结痂
   C. 皮肤红肿和皮肤角化   D. 皮肤刺激和皮肤腐蚀
   E. 皮肤角化和皮肤色素沉着
10. 在皮肤刺激试验中最常用到的动物是（   ）。
    A. 小鼠和大鼠   B. 大鼠和家兔   C. 家兔和小鼠
    D. 豚鼠和家兔   E. 地鼠和豚鼠
11. NaOH 具有强腐蚀性，容易溅到皮肤上引起（   ）。
    A. 红肿   B. 烧伤   C. 色素沉着   D. 瘙痒   E. 水肿
12. 皮肤接触性致敏反应为典型的（   ）。
    A. 迟发型Ⅰ型变态反应   B. 速发型Ⅰ型变态反应
    C. 速发型Ⅱ型变态反应   D. 速发型Ⅳ型变态反应
    E. 迟发型Ⅳ型变态反应
13. 皮肤致敏试验最常用的动物是（   ）。
    A. 大鼠   B. 豚鼠   C. 兔   D. 小鼠   E. 乳鼠

14. 属于皮肤过敏反应表现的是（　　）。
   A. 恶心呕吐　　　　　　　B. 腹痛腹泻　　　　　　　C. 血管性神经性水肿
   D. 头晕　　　　　　　　　E. 休克
15. 迟发型皮肤过敏反应代表（　　）。
   A. T细胞功能　　　　　　　　　　　B. 抗体依赖性细胞毒性效应
   C. 自然杀伤细胞功能　　　　　　　D. B细胞功能
   E. 中性粒细胞功能
16. 能引起皮肤迟发型超敏反应的是（　　）。
   A. 磷脂　　　　　　　　　B. 分枝菌酸　　　　　　　C. 蛋白质和蜡质
   D. 索状因子　　　　　　　E. 硫酸脑苷脂
17. 与人类皮肤癌有关的致癌物是（　　）。
   A. 紫外线　　　　　　　　B. 黄曲霉素和植物苏铁素,乙型肝炎病毒
   C. EB病毒　　　　　　　　D. 血吸虫病　　　　　　　E. 单纯疱疹Ⅱ型病毒
18. 王某,男,30岁,职业是印刷工人。昨日突然出现急性皮炎,剥脱性皮炎,部分为多形红斑,伴有发热,肝损害,浅表淋巴肿大。应该是哪型超敏反应？（　　）
   A. Ⅰ型变态反应　　　　　B. Ⅱ型变态反应　　　　　C. Ⅲ型变态反应
   D. Ⅳ型变态反应　　　　　E. 超敏反应

（王　锐）

第十三章 药物对耳的毒性作用

学习目标

1. 掌握：氨基糖苷类抗生素的耳毒性作用类型。
2. 熟悉：药物耳毒性的防治。
3. 了解：药物对耳的毒性作用机制。

案例导入13-1

幼儿，不满周岁，因咳嗽、发热入院就诊。医生诊断为支气管炎，给予阿米卡星80 mg肌内注射。后又因感冒等症，先后3次在该院接受大剂量的阿米卡星注射。注射前后，医院均未做血药浓度监测。从第一次注射后不久，其父母发现原来十分机灵的儿子开始变得反应迟钝，同时听力下降，语言表达退化。2个月后，医院五官科检查后确认该患儿听力已经丧失。后经相关机构认定系医院超剂量使用阿米卡星导致其耳聋，属于医疗事故。

1. 阿米卡星属于哪类抗生素？
2. 阿米卡星的使用有何要求？

第一节 耳的结构功能特点

一、耳部的应用解剖

耳分为外耳（external ear）、中耳（middle ear）和内耳（inner ear）三部分（图13-1）。

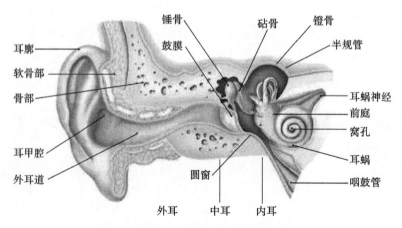

图13-1 耳部的应用解剖

（一）外耳

外耳包括耳廓及耳道，耳道起自外耳道口，止于鼓膜，呈"S"形，成人长 2.5～3.5 cm，由软骨部和骨部形成。

（二）中耳

中耳由鼓膜、鼓室、听骨链和咽鼓管等部分结构组成。听骨链主要功能是将空气中的声波振动能量高效地传递到内耳淋巴。

（三）内耳

内耳深居颞骨岩部内，结构复杂，又称迷路，由耳蜗和前庭器官组成，含有听觉与位觉重要感受装置。螺旋器又称柯蒂器，位于内耳的耳蜗内，在膜迷路的基底膜上，由毛细胞及支持细胞所形成的上皮细胞复合体，是声波感受器。药源性耳聋被破坏的并不是外耳和中耳的声音传导系统，而是感知声音最重要又最脆弱的部位——耳蜗毛细胞，故以下重点介绍该部分结构。

内耳由骨迷路、膜迷路和淋巴液组成。骨迷路（osseous labyrinth）是内耳的骨性包裹，膜迷路包含在骨迷路之中，骨迷路与膜迷路之间的间隙内含外淋巴液，膜迷路内含有内淋巴液。外淋巴系统是开放的，与脑脊液相通。骨迷路由人体最紧密的骨质构成，包括耳蜗、前庭和半规管三部分。耳蜗（cochlea）是一螺旋形骨管，由膜蜗管围绕中央锥形的蜗轴旋转而成。膜蜗管外侧壁的上皮为血管纹，血管纹为特殊的复层上皮组织，内部含有毛细血管。由此可以产生内淋巴液。血管纹主要包括边缘细胞（marginal cell）、中间细胞（intermediate cell）和基底细胞（basal cell）三种细胞成分。前庭（vestibule）为不规则的椭圆形腔隙，位于骨迷路中部，前连耳蜗，后连三个半规管，外侧壁有前庭窗和耳蜗，与中耳相联系。基底膜上有毛细胞及支持细胞构成声音感受器，其主要作用是把传递到耳蜗的机械振动转变为神经纤维上的神经冲动。三个半规管按所处的方位分别称外半规管、前半规管和后半规管。每个半规管大致呈半圆形，它们彼此交通，互相垂直。

二、耳的生理功能

耳的主要生理功能分为听觉功能和平衡功能。

（一）听觉功能

听觉的外周感觉器是耳，它由外耳、中耳和内耳的耳蜗组成。声源的振动引起空气的疏密波，通过外耳和中耳组成的传音系统传递到内耳，经内耳的换能作用，将声波的机械能转变为听神经纤维上的神经冲动，传送到大脑皮质的听觉中枢，产生听觉。

毛细胞是听觉的感受器，与内耳中的神经相连。声波在介质内以机械能的形式传播，从位于外耳道最里端的鼓膜传到耳蜗，引起充斥于其中的淋巴液振动，毛细胞再把这种振动换能后以生物电的形式传导，通过听觉神经传递给大脑。若毛细胞受损，便无法将冲动传至中枢，人就会出现听力障碍。若是因药物不良反应或噪声造成的听力丧失，其最常见原因是损伤了毛细胞。

声波传入内耳产生听觉的过程有两种途径：一是通过空气传导，称为气传导途径；二是通过颅骨传导，称为骨传导途径。正常情况下，以空气传导为主。

气传导途径：声波由耳廓收集后，以外耳道空气作为媒介传至鼓膜并振动鼓膜，然后通过鼓膜、听骨链和镫骨底的增压作用，激动内耳的内、外淋巴液，引发基底膜振动，使位于基底膜上的螺旋器感音并产生神经冲动，经耳蜗神经的螺旋神经节发出的神经纤维传至延髓的耳蜗神经核产生听觉。

骨传导途径：声波直接振动颅骨，使内耳淋巴液发生相应的波动，并激动耳蜗的螺旋器产生神经冲动，经耳蜗神经传至听觉中枢产生听觉。

（二）平衡功能

人体平衡的维持，主要依靠前庭系、视觉系及本体感觉系三个系统的相互协调来完成，其中前庭系统最为重要。前庭是特殊分化的感受器，主司感知头位及其变化。前庭神经到达前庭神经核后，与眼球的运动肌肉及身体各部肌肉有着广泛的神经联系，因此当头部和身体运动产生刺激传到前庭感受器时，就可引起眼球、颈肌和四肢的肌反射运动以保持身体的平衡。前庭感受器维持体位平衡是一种范围广泛的神经反射。

第二节 常见药物耳毒性作用及机制

我国现有的1000万耳聋患者中，60%～70%患者的病因与药物耳毒性有关，尤其是聋哑儿童，因此临床用药时对药物耳毒性应该给予足够的重视。

氨基糖苷类抗生素的耳毒性是导致听力障碍的重要原因之一，约占近年发生耳聋患者数量的1/3。由于近年来艾滋病、肺结核的发病率呈全球性上升趋势，以及结核分枝杆菌耐药性的不断增强等因素，导致该类抗生素的应用呈现增长趋势。

我国七岁以下的聋儿中，超过30%是由药物毒副作用导致的耳聋，导致耳聋的药物主要是两类抗生素：一是氨基糖苷类抗生素，主要包括链霉素、庆大霉素和小诺霉素；二是非氨基糖苷类抗生素，代表药物为洁霉素和红霉素。

（一）药物耳毒性作用类型

药物引起耳部反应，主要是对内耳耳蜗和前庭产生毒性作用，内耳耳蜗毒性作用影响听力，形成耳鸣、耳聋，除少数早发现早治疗者外，多数难以完全恢复；前庭毒性反应影响前庭器官的平衡功能，表现为眩晕、站立和步态不稳等症状，停药后多可逐渐被代偿从而缓解。

（二）常见具有耳毒性作用的药物及其特点

由于抗菌谱广和价格便宜等原因，氨基糖苷类抗生素被广泛应用于临床。氨基糖苷类抗生素中，链霉素、庆大霉素是最常见的具有耳毒性的药物，引起的耳聋占药物性耳聋的83%，一旦发生就呈不可逆的永久性耳聋。不同氨基糖苷类抗生素损伤耳的部位不同：卡那霉素和新霉素主要产生耳蜗毒性，表现为耳鸣、听力减退和永久性耳聋；庆大霉素和链霉素多引起前庭损害，如庆大霉素的前庭损害多于用药1～2周内出现，表现为头晕、视力减退、眼球震颤、眩晕、恶心、呕吐和共济失调，一些患者在出现耳鸣后继续发展为听力减退或耳聋。从构效关系上分析，氨基糖苷类抗生素的甲氨基数目与前庭毒性有关，而自由氨基数目与耳蜗毒性有关，氨基糖苷类抗生素耳毒性大小的排列顺序为新霉素＞链霉素＞卡那霉素＞庆大霉素＞阿米卡星＞奈替米星。阿米卡星、新霉素和双氢链霉素的耳蜗毒性大，第三代氨基糖苷类药物依替米星和异帕米星也具有耳蜗毒性。新霉素在局部外用方面，如滴耳液同样具有耳毒性。母亲在怀孕期间使用该类药物可造成胎儿耳毒性。

此外，一些其他类抗生素也可引起耳毒性。大环内酯类，主要为红霉素，可引起双耳听力减退和耳鸣，常发生于用药后4～8天，停药后可恢复。万古霉素、去甲万古霉素、灰黄霉素、四环素等抗生素也可引起不同程度的听力损害。

髓袢利尿药、抗肿瘤药如顺铂、解热镇痛药、抗疟药等药物同样具有耳毒性，临床用药时均需注意避免联用耳毒性药物。

髓袢利尿药，如呋塞米（速尿）、依他尼酸（利尿酸），其耳毒性表现为耳鸣、听力减退或暂时性耳聋,呈剂量依赖性,特别是在使用较大剂量时可致听力减退,若及时停药,听力可能恢复。若与氨基糖苷类抗生素联合应用,可造成永久性听力损害。髓袢利尿药耳毒性发生机制可能是药物引起内耳淋巴液电解质成分改变,导致Na^+、Cl^-浓度升高,而K^+浓度下降,比例倒转,干扰了内耳毛细胞的电位;另外药物也可抑制血管纹的ATP酶转运。短期内停药,耳毒性可逆转。但在肾功能不全或与氨基糖苷类抗生素合用时易发生耳毒性,造成永久性耳聋。

非甾体抗炎药,如吲哚美辛、布洛芬、双氯芬酸、阿司匹林可引起头晕、耳鸣,多在用药后10~16天出现以上症状,停药后1周内症状便可消失。大剂量的阿司匹林通常会引起暂时性听力减退,个别患者可造成永久性耳聋。

抗肿瘤细胞毒类药物,如顺铂、卡铂、环磷酰胺、甲氨蝶呤、氮芥、长春新碱、博来霉素等,都有耳毒性,都可引起耳鸣和听力减退。其中,顺铂主要损害耳蜗的外毛细胞,引起耳聋和耳鸣;卡铂可影响耳蜗和前庭;长春新碱直接损害耳螺旋器。

抗疟药奎宁、氯喹可使耳蜗小血管痉挛或出血,从而影响血管纹及外毛细胞的血氧供应,可引起耳鸣和暂时性听力减退。短期停药可恢复,若长期大剂量使用或敏感患者可致永久性听力损失。

(三)抗生素的耳毒性作用机制

氨基糖苷类抗生素损伤内耳的确切机制尚未完全阐明。因氨基糖苷类抗生素在耳蜗毛细胞中的主要积聚部位是线粒体和溶酶体,故目前认为耳毒性发生机制与线粒体和溶酶体紧密相关。

(1)氧自由基学说　氨基糖苷类抗生素引起的细胞内氧自由基(reactive oxygen species,ROS)活动增强是毛细胞损害的重要因素之一,因此局部或者全身应用氧自由基清除剂可以保护耳蜗免受氨基糖苷类抗生素的损害。自由基是含有不成对电子的原子、原子团或分子的总称,其中以氧自由基为主,包括超氧阴离子、自由基、羟自由基和过氧化氢等。氧自由基具有高度的反应活性,大量生成可使构成生物膜的脂质、蛋白质和核酸等生物大分子发生过氧化,从而对机体造成损伤。其耳毒作用与自由基的产生有关,而自由基的产生往往以体内存在的金属离子为前提。当庆大霉素与铁结合形成庆大霉素-铁螯合物时,即可以激活氧分子并使其还原,其直接结果是产生大量的脂质过氧化物和超过氧化物,从而对毛细胞线粒体造成严重毒性损伤。

(2)磷脂酰肌醇学说　磷酸肌醇(inositol phosphate)是位于真核细胞膜的胞质面中的带负电荷的磷脂,是花生四烯酸的来源。氨基糖苷类抗生素与磷酸肌醇结合,抑制溶酶体磷脂酶活性,增加药物结合的磷酸肌醇的细胞质水平,诱导花生四烯酸的释放。花生四烯酸在氨基糖苷类抗生素介导的ROS形成中充当电子供体,促进ROS形成,这可能也是耳毒性毛细胞损伤的原因。

(3)干扰代谢学说　高浓度的氨基糖苷类抗生素阻碍了内耳螺旋器内、外毛细胞的糖代谢和能量利用,导致细胞膜Na^+-K^+-ATP酶功能障碍,使细胞内、外Na^+与K^+代谢功能障碍,渗透梯度不能保持正常,从而引起内耳毛细胞损害。

(4)基因突变学说　线粒体DNA中编码12S rRNA的基因突变使个体对耳毒性的易感性增加。由于内耳细胞中线粒体的高度集中,故内耳细胞对氨基糖苷类抗生素毒性特别敏感。氨基糖苷类抗生素与细菌核糖体30S亚基中16S rRNA的氨酰基-tRNA结合,导致其在mRNA翻译过程中出现错误,损害蛋白质合成。大量截短和功能失常蛋白质的累积最终导致敏感细菌死亡。与细胞质中的真核核糖体相比,线粒体核糖体在结构上与细菌核糖体更相近。氨基糖苷类抗生素通过抑制线粒体蛋白质生物合成,同时抑制乌头酸酶,损害细胞呼吸并导致铁阳离子的积累。氨基糖苷类抗生素通过芬顿反应络合这些阳离子并形成氧自由基。

大量证据表明氨基糖苷类抗生素耳急性中毒引起的氧化应激，诱导耳蜗毛细胞、血管纹边缘细胞凋亡和坏死。其凋亡原因主要是因为线粒体被药物特异性结合并破坏后，其内部的细胞色素 C 被释放到细胞质中，因而刺激了半胱氨酸蛋白酶 9（cysteine aspartic acid specific protease 9，Caspase-9）并激发其下游的半胱氨酸蛋白酶 3（cysteine aspartic acid specific protease 3，Caspase-3），从而导致毛细胞凋亡。另外，氨基糖苷类抗生素慢性耳中毒引起的毛细胞破坏不仅包括细胞凋亡，而且涉及细胞坏死。在氨基糖苷类抗生素引起的毛细胞坏死过程中，溶酶体的超载破裂最终造成毛细胞自溶性坏死是其典型特征。氨基糖苷类抗生素对螺旋神经节没有直接的毒性作用，但是在耳蜗毛细胞被破坏之后，螺旋神经节由于缺乏神经营养因子而发生延迟性神经元死亡。

第三节　药物耳毒性的评价及防治原则

一、耳毒理学研究方法和评价

（一）耳蜗基底膜病理学研究

病理学研究证实，氨基糖苷类抗生素首先损伤螺旋器的外毛细胞，从耳蜗底部开始，进行性向蜗顶发展，可进一步累及内毛细胞、支持细胞、耳蜗血管纹甚至螺旋神经节细胞。在前庭系统，损害壶腹嵴顶部的Ⅰ型毛细胞。主要表现为一类毛细胞纤毛紊乱及损伤，使毛细胞数量逐渐减少，最终毛细胞完全受损殆尽；另一类毛细胞脱离基底膜，导致分布位置改变。相应地，听觉缺陷表现为高频听力损失，随着治疗剂量的增加或持续时间的延长而发展为较低频率的听力损失。

耳蜗基底膜分离及荧光染色：取出双耳听泡，经 10% 甲醛固定后，分离耳蜗基底膜；磷酸盐缓冲液清洗标本，将耳蜗基底膜移入荧光染色液中，室温避光染色；将磷酸盐缓冲液清洗后的标本平铺于玻片上，甘油封片。

荧光显微镜下观察：观察大鼠耳蜗基底膜毛细胞的形态学及数量变化。

（二）脑干听觉诱发电位研究

脑干听觉诱发电位（brainstem auditory evoked potential，BAEP）是由声刺激引起的神经冲动在脑干听觉传导通路上的电活动，能客观敏感地反映中枢神经系统的功能，BAEP 记录的是听觉传导通路中的神经电位活动，反映耳蜗至脑干相关结构的功能状况，凡是累及听觉通道的任何病变或损伤都会影响 BAEP。往往脑干轻微受损而临床无症状和体征时，BAEP 已有改变。

诱发电位是指感觉传入系统受刺激时，在中枢神经系统内引起的电位变化。各种刺激，如声音作用于耳，经过换能作用，转变成传入神经纤维的神经冲动进入中枢，其结果是可以在各级特定的中枢，包括大脑皮层的一定部位，记录到这种传入神经冲动在时间上和空间上综合的电位变化——诱发电位。受刺激的部位除感受器或感觉器官外，也可以是感觉神经或感觉传入通路上的任何一点。

二、药物耳毒性防治原则

用药前注意严格掌握适应证，一般不作为首选用药，没有其他选择时也要尽量减少剂量和缩短用药时间。仔细询问家族史、过敏史、用药史，特别是家族中发生过同类药物中毒者，对氨基糖苷类抗生素的中毒更加易感；有过敏史者禁用；既往使用耳毒性药物者，应注意防止蓄积中毒。6岁以下儿童、孕妇和65岁以上老人禁用。

用药期间注意观察中毒的症状:头痛头昏、耳鸣、耳部胀满感、耳聋、眩晕、平衡失调是早期耳毒性反应;恶心、呕吐、血尿、蛋白尿、尿量减少是肾毒性反应。可根据肌酐清除率调整用药剂量和间隔时间。

耳毒性药物大多损伤内耳毛细胞代谢障碍,因此治疗氨基糖苷类抗生素耳毒性的原则是促进药物从内耳排出,使用营养神经及毛细胞的药物。在治疗方面可尽早采用改善细胞代谢、促进细胞氧化还原等功能的药物,如ATP、辅酶A、维生素等,在早期可挽救一部分变性的毛细胞,使其恢复活性。通过干细胞增殖的基因治疗途径来促使耳蜗毛细胞再生是目前重要的研究方向。

本章小结

我国现有耳聋患者中,患者的病因多数与药物耳毒性有关,尤其是聋哑儿童。药物耳毒性作用主要是对内耳耳蜗和前庭产生毒性反应,内耳耳蜗毒性反应为耳鸣、耳聋,除少数早发现早治疗者外,多数难以完全恢复;前庭毒性反应影响前庭器官的平衡功能,表现为眩晕、站立和步态不稳等症状,停药后多可逐渐被代偿从而缓解。氨基糖苷类抗生素,如链霉素、庆大霉素是最常见的具有耳毒性的药物,引起的耳聋占药物性耳聋的83%,一旦发生就呈不可逆的永久性耳聋。目前认为耳毒性发生机制与耳蜗毛细胞中线粒体和溶酶体损伤紧密相关,导致耳蜗毛细胞代谢障碍。用药前注意严格掌握适应证,用药期间注意观察耳毒性反应的症状。治疗氨基糖苷类抗生素耳毒性的原则是促进药物从内耳排出,使用营养神经及毛细胞的药物。

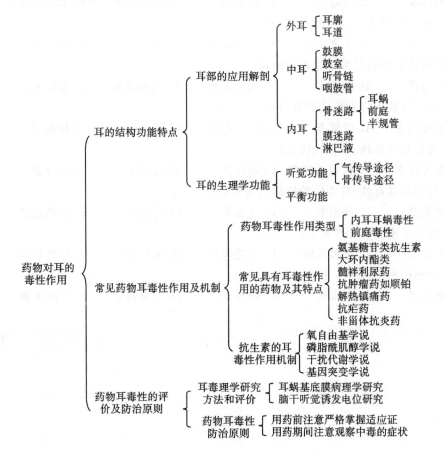

能力检测

能力检测
参考答案

单项选择题

1. 下列抗生素中不良反应为耳毒性的是（　　）。
   A. 青霉素 G　　B. 四环素　　　C. 阿米卡星　　D. 磺胺甲噁唑　　E. 氯霉素
2. 下列药物中易引起耳毒性的是（　　）。
   A. 利福平　　　　　　　　　B. 异烟肼　　　　　　　　　C. 对氨基水杨酸
   D. 链霉素　　　　　　　　　E. 乙胺丁醇
3. 较易发生耳毒性的利尿药是（　　）。
   A. 螺内酯　　B. 呋塞米　　C. 氨苯蝶啶　　D. 氢氯噻嗪　　E. 阿米洛利
4. 以下药物中易发生耳毒性的是（　　）。
   A. 磺胺嘧啶　　B. 链霉素　　C. 红霉素　　D. 苯巴比妥　　E. 水杨酸钠
5. 以下利尿药中耳毒性最小的是（　　）。
   A. 呋塞米　　B. 布美他尼　　C. 依他尼酸　　D. 托拉塞米　　E. 氢氯噻嗪
6. 用于治疗革兰阴性杆菌时易引起耳毒性的是（　　）。
   A. 青霉素　　　　　　　　　B. 四环素　　　　　　　　　C. 阿米卡星
   D. 磺胺甲基异噁唑　　　　　E. 氯霉素
7. 同时具有较高耳毒性、肾毒性的抗生素是（　　）。
   A. 四环素　　B. 青霉素　　C. 红霉素　　D. 庆大霉素　　E. 氢氯噻嗪
8. 下列抗生素中对耳、肾毒性最小的是（　　）。
   A. 链霉素　　B. 卡那霉素　　C. 庆大霉素　　D. 新霉素　　E. 奈替米星
9. 下列药物中较易发生耳毒性的是（　　）。
   A. 青霉素　　B. 四环素　　C. 庆大霉素　　D. 头孢唑林　　E. 氯霉素
10. 以下药物中耳毒性最严重的是（　　）。
    A. 卡那霉素　　B. 链霉素　　C. 庆大霉素　　D. 阿米卡星　　E. 新霉素
11. 可导致肾毒性、耳毒性的是（　　）。
    A. 万古霉素　　B. 氟喹诺酮类　　C. 磺胺类　　D. 氯霉素　　E. 四环素
12. 易引起耳毒性、肾毒性的抗结核病药是（　　）。
    A. 异烟肼　　B. 利福平　　C. 链霉素　　D. 乙胺丁醇　　E. 吡嗪酰胺
13. 庆大霉素的耳毒性属于（　　）。
    A. 毒性反应　　B. 过敏反应　　C. 后遗作用　　D. 继发反应　　E. 停药反应
14. 下列药物中没有耳毒性的是（　　）。
    A. 新霉素　　B. 青霉素　　C. 链霉素　　D. 卡那霉素　　E. 丁胺卡那

（王　锐）

第十四章 药物致癌性及其评价

学习目标

1. 掌握：药物致癌作用；化学致癌物分类。
2. 熟悉：化学致癌物的作用机制。
3. 了解：化学致癌物的评价。

本章PPT

案例导入14-1

利培酮为其他类抗精神失常药物，对精神病的阴性和阳性症状均有效。该药最早于1992年在英国上市，1993年登陆美国。由于它极少发生椎体外系反应，并有良好的疗效而稳居一线用药地位。如此畅销的药物，药品说明书显示其对大鼠和小鼠也是有致癌作用的。以0.63 mg/kg、2.5 mg/kg、10 mg/kg连续掺食给药Swiss albino小鼠18个月或Wistar大鼠25个月，按体重折算，相当于最大临床推荐剂量（16 mg，qd）的2.4、9.4和37.5倍，按体表面积法折算，则相当于最大临床推荐剂量的0.2、0.75、3倍（小鼠）或0.4、1.5、6倍（大鼠）。致癌试验结果显示，给药组脑垂体腺瘤、内分泌胰腺瘤和乳腺癌的发生率显著增高，且按照体表面积法最低致癌剂量只相当于临床最大推荐剂量的0.2～6倍。

案例导入14-1
答案

根据本案例，思考以下问题：
1. 什么是化学致癌物？
2. 能够致癌的药物或化学物质常见的有哪些？

癌症又称恶性肿瘤，是威胁人类健康的严重疾病。2018年全球新发癌症发病率最高的依次为肺癌（11.6%）、乳腺癌（11.6%）、结直肠癌（10.2%）、前列腺癌（7.1%）、胃癌（5.7%）。男性中，肺癌发病率（14.5%）和死亡率（22%）最高；女性中，乳腺癌发病率（24.2%）和死亡率（15%）最高。中国癌症发病率约占世界22%，发病人数居全球第一位。癌症的发生与不良的生活方式、有害的环境因素及基因因素有关。近年来，药物致癌性问题日益受到关注，药物安全性评价中药物致癌性评价成为必不可少的研究内容。

第一节 化学致癌物的分类

化学致癌物（chemical carcinogen）是指具有诱发机体产生癌症、增高癌症发病率与死亡率的化学物质。化学致癌物种类繁多，分类方法各不相同。根据化合物引起癌变的机制，可分为遗传毒性致癌物、非遗传毒性致癌物；根据作用方式可分为直接致癌物、间接致癌物、促癌物。

一、遗传毒性致癌物

遗传毒性致癌物（genotoxic carcinogen）是指直接以遗传物质为作用靶点的化学致癌物。

这类化合物进入细胞后可与DNA共价结合,引起机体遗传物质的改变,如基因突变、染色体数量和结构的改变,最终引起癌变。

(1) 直接致癌物(direct-acting carcinogen)　进入机体后直接与细胞生物大分子发生作用而诱发细胞癌变的化学物质。此类化学致癌物的致癌力强、作用快,一般为亲电子反应物,能与细胞DNA、RNA或蛋白质共价结合形成加合物。如烷化剂、内酯类、酰化剂和某些金属致癌物等。

(2) 间接致癌物(indirect-acting carcinogen)　进入体内后需经过代谢活化才具有致癌作用的化合物。此类化合物一般不在接触局部致癌,而在其发生代谢活化的组织中致癌。如多环芳烃、芳香胺类、黄曲霉素、环孢素等。

二、非遗传毒性致癌物

非遗传毒性致癌物(nongenotoxic carcinogen)也称表观遗传性致癌物(epigenetic carcinogen),是指不以DNA为靶点的化学致癌物。这类致癌物一般不影响机体遗传物质,主要通过促进细胞过度增殖,或增加细胞对内源性致癌物敏感性而诱发癌变。主要分为六类。

(1) 促癌剂　单独使用无致癌性,但可与其他致癌物协同诱发癌症。如佛波酯对小鼠皮肤癌有促进作用,苯妥英钠对大鼠肝癌有促进作用。其他如煤焦油中的酚类、巴豆油、糖精、色氨酸、有机氯农药DDT等。

(2) 内分泌干扰剂　主要通过改变内分泌系统平衡及细胞正常分化而致癌,如雌激素、硫脲类等。

(3) 免疫抑制剂　可降低机体的免疫监视功能,增强病毒诱导细胞恶性转化等多方面作用而影响肿瘤的发生,如硫唑嘌呤等可引起白血病或淋巴瘤的发生。

(4) 细胞毒剂　可导致细胞死亡,引起细胞代偿性增生和肿瘤,如次氮基三乙酸引起肾脏肿瘤。

(5) 过氧化物酶体增殖剂　可诱导肝脏过氧化物酶体增生而引起细胞内氧自由基生成增多,如氯贝丁酯、1,1,2-三氯乙烯等。

(6) 固态物质　与机体长期接触后诱发相应部位肿瘤的发生,如塑料、石棉、磁铁矿、粉尘等。

第二节　化学致癌作用机制

一、对生物大分子的损伤

(1) DNA加合物形成　化学致癌物或其代谢产物与DNA形成加合物是启动致癌作用的重要特征,DNA加合物形成的后果与加合物的性质和加合位置有关。某些加合物可干扰正常碱基配对的氢键,引起碱基配对性能改变、碱基脱落、DNA链断裂等,导致细胞DNA突变,部分可发展为肿瘤。在马兜铃酸肾病患者的肾标本中,可检测到马兜铃酸的DNA加合物,这种加合物可导致癌变和肾间质纤维化。

(2) 蛋白质加合物形成　蛋白质分子中有许多亲核基团,可与亲电子的致癌物或代谢产物形成加合物。形成加合物的蛋白质包括血红蛋白、清蛋白、组蛋白等。加合物也可导致蛋白质功能的改变,引起细胞转化。核蛋白在细胞生长、分化调控方面有重要作用,而胞质蛋白的改变可影响细胞核内遗传物质的活性。化学致癌物与蛋白质结合后形成化学致癌物-蛋白质加合物,使致癌物更容易接近细胞内的遗传物质。

(3) DNA-蛋白质交联形成　正常细胞中存在着一定量的 DNA-蛋白质交联,化学致癌物可直接或间接诱导超额的 DNA-蛋白质交联产生,如烷化剂、砷化物、醛类化合物等。DNA-蛋白质交联一旦形成就较难修复,会对 DNA 构象与功能产生严重的影响。

二、对原癌基因与抑癌基因的影响

在正常生物体内存在众多与肿瘤发生有关的基因,能促进细胞分裂增殖的称为原癌基因(proto-oncogene),抑制细胞分裂增殖的称为抑癌基因。它们对细胞分裂和分化起着重要的作用。

(1) 原癌基因　细胞内与细胞增殖相关的基因,是维持机体正常生命活动所必需的,在进化上高度保守。当原癌基因的结构或调控区发生变异,如突变、缺失、病毒整合、染色体异位、基因扩增或促长剂加入,基因产物增多或活性增强时,可使细胞过度增殖,从而形成肿瘤。金属致癌物镍可通过诱导 c-fos、c-jun 和 c-myc 基因扩增,诱导 ras 癌基因的点突变,引起细胞恶性转化。

(2) 抑癌基因　也称为抗癌基因,已发现 30 多种。正常细胞中存在的基因,在被激活情况下具有抑制细胞增殖作用,但在一定情况下被抑制或丢失后可减弱甚至消除抑癌作用。正常情况下它们对细胞的发育、生长和分化的调节起重要作用。抑癌基因的失活常常涉及点突变和缺失,金属致癌物镍不仅可致原癌基因改变,还可引起抑癌基因改变,如通过诱导 p53 基因 238 位密码子 T→C 的突变,G:C→T:A 型的点突变,引起细胞恶性转化。

三、对 DNA 修复系统的损伤

DNA 修复(DNA repairing)是细胞对 DNA 受损伤后的一种反应,这种反应可能使 DNA 结构恢复原样,能重新执行它原来的功能;但有时并非能完全消除 DNA 的损伤,只是使细胞能够耐受这种 DNA 损伤而能继续生存。也许这未能完全修复而存留下来的损伤会在适合的条件下显示出来(如细胞的癌变等),但如果细胞不具备这种修复功能,它就无法应对经常发生的 DNA 损伤事件,进而无法生存。化学致癌物通过造成 DNA 损伤,引起基因突变和细胞转化。DNA 修复系统有多种形式的修复机制,使受损伤的 DNA 分子迅速恢复正常。化学致癌物是否能够引发癌症取决于 DNA 或其他生物大分子损伤的程度,也取决于机体对 DNA 的修复能力。

四、对表观遗传修饰网络的影响

表观遗传学是研究基因的核苷酸序列不发生改变的情况下,基因表达的可遗传变化的一门遗传学分支学科。表观遗传的现象很多,已知的有 DNA 甲基化(DNA methylation)、基因组印记(genomic imprinting)、母体效应(maternal effect)、基因沉默(gene silencing)、核仁显性、休眠转座子激活和 RNA 编辑(RNA editing)等。

(1) DNA 甲基化　所谓 DNA 甲基化是指在 DNA 甲基化转移酶的作用下,在基因组 CpG 二核苷酸的胞嘧啶 5′碳位共价结合一个甲基基团。人类基因组序列草图分析结果表明,人类基因组 CpG 岛约为 28890 个,大部分染色体每 1 Mb 就有 5~15 个 CpG 岛,平均值为每 Mb 含 10.5 个 CpG 岛,CpG 岛的数目与基因密度有良好的对应关系。由于 DNA 甲基化与人类发育和肿瘤关系密切,特别是 CpG 岛甲基化所致抑癌基因转录失活,DNA 甲基化已经成为表观遗传学和表观基因组学的重要研究内容。

(2) 染色质重塑　染色质重塑复合物依靠水解 ATP 提供能量来完成染色质结构的改变,根据水解 ATP 的亚基不同,可将复合物分为 SWI/SNF 复合物、ISW 复合物以及其他类型的复合物。这些复合物及相关的蛋白质均与转录的激活和抑制、DNA 的甲基化、DNA 修复以及细胞周期相关。BRG1、SMARCB1 和 BRM 编码 SWI/SNF 复合物特异的 ATP 酶,这些酶通过改变染色质的结构使成视网膜细胞瘤蛋白(retinoblastoma protein,RB 蛋白)顺利地行使调节细胞周期、抑制生长发育以及维持基因失活状态的功能,导致肿瘤形成。

(3) 组蛋白乙酰化、去乙酰化　组蛋白乙酰化与基因活化以及 DNA 复制相关,组蛋白的去乙酰化和基因的失活相关。乙酰化酶家族可作为辅激活因子调控转录,调节细胞周期,参与 DNA 损伤修复,还可作为 DNA 结合蛋白。去乙酰化酶家族则和染色体易位、转录调控、基因沉默、细胞周期、细胞分化和增殖以及细胞凋亡相关。乙酰化酶的突变导致正常基因不能表达,去乙酰化酶的突变或一些和去乙酰化酶相关的蛋白质突变使去乙酰化酶错误募集将引发肿瘤等疾病。若阻碍去乙酰化酶的功能,则可抑制癌细胞的增殖和分化,可用于急性早幼粒细胞性白血病、急性淋巴细胞性白血病和非霍奇金淋巴瘤的治疗。

(4) 基因组印记　来自父方和母方的等位基因在通过精子和卵子传递给子代时发生了修饰,使带有亲代印记的等位基因具有不同的表达特性,这种修饰常为 DNA 甲基化修饰,也包括组蛋白乙酰化、甲基化等修饰。研究发现许多印记基因对胚胎和胎儿出生后的生长发育有重要的调节作用,对行为和大脑的功能也有很大的影响,印记基因的异常同样可诱发癌症。

(5) 染色体失活　女性有两条 X 染色体,而男性只有一条 X 染色体,为了保持平衡,女性的一条 X 染色体被永久失活,这便是"剂量补偿"效应。即便是失活的 X 染色体,也有一部分基因可以逃避失活而存在两个有活性的等位基因,但逃避失活的等位基因的表达水平有很大的差异。逃避失活的等位基因易使一些抑癌基因丧失功能,可能是引发女性癌症的一个重要原因。

(6) 非编码 RNA　功能性非编码 RNA 在基因表达中发挥重要的作用,按照它们的大小可分为长链非编码 RNA 和短链非编码 RNA。非编码 RNA 不仅能对整个染色体进行活性调节,也可对单个基因活性进行调节,它们对基因组的稳定性、细胞分裂、个体发育都有重要的作用。RNA 干扰是研究人类疾病的重要手段,通过其他物质调节 RNA 干扰的效果以及实现 RNA 干扰在特异的组织中发挥作用是未来 RNA 干扰的研究重点。

第三节　常见致癌药物

(1) 激素　长期使用激素类药物会增加肿瘤发生的危险,这与各器官功能调节紊乱有关。切除两侧性腺,垂体大量分泌促卵泡素(FSH)可导致肾上腺皮质网状带增生而形成肿瘤,将卵巢移植至脾脏,其雌激素被肝灭活,可导致 FSH 大量分泌,反馈性引起脾内卵巢增生而形成卵巢肿瘤。激素对靶或非靶器官的直接作用也可引起肿瘤,临床上长期应用雌激素(如人工月经、前列腺癌),均有可能导致乳腺癌发生。激素对化学致癌物也可产生影响,在大鼠诱发乳腺癌的实验中,如果去除其卵巢,乳腺癌的发生率明显下降;肝功能损伤情况下(四氯化碳),肝脏对雌激素灭活功能减弱,则诱发率明显上升。此外,雄激素(甲睾酮、美雄酮等)对肝脏有一定的损伤作用,长期或大量使用这些药物,会诱发肝癌;同化激素(苯丙酸诺龙、司坦唑醇等)为改造天然雄激素结构获得,长期或大量使用可能会诱使乙肝患者患上癌症;枸橼酸氯米芬为治疗不孕常见药物,具有促进女性排卵和促进男性精子生成作用,长期服用可导致卵巢癌;女性长期服用己烯雌酚,妇科肿瘤患病风险增加,孕期服用还有可能导致生殖腺癌;男性长期服用己烯雌酚可诱发肾上腺癌;服用激素避孕药可增加肝脏良性肿瘤发生;女性长期服用黄体酮(孕激素)可诱发宫颈癌。

(2) 解热镇痛药　长期滥用解热镇痛药的肾脏病变患者,肾盂癌及膀胱癌的发生率升高。氨基比林、吲哚美辛等,可与食物发生化学作用,产生亚硝基化合物,这类物质长期存在就可能引起体内各器官与组织癌变。非那西丁会在体内分解成对乙酰氨基酚和对氨苯乙醚,对氨苯乙醚可使血红蛋白变成高铁血红蛋白,出现发绀毒性反应,据美国流行病学研究显示,长期服用非那西丁会引发膀胱癌。保泰松可抑制骨髓造血功能,若长期或大量服用,可能诱发白血病。

(3) 抗肿瘤药　有肯定致癌作用的抗肿瘤药有白消安、苯丁酸氮芥、苯丙氨酸氮芥、甲环亚硝脲等;可能有较大致癌作用的有氮芥、卡氮芥、氯氨铂、阿霉素、环己亚硝脲、甲苄肼等;有轻度致癌作用的有氮烯唑胺、甲嘧啶氮芥等。其中,环磷酰胺可引起白血病、鳞癌及膀胱癌等;甲氨蝶呤外用会诱发皮肤癌、鼻咽癌。

(4) 免疫抑制剂　免疫抑制剂可降低机体的免疫监视功能,甚至还会增强病毒诱导细胞的恶性转化,诱使肿瘤产生。长期应用烷化剂有增加膀胱癌和非淋巴细胞白血病发生的危险性;阿糖胞苷抑制骨髓、减少白细胞和血小板,长期使用会诱发继发性肿瘤;肾移植患者使用硫唑嘌呤合并皮质类固醇药物诱发淋巴瘤的危险性明显增加。

(5) 中草药　丹宁酸对肝有毒性,对动物有致癌作用;槟榔种子(含槟榔次碱)、款冬花粉、虞美人、白屈菜(含有血根碱)、积雪草(含有积雪草苷)、肉豆蔻(含黄樟醚)、苏铁素、紫花茄、鱼藤酮、β-细辛醚、鞣质、斑蝥素、巴豆油等均对动物有致癌的可能。巴豆油不但本身能致癌,还能增强某些致癌物质的致癌作用。

(6) 其他药物　大量或长期使用砷剂会诱发肝癌、支气管癌和皮肤癌;常使用煤焦油软膏可引起皮肤癌;常见的降压药利血平可导致乳腺癌;氯贝丁酯(安妥明)可使患者胃肠道肿瘤风险增加;保泰松、氯霉素会抑制骨髓造血功能,诱发白血病;苯丙胺、苯妥英钠易引起恶性淋巴瘤;广泛用于婴儿油、卸妆水及水果打蜡等多方面的液体石蜡,长期食用会干扰维生素及微量元素的吸收,可能诱发肠癌。

第四节　药物致癌性评价

致癌试验是药物非临床安全性评价中的重要内容,是创新药物安全性评价和上市风险控制内容的重要组成部分。致癌试验的目的是考察药物在动物体内的潜在致癌作用,从而评价和预测其可能对人体造成的危害。任何体外实验、动物毒性试验和人体应用中出现的潜在致癌性因素均可提示是否需要进行致癌试验。国际上,对于预期长期使用的药物已经要求进行啮齿类动物致癌试验。日本要求,如果临床预期连续用药6个月或更长时间,则需要进行致癌试验。连续用药少于6个月的,如果存在潜在致癌性因素,也可能需要进行致癌试验。美国药品食品监督管理局(FDA)要求,一般药物使用3个月或更长时间,需要进行致癌试验。欧洲"欧共体药品管理条例"规定了需要进行致癌试验的情况。中国颁布的《药物致癌试验必要性的技术指导原则》中规定,预期临床连续用药至少为6个月的药物都应进行致癌试验。在研究药物的潜在致癌作用中,致癌试验比现有遗传毒性试验和系统暴露评价技术更有意义。这些试验也可帮助理解无遗传毒性药物的潜在致癌作用。目前常规用于临床前安全性评价的遗传毒性试验、毒代动力学试验和毒性机制研究的数据,不仅有助于判断是否需要进行致癌试验,而且对于解释研究结果与人体安全性的相关性也是十分重要的。由于致癌试验耗费大量时间和动物资源,所以只有当确实需要通过动物长期给药研究评价人体中药物暴露所致的潜在致癌性时,才应进行致癌试验。

一、短期快速筛检法

(1) 致突变试验　艾姆斯试验用于快速鉴别化学品、新农药和新食品添加剂的致癌性,可以检测许多物质的致癌性。在许多致突变试验方法中艾姆斯试验最为常用,其理论根据为体细胞突变是致癌作用的基础。根据艾姆斯试验结果,证实至少有80%的已知致癌物具有致突变作用,但也有不致突变的致癌物(如石棉纤维)和不致癌的致突变物。艾姆斯试验简便、灵敏,结果较为可靠,是目前使用最普遍的一种致癌物快速筛检法。

(2) 哺乳动物细胞体外转化试验　将哺乳动物细胞株于体外与受试药物接触,如受试药物有致癌作用,可使正常细胞在形态与生理特性方面发生变化并与癌细胞相似,此过程称为转化。细胞转化并非形成肿瘤,但表示受试药物可能具有致癌作用,并可用于致癌物的筛检。目前细胞恶性转化实验主要采用三类细胞:①动物原代细胞,如叙利亚仓鼠胚胎细胞(SHE细胞)、人类成纤维细胞、小鼠皮肤或大鼠支气管上皮细胞;②细胞系,如BALB/C-3T3、BHK-21和C3H10T1/2细胞系;③病毒感染细胞,如大鼠RLV/RE细胞、仓鼠SA7/SHE细胞。根据目前经验,将艾姆斯试验与细胞体外转化试验结合使用,可筛检出98%以上的致癌物。

(3) DNA修复合成试验　常用方法有程序外DNA合成试验。DNA受损后,发生在正常复制合成期(S期)以外DNA的修复合成,称为程序外DNA合成(UDS)或DNA修复合成。^{3}H-胸苷掺入量可反映DNA修复合成情况。需将受试细胞分裂阻断同步化于G_1期,再用羟基脲抑制残存的S期半保留DNA复制,用放射自显影法和液闪计数法确定^{3}H-胸苷掺入量。

二、哺乳动物短期致癌试验

哺乳动物短期致癌试验是指在短时间内完成致癌作用的试验,它观察的靶器官限定为一个而不是全部器官和组织。由于肺和肝是最常见的发生肿瘤的器官,也是许多致癌物的靶器官,所以小鼠肺肿瘤和大鼠肝转变灶试验的应用价值较高。

(1) 小鼠肺肿瘤诱发试验　一次或多次给予受试药物后,或一次给予受试药物1~2周后连续多次给予促癌剂,16~30周结束试验,如受试药物具有诱发肿瘤作用,可在肺组织发现肿瘤。该试验典型的启动剂为氨基甲酸乙酯,促进剂为二丁基羟基甲苯。

(2) 大鼠肝转变灶诱发试验　肝癌发生过程有几种明显的肝细胞病灶。较早发现的是转变灶,进一步发展成为瘤性结节。用酶组织化学和免疫组织化学方法将转变灶和结节中的谷氨酰转肽酶和胚胎型谷胱甘肽转移酶染色,显色表明有肝癌细胞生化表型的癌前细胞。该试验典型的启动剂为二乙基亚硝胺,促进剂为苯巴比妥。

(3) 小鼠皮肤肿瘤诱发试验　小鼠皮肤表面涂抹某些致癌物能诱发乳头状瘤或癌,皮下注射可诱发肉瘤。一般9个月左右结束试验,如在启动后加用佛波醇酯,则缩短至20周左右。该试验典型的启动剂为致癌性多环芳烃,促进剂为TPA。

(4) 雌性SD大鼠乳腺癌诱发试验　多环烃芳香胺、氯烷、亚硝基脲等能在9个月内诱发乳腺癌。

三、哺乳动物长期致癌试验

药物致癌性具有潜伏期长的特点,哺乳动物长期致癌试验在药物毒理学安全性评价占有重要地位,是目前公认的确证药物具有动物致癌作用的经典方法。

(1) 动物选择　常规选用刚离乳的大鼠和小鼠作为实验动物。

(2) 剂量选择和动物数量　受试药物一般设3个剂量组。以最大耐受剂量(MTD)为高剂量。使各剂量组动物体重减轻不超过对照组的10%,不导致寿命缩短,并且不引起死亡。每组至少有雌雄各50只动物,共100只。在出现第一个肿瘤时,每组还应有不少于50只动物。

(3) 染毒途径和试验期限　原则上试验期限要求长期或终生,一般小鼠1.5年,大鼠

2年。

(4) 结果的分析和评定　观察有无肿瘤出现、肿瘤出现时间及动物死亡时间。统计肿瘤的病理学诊断和数量、患肿瘤的动物数、每只动物的肿瘤数及肿瘤潜伏期。

肿瘤发生率(%)＝(实验结束时患肿瘤动物总数/有效动物总数)×100%，有效动物总数是指最早发现肿瘤时存活动物总数。

两个物种两种性别动物中，有一种结果为阳性，即认为药物有致癌性。两个物种两种性别动物实验结果均为阴性时，方能认为未观察到药物致癌作用。

本章小结

化学致癌物可分为遗传毒性致癌物、非遗传毒性致癌物；根据作用方式可分为直接致癌物、间接致癌物、促癌物。引起癌变的主要机制有如下几种：①化学致癌物损伤生物大分子，如DNA、蛋白质等；②化学致癌物影响原癌基因与抑癌基因；③化学致癌物损伤DNA修复系统；④化学致癌物影响表观遗传修饰网络。常见的致癌药物有激素、解热镇痛药、免疫抑制药、抗肿瘤药及某些中草药等。

能力检测

1. 简述化学致癌物的分类。
2. 简述化学致癌物的作用机制。
3. 简述原癌基因和抑癌基因与肿瘤的关系。

(张跃文)

能力检测
参考答案

第十五章 药物的生殖和发育毒性及评价

> **学习目标**
>
> 1. 掌握：常见致畸作用药物与常用术语。
> 2. 熟悉：药物对生殖、发育的毒性作用。
> 3. 了解：下丘脑-垂体-睾丸轴激素的调节作用。

案例导入 15-1

氯化消毒已经成为世界各国多年来饮用水的主要消毒措施。70年代以来，人们已经发现氯化消毒副产物（DBPs）与人类癌症的发生有密切的关系，最近人们开始将研究重点转移到对生殖和发育毒性的影响方面。研究发现，DBPs由一系列挥发性有机物和非挥发性有机物组成。挥发性氯化副产物主要是总三卤甲烷（THMs），包括氯仿（$CHCl_3$）、一溴二氯甲烷（BDCM）、二溴一氯甲烷（CDBM）和三溴甲烷，其中以$CHCl_3$和BDCM含量较高。除THMs外，DBPs中还含有少量的非挥发性氯化副产物，主要有卤代乙酸（HAAs）。大量的毒理学实验和流行病学研究表明，DBPs对低出生体重、早产、自发性流产、死胎以及出生缺陷具有不同程度的影响，尤其是与中枢神经系统及神经管损伤、脏器缺损、呼吸系统损害、唇裂、腭裂有关。因此DBPs很可能是潜在的生殖和发育毒性物质。

根据本案例，思考以下问题：
1. 药物对生殖和发育的毒性表现是什么？
2. 药物引起生殖毒性的机制是什么？

生殖细胞包括睾丸产生的精子和卵巢产生的卵细胞，精子与卵细胞相融合形成受精卵；受精卵不断进行分裂，逐渐发育成胚泡；胚泡缓慢地移动到子宫中，最终植入子宫内膜；胚泡中的细胞继续分裂和分化，逐渐发育成胚胎，并于怀孕后8周左右发育成胎儿，胎儿已具备人的形态；胎儿生活在子宫内半透明的羊水中，通过胎盘、脐带与母体进行物质交换；怀孕到40周左右，胎儿发育成熟，成熟的胎儿和胎盘一起从母体的阴道排出。

生殖毒理学是指应用毒理学的方法研究药物等对生殖过程的不利影响及其规律的学科。药物对生殖过程的损害主要表现为性功能减退，雌性可表现为月经失调、排卵规律改变、卵巢萎缩、生殖能力下降、胚胎死亡、不孕等；雄性主要表现为睾丸萎缩或坏死、精子数量变化等。发育毒理学是指母体用药后，药物对胚胎发育、器官发生以及幼年动物发育过程有害作用研究的一门学科。药物对发育过程的损害作用主要表现为胎儿畸形、生长迟缓、生理功能异常等。药物的生殖毒性和发育毒性在新药的研究中属于特殊毒性研究。

第一节 药物的生殖毒性

一、药物对男性的生殖毒性

男性的生殖器官由睾丸、附睾、输精管、副性腺、阴茎等组成,其中睾丸为产生精子和分泌雄激素的器官,由许多睾丸小叶组成,每个睾丸小叶由迂回盘旋的曲细精管构成,每一个曲细精管内都有大量不同发育阶段的生精细胞。曲细精管之间的结缔组织中含有间质细胞,间质细胞附属于睾丸的内分泌部分,能产生雄激素。附睾为细长的屈曲的小管,是精子运送和暂时储存的管道,在运送过程中精子继续发育直至完全成熟。输精管是雄性动物的生殖管道。副性腺包括精囊、前列腺、尿道球腺等。哺乳动物精液中除精子和少量液体由睾丸和附睾产生外,其余部分主要由副性腺分泌。副性腺的分泌物构成精子活动的适宜环境。阴茎为雄性交配器官。

1. 药物对精子发生的影响

精子的发生是一个连续和独特的生理过程,开始于雄性青春期并持续一生。精子的生成和发育是在睾丸中的曲细精管内进行的,曲细精管基底膜被覆支持细胞,支持细胞之间有紧密的连接,构成细胞间屏障,这种解剖结构形成了血睾屏障的基础。在睾丸曲细精管生精层内,生殖细胞从精原细胞、初级精母细胞、次级精母细胞最终成为精子,精子向管腔中央移动并进入输精管。生理情况下,人类整个精子的发育成熟过程可根据精子的顶体酶和细胞形态分为14个时期,大约需64天,每天可生成数十亿个精子。在精子的生成过程中,生殖细胞的分裂与代谢十分活跃,因此生殖细胞的遗传物质、代谢所需的重要蛋白成为药物的主要靶点。抗肿瘤药环磷酰胺、氮芥、卡莫司汀、丝裂霉素C等可损害DNA和RNA的功能。甲氨蝶呤、长春碱类影响蛋白质功能。这些药物能破坏睾丸的生精细胞,产生生殖毒性。

支持细胞在精子的发生过程中起着重要作用并参与血睾屏障的形成,细胞松弛素D、顺铂、棉酚等可诱导血睾屏障发生结构改变,使近腔室的组成发生变化,导致生殖细胞从生精上皮释放到近腔室的数量减少,从而对生殖产生损害。如秋水仙素能引起支持细胞胞质微管溶解,引起支持细胞功能障碍,导致生精上皮中大量的生殖细胞脱落,产生生殖毒性。

间质细胞主要功能是合成分泌雄激素,雄激素对精子发生、附睾精子成熟、附属性器官的生长和分泌、第二性征维持等十分重要。雄激素受体拮抗剂(如氟他胺)、芳香化酶抑制剂(如福美坦)、5α还原酶抑制剂(如非那雄胺)、睾酮生物合成抑制剂(如西咪替丁)、雌激素受体拮抗剂(如他莫昔芬)、促性腺激素释放激素及相关制剂(如亮丙瑞林)可影响精子的生成,并引起间质细胞增生。睾丸微血管内皮细胞同样为药物毒性作用的靶细胞,睾丸循环功能受损,可产生生殖毒性。

2. 药物对下丘脑-垂体-睾丸轴激素调节的影响

睾丸功能的调节与下丘脑、垂体分泌的相关激素及反馈有关。下丘脑分泌的激素有多种,其中与生殖活动有关的主要是促性腺激素释放激素(GnRH)。GnRH经下丘脑-垂体门脉系统到达腺垂体,使垂体释放黄体生成素(LH)等,LH等经循环到达睾丸引起睾酮和雌二醇的分泌,睾酮(T)与雌二醇(E2)对促进和维持精子的发生起重要作用,这个调节过程称为下丘脑-垂体-睾丸轴。许多药物可通过作用于下丘脑-垂体-睾丸轴影响男性生殖功能。乙醇、阿片、普萘洛尔等可引起催乳素(PRL)水平升高,LH及T水平下降,可导致患者性兴奋性降低、勃起障碍、射精量减少。人工合成的非类固醇激素氯米芬可促进T转化为E2,通过反馈调节,抑制LH和FSH的生成。氯米芬还可直接对垂体和男性睾丸产生雌激素样作用,对下丘脑-

垂体-睾丸轴产生调节作用。甲基多巴、可乐定、氯丙嗪等也可通过影响自主神经系统妨碍精子的运输与射精。

二、药物对女性的生殖毒性

女性生殖系统包括阴道、子宫、输卵管及卵巢等,其主要功能是产生、运输、储存卵子,分泌性激素,以及孕育胎儿。药物对女性的生殖毒性主要体现在对卵子生成、排卵及受精卵经由输卵管入宫腔并着床过程的影响上。

1. 药物对卵细胞的毒性

卵巢的功能单位是卵泡,主要功能为产生卵子和分泌女性必需的性激素。卵泡发育经历原始卵泡、初级卵泡、次级卵泡和成熟卵泡四个阶段。初级卵母细胞包裹在原始卵泡中,在性激素的影响下,每月只有一个原始卵泡成熟,成熟的卵子再从卵巢排出到输卵管。卵子是通过减数分裂形成的,第一次减数分裂在卵巢内完成,经过排卵过程,即将次级卵母细胞及外周的透明带和放射冠排出,倘若次级卵母细胞遇到精子,在结合过程中进行减数第二次分裂,成为真正意义上的卵子。卵泡发育过程中,卵原细胞和颗粒细胞的有丝分裂、卵原细胞的减数分裂形成卵母细胞、颗粒细胞和膜细胞分化三个时期对药物敏感。影响卵泡发育的药物主要有环磷酰胺、白消安、长春新碱、氮芥等。抑制排卵的药物主要有非诺洛芬、尼氟酸、托美丁、保泰松等。影响卵细胞发育成熟的药物有秋水仙素、多柔比星、博来霉素、顺铂等。

2. 药物对卵巢体细胞和生殖道的毒性

女性生殖道负责输送卵子,当卵子与精子在输卵管壶腹部结合时,可进一步分裂发育并输送到子宫内着床发育。镉可导致输卵管和子宫萎缩,影响卵子的迁移和胚胎的植入;吸烟(尼古丁)可使受精卵着床受阻,导致不孕;呋喃妥因可引起卵巢萎缩。

3. 药物对生殖功能的毒性

下丘脑通过分泌 GnRH 调节垂体 LH 和 FSH 的释放,从而控制性腺发育和性激素的分泌。女性生殖具有周期性,卵巢在促性腺激素作用下,发生周期性排卵并伴有卵巢性激素分泌的周期性变化;而卵巢性激素对中枢生殖调节激素的合成和分泌又具反馈调节作用,从而使循环中 LH 和 FSH 呈现密切相关的周期性变化。卵巢的这种调节方式被称为下丘脑-垂体-卵巢轴。乙醇、尼古丁、儿茶酚胺类等均可影响 GnRH 释放,并进一步影响 LH 和 FSH 的分泌。吸烟者雌激素水平降低、酗酒者不能产生排卵所需的 LH 高峰。麻醉剂、镇痛药、镇静药等中枢抑制剂与兴奋剂、致幻剂等兴奋中枢药可通过改变儿茶酚胺的合成、释放、重摄取而损害女性生殖功能。氯米芬化学结构与已烯雌酚相似,为雌激素拮抗剂,可消除雌二醇的负反馈性抑制促进垂体分泌 GnRH 而诱导排卵。

第二节 药物的发育毒性

发育毒理学是在畸胎学基础上发展起来的毒理学分支学科。药物的发育毒性是指出生前接触了某些毒性药物,从而导致生物发育过程异常。16—17世纪生物科学生机勃发,Willian Harvy 于 1651 年提出了畸形起因于器官或结构的不完全发育的发育障碍学说来解释除遗传起源以外的胎儿畸形。现代实验畸胎学开始于 19 世纪初,许多 19—20 世纪的胚胎学家注意到作用时间在决定畸形类型方面比损伤的性质更重要。

药物的发育毒性对发育过程的影响包括在胚期(embryonic period)和胎期(fetal period)诱发或显示的影响,以及在出生后诱发和显示的影响。这是出生前经父体和(或)母体接触外源性理化因素引起的在子代到达成体之前出现的有害作用。发育毒性具体表现可分为如下几种。①生长迟缓:即胚胎与胎仔的发育过程在外来化合物影响下,较正常的发育过程缓慢。②致畸作用:由于外来化合物干扰,活产胎仔出生时,某种器官表现形态结构异常,在出生后可被立即发现。③功能不全或异常:胎仔的生化、生理、代谢、免疫、神经活动及行为的缺陷或异常。功能不全或异常往往在出生后一定时间才被发现,因为在正常情况下,有些功能在出生后一定时间才发育完全。④胚胎或胎仔致死作用:某些外来化合物在一定剂量范围内,可在胚胎或胎仔发育期间对胚胎或胎仔具有损害作用,并使其死亡。具体表现为天然流产或死产、死胎率增高。在一般情况下,引起胚胎或胎仔死亡的剂量较致畸作用的剂量高。

致畸作用是外源化学物发育毒性的一种具体表现,对存活后代机体影响较为严重,往往是一种不可逆过程,具有重要的毒理学意义。畸形是指器官形态的异常;畸胎为具有畸形的胚胎或胎仔。机体的形态结构或生理功能,在同一物种的子代与亲代之间或子代的个体之间,有时出现不完全相同的现象,即为变异。凡在一定剂量下,能通过母体对胚胎或胎仔正常发育过程造成干扰,使子代出生后具有畸形的化合物称为致畸物或致畸原。评定外源化学物是否具有致畸作用的试验称为致畸试验。胚胎毒性作用是指外源化学物引起的胎仔生长发育迟缓和功能缺陷不全的损害作用,其中不包括致畸和胚胎致死作用。

在致畸作用中,对致畸物最敏感的阶段是器官发生期,一般称为危险期或关键期。在常用实验动物中,自受精日计算,大鼠器官发生期为9~17天,小鼠器官发生期为7.5~16天,家兔为11~20天。在器官发生期中,致畸物与胚胎接触可能造成胚胎形态结构异常,但如在着床前胚泡形成阶段接触致畸物,则往往出现胚胎死亡,畸形极少。大鼠着床前胚泡形成期,自受精日计算,为3~4天,开始着床日为5.5~6天;小鼠分别为3~4天和4.5~5天;家兔分别为3~4天和7天。发育中的胚胎对致畸作用的敏感期虽然主要在器官发生期,但在此期间,各种不同器官还各有特别敏感的时间。大鼠器官发生期为受精后9~17天,但眼的敏感期为受孕后9天,心脏和主动脉弓为9~10天之间,脑约为10天,头与脊椎骨约为11天,腭为12~13天,泌尿生殖器官约为15天。

药物发育毒性的机制十分复杂,主要包括如下几点。①干扰基因表达:某些基因的表达受到抑制或表达异常可能引起畸形。②基因突变与染色体畸变:诱变原有潜在致畸性,如电离辐射、烷化剂、亚硝酸盐、多数致癌物都可能致畸。③损伤细胞和分子水平的翻译。④细胞凋亡:又称程序性细胞死亡,如细胞生长依赖激素、乙醇、抗癌药物都能促进细胞凋亡。⑤干扰细胞交互作用:如沙利度胺的代谢活化产物引起胚胎细胞的粘连受体下调,阻碍发育过程中细胞与细胞和细胞与基质之间的相互作用,干扰了细胞之间的联系从而导致肢芽结构异常。⑥通过胎盘毒性引起发育毒性:对卵黄囊或绒(毛)膜尿囊胎盘有毒性的物质包括镉(Cd)、砷或汞、尼古丁、乙醇、可卡因、内毒素和水杨酸钠等。⑦干扰母体稳态:如苯妥英在实验动物中能影响母体的叶酸代谢致畸;二氟苯水杨酸引起兔的中轴骨骼缺陷,可能是母体贫血造成胎儿缺氧的结果;膳食中某些营养素缺乏,特别是维生素和无机盐类缺乏易导致生长迟缓、致畸或胚胎死亡。⑧内分泌干扰作用:如己烯雌酚在小鼠中导致包括雄性和雌性生殖道和脑畸形的发育毒性;内分泌干扰物为干扰激素的生成、释放、传送、代谢、结合、作用或排除的外源性因子,包括杀虫剂、除草剂、杀菌剂、塑化剂、表面活化剂、有机金属、卤代杂环烃、植物雌激素等。

第三节　药物生殖与发育毒性评价

致畸作用是发育毒性中最重要的一种表现,在致畸试验中除可观察到出生幼仔畸形外,也可发现生长发育迟缓和(或)胚胎死亡。传统常规致畸试验是评定外源化学物是否具有致畸作用的标准方法。

一、动物发育毒性试验

(1) 动物选择　致畸试验的动物选择,除参照毒性试验中选择动物的一般原则(食性和对受试药物代谢过程与人类接近、体型小、驯服、容易饲养和繁殖及价廉)外,还应特别注意妊娠过程较短、每窝产仔数较多和胎盘构造及厚度与人类接近等特点。致畸试验常选用的哺乳动物为大鼠,此外可采用小鼠或家兔。大鼠受孕率高,对大多数外源化学物质的代谢过程基本上与人类近似;小鼠自然畸形发生率较大鼠高,但低于家兔,对形成腭裂的致畸物较敏感。

(2) 剂量分组　确定剂量时,要求找出最大无作用剂量以及致畸阈剂量;同时还要保持母体生育能力,不会导致大批流产和过多胚胎死亡;较多母体死亡也应避免。一般应先进行预试,预试的目的是找出引起母体中毒的剂量。根据预试结果可以确定致畸试验剂量。致畸试验的剂量分组,可因试验目的的不同而异,应最少设3个剂量组,另设对照组。原则上最高剂量组可以引起母体轻度中毒,即进食量减少、体重减轻、死亡不超过10%。最低剂量组不应观察到任何中毒症状;中间剂量组可以允许母体出现某些极轻微中毒症状。其剂量与高剂量和低剂量呈等比级数关系。每组动物大鼠或小鼠为12~20只,家兔8~12只,狗等大动物3~4只。

(3) 动物交配处理　将性成熟雌雄动物按雌雄比1:1或2:1同笼交配。由于致畸作用有极为明确的敏感期,应精确掌握动物接触受试物的时间,必须在器官发生期。确定受孕方法是阴栓检查或阴道涂片精子检查。每日将已确定受孕雌鼠随机分入各剂量组和对照组。出现阴栓或精子之日即为受孕0天,也有人作为第1天。大鼠和小鼠一般可自受孕后第5天开始给予受试药物,每天一次,持续到第15天。接触受试药物的方式与途径应与人体实际接触情况一致,一般多经口给予。如拟深入研究何种器官对受试药物更为易感,则应在上述期间将受试药物每日分别给予一批动物,每批动物只接触受试药物一次,最后可以根据畸形出现的情况,确定受试药物的主要靶器官。

(4) 胎仔检查　自然分娩前1~2天将受孕动物处死,剖腹取出子宫及活产胎仔,并另行记录死胎及吸收胎。一般大鼠在受孕后第19~20天,小鼠在第18~19天,家兔在第29天。活产胎仔取出后,先检查性别,逐只称重,并按窝计算平均体重,然后由下列几个方面进行畸形检查:①外观畸形肉眼检查,例如露脑;②肉眼检查内脏及软组织畸形,例如腭裂;③骨骼畸形检查,例如颅顶骨缺损,分叉肋等。畸形检查只限活产胎仔。有人主张将试验雌鼠保留1/4左右,待其自然分娩,并将出生幼仔饲养观察,至少到断奶,以便检查可能存在的先天缺陷和生理功能异常。

二、发育毒性的替代试验

发育毒性的替代试验主要是哺乳动物或非哺乳动物的体内外细胞、组织、器官培养的替代试验,但不能替代整体动物生殖毒性检测试验。近年应用较广泛的确认研究主要有三个体外胚胎毒性试验和一个体内预筛试验。

(1) 大鼠全胚胎培养试验　大鼠全胚胎培养(whole embryo culture,WEC)是从孕期第9~10天大鼠子宫取出胚胎,放入培养液中加入受试药物,在含O_2、CO_2、N_2环境中,旋转培养,观察胚胎发育情况。可以筛试化学物的发育毒性、探讨其剂量反应关系和作用机制。

(2) 大鼠胚胎细胞微团培养试验　胚胎细胞微团培养(micromass culture)是从孕期第11天的大鼠胚胎中取得代表CNS的原代中脑细胞微团、肢芽区或其他区的细胞微团,在培养瓶中分别加入不同浓度的受试药物共同培养5天;用中性红染色判断细胞存活;用Alcian蓝染

第十五章 药物的生殖和发育毒性及评价

色判断肢芽软骨细胞分化数量；苏木精染色判断 CNS 细胞分化数量，求出影响终点的 IC_{50}。比较受试药物组与对照组数据，评价化学物的细胞毒性和发育毒性。

（3）小鼠胚胎干细胞试验　小鼠胚胎干细胞试验（embryonic stem cell test，EST）是将小鼠胚泡内细胞团衍生的胚胎干细胞（embryonic stem cells，ES 细胞）在特定条件下，定向分化为机体多种细胞，作为生物测试系统，用于哺乳动物细胞分化、组织形成过程的发育毒性研究。

（4）发育毒性的体内预筛试验　大多数出生前受到的损害将在出生后表现为存活力（存活率）下降和（或）生长迟缓。在妊娠动物主要器官形成期染毒，待自然分娩后，通过观察出生后 3 天内的新生仔外观畸形、胚胎致死、生长迟缓等发育毒性表现，对新生子代的外部畸形、生长和生存能力进行评估。

本章小结

药物的发育毒性是出生前接触了某些毒性药物，从而导致生物体发育过程异常。药物生殖毒性的机制主要有对男性的生殖毒性，如药物对精子发生的影响和药物对下丘脑-垂体-睾丸轴激素调节的影响；药物对女性的生殖毒性，如药物对卵细胞的毒性，对卵巢体细胞和生殖道的毒性，对生殖功能的毒性。药物发育毒性主要表现为生长迟缓、致畸作用、功能不全或异常、胚胎或胎仔致死作用。药物发育毒性的机制十分复杂，主要包括干扰基因表达、基因突变与染色体畸变、损伤细胞和分子水平的翻译、细胞凋亡、干扰细胞交互作用、通过胎盘毒性引起发育毒性、干扰母体稳态、内分泌干扰作用等。

能力检测

1. 简述药物对男性生殖毒性的机制。
2. 简述药物对女性生殖毒性的机制。
3. 简述药物发育毒性的机制。

能力检测
参考答案

（张跃文）

第十六章 药物的遗传毒性及评价

学习目标

1. 掌握：药物遗传毒性的基本概念、类型。
2. 熟悉：药物引起遗传毒性的原理、机制。
3. 了解：遗传毒性的评价与方法。

案例导入16-1

2018年7月，华海制药生产的高血压用药缬沙坦（valsartan），由于检测出含有微量的遗传毒性杂质N,N-二甲基亚硝胺（NDMA），含量大于0.3 mg/kg，触发了原料药和相关制剂在欧洲、美国和中国的市场召回。印度Torrent制药生产的缬沙坦片剂中也同样检测出了该杂质，企业自愿召回。遗传毒性杂质在药物安全控制中风险等级非常高，一旦检测超出限度水平，即可引起市场的召回，没有一点余地。

根据本案例，思考以下问题：

什么是遗传毒性？

遗传毒理学（genetic toxicology）是研究化学物质和辐射及其他环境因子的致突变效应，以及接触诱变剂后对人类健康的后果。药物的遗传毒性是指由具有遗传毒性的药物引起的生物细胞基因分子结构特异性改变或使遗传信息发生变化的有害效应。药物的遗传毒性属于遗传毒理学范畴。生物体的遗传物质主要是染色体，染色体主要由DNA和组蛋白组成，其中DNA是遗传的物质基础。保持遗传性状的相对稳定，依赖于DNA的特殊结构及精确的复制，以及高保真度的修复能力。但是，各生物物种的个体和各代间仍存在差异，称为变异（variation）。突变（mutation）是DNA碱基水平上的永久性变化且可遗传。突变是产生于DNA复制或减数分裂重组过程中的自发性错误，或者是由于物理或化学试剂损伤DNA所致。最简单的突变是点突变，即一个单一碱基的改变。化学物质或其他环境因素引起遗传物质发生突变的能力称为诱变性（mutagenicity）。化学物质和其他环境因素引起生物体遗传物质的突变效应，称为致突变作用（mutagenesis）。当遗传物质发生突变时，其子代可形成不同于亲代遗传性状的生物体，称为突变体（mutant）。

第一节 药物致遗传物质损伤的类型

生物在繁衍后代的过程中，会产生各种各样的可遗传的变异，这些可遗传的变异为生物进化提供了原材料。可遗传的变异来源于基因突变、基因重组和染色体变异。其中，基因突变和染色体变异常称为突变。

一、突变的基本概念

(一) 基因突变

基因是 DNA 分子携带遗传信息的碱基序列区段,基因由众多碱基对构成,一个碱基对是基因的一个座位,而基因在染色体上的位置则称为位点。基因突变是指染色体上某一基因位点内部发生了化学性质的变化,与原来基因形成对抗性关系。

(1) 点突变 按照 DNA 碱基序列改变的多少,可分为单点突变(single-point mutation)和多点突变(multiple-point mutation)。单点突变是指只有一个碱基对发生突变,多点突变是指两个或两个以上的碱基对发生了改变。点突变又分为转换突变(transition mutation)和颠换突变(transversion mutation),嘌呤与嘌呤或嘧啶与嘧啶之间的相互替代称为转换,嘌呤与嘧啶之间的相互取代称为颠换。转换突变可由亚硝酸引起,颠换突变可由一些烷化剂如二乙基亚硝胺等引起。

(2) 移码突变 在 DNA 链上,有时一个或几个非 3 的整数倍的碱基的插入或缺失,往往产生比碱基置换突变更严重的后果。这种插入或缺失突变会造成阅读框的改变,翻译过程中其下游的三联密码子都被错读,产生完全错误的肽链或肽链合成提前终止。这种插入或缺失突变又称为移码突变(frame-shift mutation)。多环芳烃类、芳香胺类、嘧啶类化合物和黄曲霉素等可引起插入型移码突变。

(3) DNA 重排(DNA rearrangement) DNA 序列上有较长的一段序列的重排分布,包括大段(一个碱基至数千个碱基)的插入、缺失、取代、复制、放大和倒位。大突变可能涉及整个基因甚至多个基因的一长段 DNA 序列的改变,常常导致染色体畸变。当损伤足够大时,就介于基因突变与染色体畸变之间的不明确的过渡范围。

(二) 染色体畸变

(1) 染色体数目畸变 正常人的生殖细胞具有 23 条染色体,为一个染色体组,称为单倍体(n),体细胞具有 46 条染色体,含两个染色体组,称为二倍体($2n$)。染色体偏离正常数目称为染色体数目畸变(chromosome numerical aberration),又分整倍体和非整倍体改变。染色体组成倍地增减即为整倍体。秋水仙碱可引起这种类型突变。人类自然流产胎儿可见三倍体,肿瘤细胞常见三倍体。比二倍体多或少一条或几条染色体的个体称为非整倍体。人类遗传性疾病可见单体型、三体型和四体型。单体型是指细胞染色体数为 45 条,即某号染色体少一条,主要见于 X 染色体的单体型。三体型是指细胞染色体数为 47 条,即某号染色体有 3 条,性染色体三体型常见。除 21、13、18 和 22 三体型外,其他多导致流产。四体型是指细胞染色体数为 48 条,即某号染色体有 4 条。唐氏综合征属于非整数倍畸变,患者第 22 号染色体有 3 条,患者染色体总数为 47 条。

(2) 染色体结构畸变 由于染色体或染色单体断裂,染色体或染色单体缺失,或引起各种重排,从而出现染色体结构异常的称为染色体畸变或染色体结构畸变(chromosome structural aberration)。凡能引起染色体断裂的物质称为断裂剂(clastogen),这种作用即为断裂作用(clastogenesis)。断裂作用的关键是诱发 DNA 断裂,这是造成染色体结构改变的根本原因。染色体的结构变化主要有以下几种。①缺失,染色体臂发生断裂并丢失一部分遗传物质的结果。在分裂过程中可形成末端缺失的染色体、中间缺失的染色体、环形染色体等。染色体的部分缺失常导致染色体病,如猫叫综合征就是由于 5 号染色体的短臂部分缺失所致。②重复,一条染色体上某一部分出现两份或两份以上的现象。首尾相接的重复称为衔接重复或串接重复;首尾反方向连接的重复称为颠倒衔接重复或倒重复。重复的遗传效应比缺失缓和,但重复太大也会影响个体的存活力,甚至引起个体的死亡。染色体上某些区域的重复可以产生特定的表型效应,例如果蝇的显性基因棒眼(bar eye)就是重复的结果。③倒位,一条染色体上同时出现两处断裂,中间的片断扭转180°,重新连接起来而使具有同源染色体的细胞这一片段的基因的排列顺序颠倒的现象。④易位,一条染色体臂的一段移接到另一条非同源染色体的臂上的结构畸变。⑤环状染色体,如染色体的长、短臂同时各发生一次断裂后,含有着丝粒节段的长、短臂断端相接,即形成环状染色体。⑥等臂染色体(isochromosome),当染色体的着丝粒不是纵向分裂,而是横向分裂时,一个子代细胞可接受两条长臂,另一个子代细胞则接受两条短臂。等臂染色体是最常见的染色体的结构异常。⑦染色体复制(duplication),是指染色体的一部分被复制,新复制的一段染色体可位于同条染色体内,或附着到另一条染色体上,或成为独立的节段。

二、化学物质致突变作用

有些化学物质具有很高的化学活性,其原形或其化学水解产物就可以引起生物体的突变,称为直接诱变剂(direct-acting mutagen)。有些化学物质本身不能引起突变,必须在生物体内经过代谢活化才呈现致突变作用,称为间接诱变剂(indirect-acting mutagen)。常用的化学诱变剂主要有生物碱类诱变剂、烷化剂和其他诱变剂。生物碱类诱变剂的主要代表为秋水仙碱,是一种广泛应用于细胞学、遗传学的研究和植物育种的化学诱变剂;甲基磺酸乙酯是烷化剂的重要代表药物之一;其他诱变剂中叠氮化钠是化学诱变剂中的一种常用点突变剂。

第二节　药物致遗传损伤的机制

一、直接作用于DNA

(一) 碱基类似物在DNA复制时的掺入

有些药物结构与天然碱基非常相似,如5-溴尿嘧啶(5-BU)类似于T,2-氨基嘌呤(AP)类似于G。除了4种标准的碱基G、A、T、C之外,这些类似物也能在DNA复制时掺入并与互补链上的碱基生成氢键而配对,从而抵抗DNA聚合酶的3′-5′核酸外切酶活性的校对作用。掺入后的碱基类似物常常发生酮式或烯醇式的互变异构(tautomerism),在复制子代DNA时引起配对性质的改变,于是就造成了碱基替代突变。5-溴尿嘧啶是一种常见的诱变剂,它代替T掺入DNA的机会较多,产生A∶T→G∶C转换;也可以代替C掺入DNA,产生G∶C→A∶T的转换,不过后一种的转换能力没有前一种高。另一种碱基类似物诱变剂为2-氨基嘌呤(2-aminopurine,AP)。一般情况下AP能代替A与T配对,但有时也能以一条氢键与C配对。由于AP与C的结合能力很弱,因此AP主要产生A∶T→G∶C转换,而一般不产生G∶C→A∶T的转换。

(二) 烷化剂的致突变作用

烷化剂是指能提供甲基或乙基等烷基与DNA和蛋白质共价结合的物质,对DNA和蛋白质都有强烈的烷化作用。常用的烷化剂有硫酸二甲酯、甲基磺酸乙酯、乙基磺酸乙酯。烷基化位点主要在鸟嘌呤的N-7位上和腺嘌呤的N-3位上,在腺嘌呤的N-7位有时也可以烷基化。鸟嘌呤上N-7的烷基化,使之成为带一个正电荷的季铵基团,这个季铵基团产生两个效应:一是促进第一位氨基上氢的解离,使G不再与C配对而与T配对,从而造成G∶C→A∶T转换。N-7成为季铵基团后,减弱了N-9位上的N-糖苷键而产生了去嘌呤作用(depurination)。除单功能烷基化外,有的烷化剂可同时提供两个或多个烷基,称为双功能烷化剂或三功能烷化剂。氮芥、双环氧等是常见的双功能烷化剂,三乙烯磷胺、三乙烯硫代磷胺是三功能烷化剂。这些烷化剂除了可使碱基发生烷化作用外,还常使 DNA 发生链内、链外或 DNA 与蛋白质的交联。发生交联后,DNA 链经过复制后修复,往往产生高度突变,并经常伴随染色体断裂,发生显性致死突变。

(三)嵌合剂的致突变作用

含有吖啶稠环的吖啶橙(acridine)、原黄素(proflavine)、吖黄素(acriflavine)等吖啶类染料分子能以静电吸附形式嵌入 DNA 单链的碱基之间或 DNA 双螺旋结构的相邻核苷酸之间,称为嵌合剂(intercalating agent)。这种三环分子的大小与 DNA 的碱基对大小差不多。如果嵌入到模板链的两碱基之间,就会使互补链插入一个多余的碱基;如果嵌入到新合成的互补链上,就会使之失去一个碱基,引起移码突变。

(四)DNA 修复抑制剂

在多种酶的作用下,生物细胞内的 DNA 分子受到损伤后恢复结构的现象,被称为 DNA 损伤修复(repair of DNA damage)。主要的修复方式有光复活、切除修复、重组修复、SOS 修复。DNA 修复抑制剂主要通过抑制 DNA 修复酶而抑制 DNA 损伤的修复,从而对 DNA 产生间接的损害。如果修复功能有缺陷,DNA 损伤就可能造成两种结果:一是细胞死亡;二是发生基因突变。在抗肿瘤治疗中,DNA 修复抑制剂与化疗药物联合用药发挥重要作用,可提高化疗药物的疗效。

二、干扰有丝分裂

干扰有丝分裂的靶部位比较广泛,包括微管蛋白的合成与聚合、微管结合蛋白的合成和功能发挥、细胞分裂纺锤纤维功能的发挥、着丝粒及与之有关的蛋白质的作用、极体的复制和分离、减数分裂时同源染色体联合配对和重组。无论是抑制纺锤体的形成还是扰乱染色体的分离,只要干扰有丝分裂,都称为干扰剂。

(1)秋水仙碱效应　秋水仙碱是典型的细胞分裂抑制剂,可以完全抑制细胞的有丝分裂过程。秋水仙碱和鬼臼毒素能与微管蛋白二聚体结合妨碍微管的正确组装,很易发生细胞分裂完全抑制,即纺锤体的完全抑制。长春花碱和长春新碱也有这种作用,但结合的位置不同。

(2)核内复制　核内复制是指在一次细胞分裂时,核膜不发生分裂,或者染色体复制两次或多次,这是发生核内多倍化的原因。在这种细胞中,多条染色体彼此靠近,在癌细胞中常见。巯基丙酮酸酯、秋水仙碱、6-巯基嘌呤等可引起核内复制。

(3)异常纺锤体形成　一个细胞中有两个中心粒,彼此成直角排列。每个中心粒的横切面上可以看到四周有 9 束微管,每束由三根微管组成,称为三体微管。秋水仙碱能妨碍有丝分裂早期两对中心粒的分离,并最终导致多极纺锤体形成。多极纺锤体可将染色体拉向不同的方向,出现染色体分离异常。

(4)染色体不浓缩或黏着性染色体　在真核细胞有丝分裂前期,染色质丝高度盘绕,染色体变粗变短的过程称为染色体浓缩。高度螺旋化有助于保护其活性部位不受到物理或化学损伤。放线菌素 D 等可使特定染色体部位浓缩失败从而影响有丝分裂进行,黏着性染色体的染色质丝相互胶着,妨碍后期的正常移动。

(5)染色体提前凝缩　细胞核处于分裂间期的细胞被诱导提前进入有丝分裂的现象称为染色体提前凝缩。当细胞处于 S 期时出现这种现象,常引起染色体断裂或存在无数的染色单体,即染色体粉碎。

第三节 药物致遗传损伤的评价及检测方法

遗传毒性研究（genotoxicity study）是药物非临床安全性评价的重要内容，也是药物进入临床试验及上市的重要环节。它与其他毒理学研究尤其是致癌性研究、生殖毒性研究有着密切的联系。在药物开发的过程中，遗传毒性试验的目的是通过一系列试验来预测受试药物是否有遗传毒性，从而降低临床试验受试者和药品上市后使用人群的用药风险。通过不同机制直接或间接诱导遗传学损伤的受试药物的体外和体内试验，能检出 DNA 损伤及其部位。这些试验的结果可能还有助于解释致癌性的机制和试验结果。目前，遗传毒性试验方法较多，所使用的生物材料多种多样，可以利用原核细胞到真核细胞直至高等哺乳动物细胞在体外进行添加或不添加代谢活化物质的试验，也可在整体动物上进行体内试验。根据试验检测的遗传终点可将检测方法分为三大类，即基因突变、染色体畸变、DNA 损伤与修复的检测；从试验系统来分，遗传毒性试验可分为体内试验和体外试验。

一、基因突变的检测方法

（一）微生物回复突变试验

1. 原理

鼠伤寒沙门菌（*Salmonella typhimurium*）的组氨酸营养缺陷型（his⁻）菌株，在含微量组氨酸的培养基中，除极少数自发回复突变的细胞外，一般只能分裂几次，形成在显微镜下才能见到的微菌落。受诱变剂作用后，大量细胞发生回复突变，自行合成组氨酸，发育成肉眼可见的菌落。某些化学物质需经代谢活化才有致突变作用，在测试系统中加入哺乳动物微粒体酶，可弥补体外试验缺乏代谢活化系统的不足。鉴于化学物质的致突变作用与致癌作用之间密切相关，故此法现广泛应用于致癌物的筛选。

2. 菌株

组氨酸营养缺陷型鼠伤寒沙门菌和（或）色氨酸营养缺陷型大肠埃希菌，至少应包含下述五种菌株组合（除特殊说明外，均为鼠伤寒沙门菌）：①TA98；②TA100；③TA1535；④TA1537 或 TA97 或 TA97a；⑤TA102 或大肠埃希菌 WP2 uvrA 或大肠埃希菌 WP2 uvrA(pKM101)。菌株特性鉴定需符合要求，-80 ℃或液氮冻存备用。

3. 试验方法

常规方法有斑点试验和平板掺入试验。

（1）斑点试验 吸取测试菌增菌培养后的菌液 0.1 mL，注入融化并于 45 ℃左右保温的上层软琼脂中，需 S9 活化的再加 0.3～0.4 mL S9 混合液，立即混匀，倾于平板上，铺平冷凝。用灭菌尖头镊夹灭菌圆滤纸片边缘，纸片浸湿受试药物溶液，或直接取固态受试药物，贴放于上层培养基的表面。同时做溶剂对照和阳性对照，分别贴放于平板上相应位置。平皿倒置于 37 ℃温箱培养 48 小时。在纸片外围长出密集菌落圈，为阳性；菌落散布，密度与自发回复突变相似，为阴性。

（2）平板掺入试验 将一定量样液和 0.1 mL 测试菌液均加入上层软琼脂中，需代谢活化的再加 0.3～0.4 mL S9 混合液，混匀后迅速倾于平板上铺平冷凝。同时做阴性和阳性对照，每种做 3 个平行试验。试样通常设 4～5 个剂量，同一剂量各皿回复突变菌落数与各阴性对照皿自发回复突变菌落均数之比，为致变化（MR）。MR≥2 且有剂量-反应关系，背景正常，则判为致突变阳性。有阳性或可疑阳性结果时，再进一步确定剂量反应关系。

(二)哺乳动物培养细胞基因突变试验

(1) 原理　HGPRT 和 TK 可分别使 6-硫代鸟嘌呤转移至磷酸核糖,使 5-溴脱氧尿嘧啶核苷磷酰化,它们的代谢产物可掺入 DNA 引起细胞死亡。正常细胞在含有这些碱基类似物的培养基中不能生长,在致突变物作用下,编码这两个酶的基因发生突变的细胞对这些碱基类似物具有抗药性,能继续分裂并形成集落,基于突变集落数,计算突变频率,评价药物的致突变性。

(2) 试验方法　可采用哺乳动物或人的细胞进行试验,如 CHL 细胞、CHO 细胞、人外周血淋巴细胞等,至少应包含 3 个可用于结果分析的浓度。一般采用诱导剂,如 Aroclor 1254 或苯巴比妥和 β-萘黄酮联合诱导处理后的哺乳动物肝脏微粒体酶(S9)进行体外代谢活化试验,即在加 S9 和不加 S9 平行条件下测试。在代谢或非代谢活化的情况下,受试药物和细胞作用 3～6 小时,在 1.5 个细胞周期时收获细胞。若均得到阴性结果,需在非代谢活化条件下,受试药物和细胞应持续作用至 1.5 个细胞周期时收获细胞。对某些受试药物与细胞接触时间或收获细胞时间可能要大于 1.5 个细胞周期。一般油镜下每种浓度至少观察 200 个分散良好的中期分裂相细胞,若观察到大量染色体畸变细胞,分析细胞数可相应减少。应分别记录各组含有结构畸变染色体的细胞数和畸变类型。结果表示为染色体结构畸变细胞的百分率。受试药物所诱发的染色体畸变率出现浓度依赖性增高,或出现可重复性增加,可判定为阳性。

二、染色体畸变检测方法

(一)哺乳动物培养细胞染色体畸变试验

(1) 原理　细胞染色体的形态、数目通常比较稳定,在致突变因素的作用下,染色体会发生断裂、错位修复等,引起染色体畸变率升高。

(2) 试验方法　一般采用微孔法进行试验。向培养中的细胞加入细胞及刺激剂(一般采用诱导剂,如 Aroclor 1254 或苯巴比妥和 β-萘黄酮联合诱导处理后的哺乳动物肝脏微粒体酶(S9)进行体外代谢活化试验)、受试药物、对照物,培养 18～22 小时,进入细胞增殖周期,在细胞收获前经秋水仙碱处理,抑制细胞分裂时的纺锤体形成,观察染色体断裂、断片、着丝粒染色体、环状染色体、染色体碎片等。根据畸变染色体总数及有畸变的细胞数,计算染色体畸变率和细胞畸变率。

(二)微核试验

(1) 原理　微核可出现在多种细胞中,但在有核细胞中较难与正常核的分叶及核突出物相区别。由于红细胞在成熟之前最后一次分裂后数小时可将主核排出,而保留微核于 PCE 细胞中,通常计数 PCE 细胞中的微核,以筛查受试药物是否具有突变性。

(2) 试验方法　骨髓试验通常采用小鼠和大鼠,如合适也可选用其他哺乳动物。检测外周血时推荐采用小鼠。在取骨髓前 24 小时先给小鼠腹腔注射环磷酰胺(100 mg/kg),用损伤脊柱法处死小鼠,取小鼠股骨骨髓细胞制成细胞悬液,按常规方法涂片,甲醛固定,染色,在显微镜下计数 PCE 细胞中的微核。与对照组相比,试验组 PCE 微核率增高有统计学意义和量效关系,可认为受试药物具有致突变作用。

(三)啮齿类动物显性致死试验

(1) 原理　哺乳动物生殖细胞在受精期和减数分裂期易发生突变,突变后的细胞丧失与异性生殖细胞的结合能力,或发育为不正常的胚胎,甚至在产生畸胎或早期胚胎时死亡,以及着床数减少等现象。

(2) 试验方法　啮齿类动物显性致死试验可选用大鼠、仓鼠、豚鼠等,一般选择性成熟的小鼠。试验时对雄性动物染毒,再与雌性动物交配和受孕。通过观察雌性动物胚胎早期死亡发生率情况,来检查精子发育周期中不同阶段受到的遗传毒性作用,判断受试药物的致突变作用。

(四) 精原细胞染色体畸变试验

(1) 原理　动物接触受试药物一段时间后,通过观察睾丸精原细胞、初级精母细胞染色体畸变情况,评价受试药物引起生殖细胞遗传突变的情况。

(2) 方法　一般取雄性小鼠,尽可能采用与(拟)临床用药途径相同的给药方式,至少设置3个剂量组,可单次或多次给药。取睾丸,制备精原细胞、初级精母细胞染色标本,显微镜下观察,分析精原细胞、初级精母细胞染色体畸变情况。当受试药物诱发的染色体畸变与溶媒对照组相比具有统计学意义,并有量效关系时,可判断为阳性。

三、DNA 损伤检测方法

(一) 程序外 DNA 合成试验

(1) 原理　DNA 合成原料用 ^{3}H-胸苷标记,并加入体外培养的细胞中,将受试细胞分裂阻断同步化于 G_1 期,再用羟基脲抑制残存的 S 期半保留 DNA 复制,利用放射自显影法或液闪计数法确定 ^{3}H-胸苷掺入量,确定在 S 期以外是否有 DNA 合成,从而判断受试药物是否损坏 DNA。

(2) 试验方法　常规细胞培养,于贴壁细胞的培养基中加入受试药物和羟基脲,继续培养1小时,再加入 ^{3}H-胸苷,培养4小时,弃上清液,加入细胞裂解液,收集细胞裂解物,用玻璃纤维膜过滤,样品分别用 5% 三氯醋酸、95% 乙醇洗涤,红外线烘干滤膜,置于装有二甲苯闪烁液的闪烁瓶中,1小时后用液闪仪计数。当受试药物组 ^{3}H-胸苷掺入量的增加与对照组比较有统计学意义,并具有量效关系时,或最小剂量组反应阳性时,可判断为阳性。

(二) 姐妹染色体单体交换实验

(1) 原理　5-溴脱氧尿嘧啶核苷(BrdU)是脱氧胸腺嘧啶核苷类似物,在 DNA 复制过程中,可掺入 DNA 中,经过2个复制周期后,两条姐妹染色单体中一条 DNA 的双链均掺入 BrdU,而另一条 DNA 的双链仅有一条链掺入 BrdU,可观察到两条明暗不同的染色单体。当姐妹染色体间存在同源片段交换时,可根据深浅不一的着色片段加以区分。

(2) 试验方法　①体外试验:取体外培养的哺乳动物细胞与受试药物接触,并在含有 BrdU 的培养液培养2个细胞周期,然后加入秋水仙碱(纺锤体抑制剂),收集细胞,制备染色标本。②体内试验:一般使用啮齿类动物,使用受试药物处理后再给予 BrdU,处死前使用纺锤体抑制剂,动物处死后,取骨髓细胞制备染色体标本。光镜下计数,记录发生交换的染色单体,进而判断药物对 DNA 的损伤作用。

本章小结

药物致遗传物质损伤的类型主要包括以下几种:基因突变,如点突变、移码突变、DNA 重排;染色体畸变,如染色体数目畸变、染色体结构畸变。药物导致遗传损伤的机制如下:药物直接作用于 DNA,包括碱基类似物在 DNA 复制时的掺入、烷化剂的致突变作用、嵌合剂的致突变作用、DNA 修复抑制剂;干扰有丝分裂,包括秋水仙碱效应、核内复制、异常纺锤体形成、染色体不浓缩或黏着性染色体、染色体提前凝缩。

能力检测

1. 药物致遗传物质损伤的类型有哪些?
2. 药物导致遗传损伤的主要机制有哪些?

(张跃文)

能力检测
参考答案

第十七章 中药的毒性作用

> **学习目标**
>
> 1. 掌握：中药"毒"的含义、有毒中药的分类、中药安全性影响因素。
> 2. 熟悉：有毒中药的常见毒性成分。
> 3. 了解：有毒中药常见品种，中毒常见临床反应，解毒措施。

案例导入 17-1

某患者患类风湿关节炎多年，听信民间"偏方"，在院外自配中药后回家煎服。处方含有制川乌 30 g，附子 30 g，黑顺片 10 g，当归 10 g，鸡骨草 12 g，防风 10 g，鸡血藤 30 g，肉桂 10 g 等。当日下午患者煎服第 1 剂后不久便出现口舌麻木、头晕头痛、恶心呕吐、心悸气短、手脚发凉等症状，家人立即将其送医急救。

请解释该患者出现上述症状的原因。

中药具有效果好、副作用小、多靶点辨证论治的优势，在世界医药领域的应用也愈发广泛，尤其在疑难杂症治疗方面发挥着举足轻重的作用，比如砷剂在临床上治疗急性早幼粒白血病取得了重大突破。

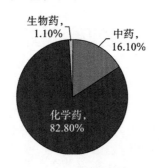

图 17-1　2017 年药物不良反应涉及药品分类

然而，近年来中药的临床安全性问题频发。我国于 2018 年 4 月发布的国家药品不良反应监测年度报告（2017 年度）显示，在监测中心收到的 142.9 万份不良反应（事件）中，中药占 16.1%（图 17-1）。中药的"毒"已成为国内外质疑中药的热点话题。中药不良反应的主要原因是使用者脱离了中医药辨证论治、合理配伍等指导原则。

中药的毒性作用是客观存在的，尤其是有"毒"中药。有"毒"中药治疗剂量与中毒剂量接近，容易产生毒副作用。但是，中药在临床应用过程中对人的机体是否造成毒性作用、毒性反应类型及严重程度，除了与中药本身药性相关外，与患者的机体状态、临床的合理配伍以及应用这些因素的关联性更为密切。中药的毒性作用是可控的，通过望闻问切、辨证论治、选药组方是可以避免的。

科学认识和应用中药，结合传统经典中医药理论指导和现代药理毒理学研究手段，使用过程中注重"有毒观念，无毒用药"，提高中药使用的安全性和有效性，发挥中药在防治疾病方面的独特优势。本章重点讲解中药"毒"的概念、中药常见的毒性成分及中毒表现、中药中毒的影响因素和合理应用，以便科学认识中药的"毒""效"，科学合理地使用中药。

第一节 中药"毒"的含义

一、中药"毒"的含义

中医药领域对中药应用过程中"毒"与"效"的认识和安全用药的理念源远流长,最早可追溯到两千多年前。《淮南子》中有中药毒性的记载,《神农本草经》按照中药的功效和毒性提出了上、中、下三品,历代医家对中药"毒"的定义内涵丰富(图17-2),他们在应用有"毒"中药过程中并未因毒而拒之,反而将有"毒"中药进行有效配伍化毒为利,并取得显著疗效。这体现了中医学对中药安全性的独到认识,也进一步体现了中医理论的整体观(图17-2)。

知识链接 17-1

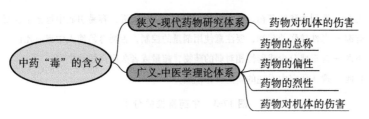

图 17-2 中药毒的含义

中药的"毒"在现代药物研究体系中通常是狭义的"毒",即药物对机体造成的损伤和危害。但中医学理论体系对中药"毒"的定义则较为宽泛,有多层含义。

（一）药物的总称

以毒为药,凡是治病之药皆为毒药。毒与药相通的认识在中医药文献中早有记载。《周礼·天官冢宰》:"医师掌医之政令,聚毒药以供医事。"明代名医汪机认为:"药,谓草木鱼禽兽之类,以能攻病皆谓之毒。"明代杰出医家张景岳在《景岳全书》中也有"凡可辟邪安正者,均可称为毒药"的说法。后世《医学问答》对此也有相关解释:"夫药本毒药,故神农辨百草谓之尝毒。"所以传说中的"神农尝百草,一日而遇七十二毒"其实是指神农一天辨别了 72 种药材。

（二）药物的偏性

中医学认为中药发挥治病功效关键在于药物有其偏性,偏性是指中药具有四气五味、升降沉浮等特性。中医临床用药时依据望、闻、问、切获取患者病情,取药物偏性组方配伍,以药物偏性纠正人体阴阳的偏盛偏衰。正如清代医家景冬阳所说:"一药之生,得其寒、热、温、凉之气,各有偏至,以成其体质,故曰药。药者,谓之毒,设不偏,则不可以救偏。"由此可见,中药的"毒"也指代其药物的偏性。

（三）药物的烈性

张景岳《类经·脉象类》记载:"毒药,谓药之峻利者。"《素问·五常政大论》记载:"大毒治病,十去其六;常毒治病,十去其七;小毒治病,十去其八;无毒治病,十去其九;谷肉果菜,食养尽之。无使过之,伤其正也。"这是中医学对"量-时-毒"认识的体现。所以中医药文献所标注的大毒、小毒是指药性峻烈程度。

（四）药物对机体的伤害

这是狭义上"毒"的定义,也是现代药物研究所指的"毒",即药物对人体造成的不良反应和伤害。中药的"毒"与现代药物研究的"毒"是有所区别的,不能混为一谈。事实上中药的"毒"大部分是可控的:配伍减毒、炮制减毒、对症下药都是实现"增效减毒"的方法。

二、中药毒性的分类

现代中药研究高度重视中药"毒"的研究和临床应用,涉及的研究对象既包括传统中医学观念中的有"毒"中药,也包括现代研究发现的含有毒性成分的中药。

传统中医药文献中关于药物的"毒"是指药性峻烈,治疗剂量与中毒剂量比较接近,使用不当或过量长久服用会导致患者中毒甚至死亡的特性。《神农本草经》根据药性有毒或无毒,功效是延年益寿或祛邪治病的特征,将文中记载的 365 味中药分为上、中、下三品。下品是指药性峻烈的有毒药材。后世历代中医药学家也对中药的"毒"进一步进行了细化注解,通常表示为大毒、有毒、小毒、微毒等(图 17-3),旨在提醒人们在中药的临床应用过程中要合理使用,注重其安全性,但也不要因其有毒而弃之。因为传统的有"毒"中药,如果应用得当则取效迅速且疗效卓著,被历代名医大师广泛用于治疗疑难杂症或急病重症。

> 大毒—性烈力猛的药物,治疗剂量与中毒剂量相接近,容易引起中毒甚至致死
> 有毒—毒性较强的药物,要注意使用剂量的控制,否则容易使人中毒或死亡
> 小毒—含毒成分少或毒性相对弱的药物,超量或者久服会导致中毒
> 其他—现代研究中发现的新的含毒性成分中药

图 17-3 中药毒性的分类

《中华人民共和国药典》2015 年版收载的 2500 多种中药中,有 10 个品种标注为大毒,42 个品种标注为有毒,30 个品种标注为小毒。具体如下。

大毒:性烈力猛的药物,治疗剂量与中毒剂量相接近,容易引起中毒。包括马钱子、马钱子粉、巴豆、巴豆霜、川乌、草乌、天仙子、闹羊花、斑蝥、红粉。

有毒:毒性较强的药物,要注意使用剂量的控制,否则容易使人中毒。包括白果、白附子、白屈菜、蓖麻子、臭灵丹草、苍耳子、香加皮、附子、山豆根、苦楝皮、狼毒、天南星、制天南星、半夏、甘遂、芫花、牵牛子、仙茅、制川乌、制草乌、京大戟、罂粟壳、三颗针、干漆、土荆皮、千金子、千金子霜、木鳖子、华山参、两头尖、洋金花、商陆、常山、蟾酥、蕲蛇、全蝎、蜈蚣、金钱白花蛇、朱砂、硫黄、轻粉、雄黄。

小毒:含毒成分少或毒性相对弱的药物,超量或者久服会导致中毒。包含艾叶、重楼、吴茱萸、川楝子、苦杏仁、蒺藜、蛇床子、小叶莲、北豆根、红大戟、丁公藤、九里香、大皂角、飞扬草、地枫皮、两面针、苦木、金铁锁、草乌叶、南鹤虱、鸦胆子、急性子、猪牙皂、绵马贯众、紫萁贯众、鹤虱、榼藤子、翼首草、水蛭、土鳖虫。

其他:随着中药"毒""效"研究的进一步深入,对有"毒"中药的研究对象也涉及现代研究中发现的新的含毒性成分的中药。比如含马兜铃酸、柴胡总皂苷、吡咯里西啶生物碱的现代有毒中药。

第二节 中药的毒性成分及中药中毒的临床表现

中药的毒性是客观存在的,有些中药的物质成分组成中本身就含有毒性成分,有些是中药各药材在煎煮制备过程中产生新的毒性物质。了解中药的毒性成分及中药中毒的临床表现,有助于采取相应的措施。

一、中药的毒性成分

目前研究发现的毒性成分主要有以下几类。

（一）生物碱类

川乌、草乌、附子所含的乌头碱，是双酯型生物碱，毒性较强，可引起各种心律失常，成人一次服用 0.2 mg 就会有中毒反应。但是，这类乌头类药物经加热煎煮炮制后，所含的剧毒乌头碱转化成了低毒的乌头次碱或无毒的乌头原碱，而其祛风湿、镇痛、强心功效不减。其他毒性生物碱包括雷公藤含有的雷公藤碱，洋金花含有的莨菪碱、东莨菪碱，苦楝子含有的苦楝碱，天南星和半夏含有的毒芹碱等。

（二）苷类

苦杏仁作为止咳平喘药主要是通过苦杏仁苷发挥功效的，苦杏仁苷在消化过程中被分解为有剧毒的氢氰酸，微量的氢氰酸能抑制延脑呼吸中枢而达到止咳平喘的功效，但大剂量服用苦杏仁则会引起严重的呼吸抑制中毒反应。洋地黄、八角枫、夹竹桃等含有强心苷，容易引起心脏毒性反应。商陆、皂碱、川楝子等含有皂苷容易引起局部刺激反应。

（三）有毒蛋白质类

巴豆、苍耳子、蓖麻子等植物药，以及斑蝥、全蝎、蜈蚣等动物药含有有毒蛋白质，有毒蛋白质对肠胃有强烈的刺激作用，可引起广泛性的内脏出血。比如巴豆油中富含巴豆毒素，是一种有毒蛋白质，能溶解红细胞，并具有剧烈胃肠刺激和致泻作用。所以临床用药时通常将巴豆去油制成巴豆霜，减少毒性成分，保证用药安全。

（四）萜类和内酯类

黄药子中含有的二萜内酯类对肝细胞有毒性作用，长期服用会引起肝损伤；马桑叶含有的马桑内酯可使大脑及延脑兴奋，产生惊厥（所以马桑叶不宜内服）。

（五）重金属类

矿石类中药，如朱砂、轻粉、雄黄、砒霜、铅丹等，含汞、砷、铅等重金属，使用不当容易发生重金属中毒。另外，现在由于中药材种植环境污染等问题，植物药可发生重金属污染，长期服用质量不合格的植物药也会有潜在的重金属中毒危害。

（六）其他

近些年中药现代化研究在中药有毒成分方面取得新的发现。传统认为无毒的中药，现发现含有毒性化学成分，比如：何首乌中的二苯乙烯苷和蒽醌类可能有潜在肝功能损伤作用；黄连小檗碱是黄连抗菌的主要有效成分，但它可引起黄疸（新加坡黄连事件）、皮炎药疹等。

知识链接 17-2

二、中药中毒的临床表现

中药毒性成分复杂，引起的毒性反应临床表现也多种多样。2017 年国家药品不良反应监测年度报告显示，中药不良反应累及器官系统排名前 5 名的分别是皮肤及其附件损害（27.6%）、胃肠损害（24.4%）、全身性损害（11.1%）、神经系统损害（9.1%）、心血管系统损害（4.1%）。根据毒性成分的不同，涉及的中毒靶器官和临床表现各不相同。

（一）有毒生物碱成分引起的中毒表现

乌头类生物碱是生物碱毒性成分中毒性最大的，会损伤中枢神经系统和心血管系统，引起严重的心律失常和呼吸中枢麻痹。若超量服用，会立即出现严重的中毒症状，主要表现为口舌及四肢麻木，全身紧束感，恶心呕吐，腹痛腹泻，心律失常，甚至发生昏迷、抽搐、呼吸衰竭等而死亡。雷公藤碱中毒主要表现为恶心呕吐、腹痛剧烈、四肢麻木、抽搐、急性肾衰竭和尿毒症等。莨菪碱、东莨菪碱对中枢系统有先扬后抑的作用，表现为面部潮红、口干舌燥、瞳孔散大、视物模糊、幻觉，甚至昏睡、痉挛、血压下降、呼吸衰竭而死亡，如天仙子、洋金花。

（二）有毒苷类引起的中毒表现

大量服用氰苷类中药（如苦杏仁）会引起氢氰酸中毒，氢氰酸中毒时中枢神经系统先兴奋后抑制，表现为惊厥后麻痹，细胞呼吸抑制而组织缺氧，最后因呼吸麻痹、心搏骤停而死亡。强心苷类中毒主要表现为心脏毒性，严重中毒者会出现心律失常甚至室颤，轻者主要表现为恶心呕吐、腹痛腹泻，然后四肢麻木、呼吸急促，如夹竹桃中毒。皂苷类中药过度服用会引起急性中毒，甚至昏迷、呼吸抑制、心脏麻痹等。

（三）有毒蛋白质引起的中毒表现

有毒蛋白质引起的中毒表现多种多样，比如巴豆中的巴豆毒素会引起红细胞溶解，对胃肠黏膜有强烈刺激腐蚀作用，所以临床上主要表现为恶心呕吐、口腔灼烧感、广泛的内脏出血。苍耳子所含的有毒蛋白质会引起上腹胀闷、恶心呕吐、腹痛腹泻、乏力、烦躁，重者会有肝肾损伤。

（四）有毒萜类和内酯类引起的中毒表现

通常会引起肝功能损害，比如黄药子在体内大量蓄积会引起急性肝中毒、肝功能指标异常，闹羊花中毒表现为恶心呕吐、腹泻、心跳缓慢、血压下降、动作失调、呼吸困难，甚至因呼吸衰竭而死亡。

（五）含重金属类毒性成分引起的中毒表现

重金属中毒可引起机体全身功能紊乱和病变，包括神经系统、血液系统、免疫系统等功能损伤。

三、临床解毒救治原则

若临床上发现中药中毒，其解毒救治的处理原则包括排除毒物、实施解毒、对症处理。具体有如下措施：①立即停止用药，严重者要采用催吐、洗胃等急救措施清除毒性物质，防止其继续伤害人体；②根据有毒中药毒性物质成分、作用原理和靶器官选择不同的解毒剂和解毒方法；③根据毒性物质损害机体的状况进行对症处理，尤其是呼吸障碍、心功能衰竭、肝肾中毒等危重症状。

第三节　中药中毒的主要原因和合理应用

近年来中药的安全性问题日趋受到关注。而中药从采集、制备到临床使用过程复杂，使得中药的安全性控制较为困难。科学认识中药中毒的原因，做好中药控毒减毒，有效减少中药使用过程中的不良反应，是发展中医药学、推进中医药现代化的重要前提。

中药的安全使用不仅涉及药材品种自身含有的毒性成分，还涉及药物因素（品种、品质、炮制）、机体因素（个体差异、体质特异、健康状态）和临床应用因素（辨证施治、合理配伍、用量和疗程等）。

一、药物因素

药物因素是中药发生毒副作用的物质基础，其中涉及中药的品种来源是否纯正、品质是否合格优良、炮制是否合理等问题。

（一）中药品种混乱原因

中药的品种来源广泛而混乱，误用不同品种来源的中药是引起中药中毒的重要原因。比如传统上将毛茛科的川木通、木通科的木通和马兜铃科的关木通都称为木通，前两者基本无毒，也没有肾毒性，但是马兜铃科的关木通因含有马兜铃酸而有明显的肾毒性。若长期大量服用含有马兜铃酸的关木通，则可引起严重的肾功能衰竭。

（二）中药品质不合格原因

中药的品质优劣涉及药材的种植培养、产地差异、采集时间差异、储存和养护等。现代中药还涉及多种形式的中药制剂生产工艺和质量控制等因素，如中药制剂、中药注射剂。这一系列环节都会对中药的品质及毒效成分含量变化产生影响，关乎中药使用过程中的安全性问题。另外，近年来环境污染问题（重金属污染、农药污染等）也殃及中药的种植培养，引起中药的含毒物质含量增加，带来潜在的中药毒性作用。比如鱼腥草注射剂不良反应、同仁堂中药重金属污染等事件。因此如何保证中药品种的优良合格，保证中药制剂的生产工艺合格稳定，是需要重点关注、严格把关的严峻问题。

（三）中药炮制不当原因

中药炮制是中医学独特的减毒控毒处理加工方法，它使中药的有效成分易于转化或溶出并降低其毒性成分，达到增效减毒目的。一些中药如果不经过炮制处理或者炮制方法不对，会引起严重的中药中毒反应，严重者危及生命。比如川乌、草乌、附子都属于传统上的"大毒"中药，其中所含的乌头碱会引起心律失常甚至死亡。但经过炮制后，毒性较大的乌头碱会转化成低毒的乌头次碱或无毒的乌头原碱，而其祛风湿、镇痛、强心功效不减，所以中医一般都使用经过炮制的制川乌、制草乌、制附子入药。

二、机体因素

（一）特殊人群用药安全性原因

老人和幼童的药物不良反应发生率通常比青壮年要高。这可能与老人的机体功能退化，幼儿的器官功能发育尚不健全有关。孕妇和哺乳期妇女使用中药还要考虑中药对胎儿和婴儿的影响。所以老人、幼儿、孕妇和哺乳期妇女这类特殊人群使用中药的安全性是需要重点予以关注的。

（二）体质特异性原因

过敏性体质、遗传引起的特异性体质是中药中毒发生的原因之一，通常为预测之外的中毒反应。比如由于中药天然成分中含有蛋白质、多糖等大分子抗原物质，服用后可导致过敏体质患者发生异常的免疫反应，严重者会发生过敏性休克。另外，中药注射剂的使用也经常导致过敏性中毒反应的发生，比如双黄连注射剂引起过敏性休克等。部分患者由于遗传因素而对某些药物异常敏感，比如缺乏葡萄糖-6-磷酸脱氢酶的患者服用黄连、黄柏等含小檗碱成分的中药会引起黄疸，服用板蓝根糖浆会引起溶血性贫血等不良反应。

（三）机体病理状态原因

机体处于亚健康或疾病状态会加剧中药中毒反应，比如肝肾疾病影响中药毒性成分的代谢，容易发生蓄积中毒，心脏功能不全患者对含有心脏毒性成分的中药反应剧烈。

三、临床应用因素

导致中药中毒反应发生的临床应用因素主要包括是否对症下药、是否合理配伍、剂量和疗程是否恰当等。

（一）药不对症是引起中药中毒的常见因素

中医强调辨证施治，如"热者寒之，寒者热之，实则泻之，虚则补之"的治疗原则。但是，现在临床使用中药出现了中药西用的现象,脱离了中医学的理论体系。比如人参是补气药,适用于气虚患者,但是如果用于阴虚阳亢内有虚热的患者,则会出现口舌生疮、心律失常等症状。

(二) 合理配伍是保证中药临床安全高效应用的重要环节

中药配伍不当,不但会降低疗效,而且还会增高中毒的可能性。比如:白芍与川乌配伍后的镇痛作用、抗感染作用明显强于川乌、白芍单用;使用附子时加入甘草、生姜,可降低附子的毒性;朱砂与昆布配伍,不仅各自的有效成分含量明显下降,还会引起汞中毒。

(三) 临床使用剂量和疗程偏差

中药的毒性反应很大程度上取决于用药剂量和用药时间。例如:山豆根含苦参碱,大剂量可引起痉挛甚至死亡;苦杏仁在常量下使用有平喘止咳的功效,但超量服用会导致氢氰酸中毒。所以临床使用时应及时根据患者病情状况、生活习惯、体质等因素调整用药剂量,达到治疗效果后要及时停药,避免不必要的长期用药。

本章小结

中药中毒事件频发引起社会的广泛关注,也导致了国内外对中医药的信任危机。因此正确认识传统中药的"毒"与"效"的关系,有助于我们正确看待中药中毒事件及其背后原因。在中药临床用药过程中,要充分了解中药潜在的毒性成分和中毒临床表现。引起中药中毒的原因较复杂,涉及中药本身的品种、品质、炮制等药物因素,患者体质特征等机体因素,临床使用过程中是否辨证用药、合理配伍、避免过量长期滥用等环节因素。严格把控这些影响因素是实现中药增效减毒的重要手段。

与此同时,现代中药的毒性研究任务依旧是任重道远。目前的研究趋势主要是结合现代毒理学研究方法,比如代谢组学、网络生物学、系统毒理学等手段,深挖传统有"毒"中药和新发现的含毒性成分的中药的物质基础、毒性作用机制和解毒机制,为中药的安全有效使用提供重要依据和保障。

本章主要知识点如下。

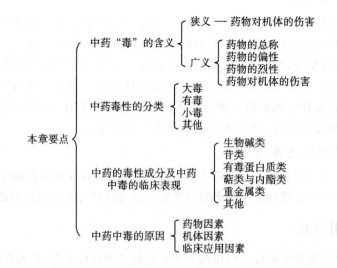

能力检测

1. 如何理解中药"毒"在中医理论体系和现代药物毒理学中的不同含义?
2. 影响中药安全应用的原因有哪些?
3. 简述中药常见的毒性成分和中毒反应特征。

(陶蓉蓉)

能力检测
参考答案

第十八章 生物技术药物安全性评价

> **学习目标**
>
> 1. 掌握：生物技术药物特异性、安全性评价基本原则。
> 2. 熟悉：治疗性和预防性生物技术药物安全性评价的差异。
> 3. 了解：常见的生物技术药物。

案例导入 18-1

2018年3月某生物医药公司宣布将其上市不到2年的某治疗性单抗药品召回并退出目前所有市场。该抗体是白介素-2受体拮抗剂，于2016年被批准在美国和欧盟上市用于治疗复发性多发性硬化症。其治疗作用机制为通过结合于活化T细胞表面白介素-2受体的α-链（CD25）而抑制T细胞过度活化，从而达到缓解疾病的作用。近期临床病例报告发现，患者在使用和停药期间出现严重和潜在致命的自身免疫反应，具体反应如下。①激素敏感型 GFAPα IgG 相关的脑炎病例：患者表现为攻击性行为和偶尔的自杀意念，4个月后由于间或失语、进行性记忆丧失、疲劳和抑郁住院治疗。②抗 NMDA 受体脑炎病例：在停用药物后的3~4个月，患者表现为头痛、发热、呕吐、意识不清、震颤、视觉障碍和癫痫发作。③其他脑炎病例报告的症状：涉及全身性皮疹、湿疹、肝酶升高、皮肤反应、嗜酸性粒细胞增多和（或）嗜酸性粒细胞浸润。

请问该治疗性单抗为何会导致患者出现自身免疫反应？

随着现代生物技术在基因组学、蛋白组学、细胞工程、基因编辑等方面的重大突破性进展，越来越多的重磅级生物技术药物相继问世，发展势头迅猛。目前全球重大疾病的先进治疗方法大部分与生物技术药物研发密切相关，比如：免疫治疗领域的"一线明星"CAR-T 细胞治疗和 PD-1/PD-L1 抗体抑制剂在治疗恶性肿瘤方面取得惊人的突破；九价人乳头瘤病毒（HPV）预防性疫苗能有效预防宫颈癌。与此同时，生物技术药物由于其性质的特殊性，在关注其惊人治疗效果的同时，其安全性也是生物技术药物广泛应用的重要考量指标。为此，本章将重点介绍生物技术药物的定义、分类和特点，生物技术药物使用的安全性评价基本原则和评价内容。

第一节 生物技术药物概述

以基因组学、蛋白组学、细胞工程、基因编辑为代表的生物技术近年来取得了丰硕的成果，直接推动了生物治疗技术和生物药的飞跃式发展，比如免疫细胞基因治疗、干细胞治疗等已用于重大疾病的治疗和预防。

(一)生物技术药物的定义

生物技术药物(biotechnology drug),顾名思义,是利用现代生物技术而生产出来的药物,通常是指通过 DNA 重组技术或其他现代生物技术研制的、利用生物体生产出的,用于疾病预防和治疗的生物制品。随着生物技术在医药应用领域的快速发展,生物治疗所包含的生物治疗技术和生物药相互联合为重大疾病治疗策略开辟了新的方向,比如基于基因治疗技术的 CAR-T 细胞免疫治疗。因此本节将基因治疗也归入生物技术药物的范畴。

(二)生物技术药物的分类

生物技术药物自 20 世纪 90 年代的人胰岛素问世,一直保持稳定的增长。截至目前,生物技术药物在全球在研药物中的比例已增至 37.9%,增速之快不容小觑。目前已经批准上市的生物技术药物按照临床用途分为治疗性和预防性两大类,主要有以下代表性品种(表 18-1)。

表 18-1 目前已批准上市的生物技术药物

类别	代表性药品(治疗作用)
细胞因子类	重组人干扰素 α2a(广谱抗病毒药物)
	重组人 IL-2(多肽类免疫增强剂)
	重组人 TNF-α(抗肿瘤药物)
	重组人促红细胞生成素(用于肾性贫血的治疗)
	重组人表皮生长因子(用于美容医疗)
	重组人生长激素(用于生长激素缺乏症的治疗)
纤溶酶原激活剂	组织型纤溶酶原激活剂(抗血栓)
	尿激酶(抗血栓)
	链激酶(抗血栓)
	葡激酶(抗血栓)
	水蛭素(抗血栓)
重组血浆因子	Ⅷ因子(用于血友病的治疗)
疫苗	重组乙肝表面抗原疫苗(预防乙肝)
	HIV
	HPV 疫苗(预防宫颈癌)
治疗性抗体	PD-1 抗体 Keytruda(抗肿瘤免疫的治疗)
	PD-L1 抗体 Bavenci(抗肿瘤免疫的治疗)
	TNF-α 抗体 Enbrel(用于自身免疫性疾病)
	CD20 抗体 Rituxan(用于非霍奇金淋巴瘤)
	CD25 Zinbryta
	VEGF 抗体 Lucentis(用于糖尿病视网膜病变)
寡核苷酸类	Vitravene(抗巨细胞病毒)
	Macugen(糖尿病性视网膜病的治疗)
	Exondys 51(用于杜氏肌营养不良症)
	Kynamro(用于纯合子型家族性高胆固醇血症)
	Spinraza(用于脊髓性肌萎缩症)
基因治疗	CAR-T 细胞免疫治疗(抗恶性肿瘤)

(三)生物技术药物的特异性

生物技术药物的物质基础多为蛋白质、多肽、核酸以及基因,与传统化学药物相比,有更多不可控因素和特征影响这类药物的临床使用安全性。所以在进行生物技术药物安全性评价时,除了要考察生物技术药物与化学药物的共性因素之外,更要关注生物技术药物的特异性引起的安全性问题。生物技术药物的特异性主要表现为如下几点。

(1) 分子结构复杂且确认不完全　生物技术药物的生产方式特异,大部分是生物体产生的蛋白质、多肽、寡核苷酸等大分子物质。这些大分子物质的空间构象与其药理活性密切相关,但是很难通过常规的结构分析技术和手段加以证实和确认。一般是通过生化手段对其药理活性进行检测而确认的。

(2) 生物活性不稳定　蛋白质、多肽、基因编辑的药物的生物活性受多因素多环节影响,非常容易变性和失活,或者产生新的生物活性,而且大部分生物技术药物在体内的半衰期短,容易降解失活,降解部位分布广泛,容易引起机体的免疫反应。

(3) 种属特异性　生物技术药物存在明显的种属特异性。生物技术药物的药理活性主要是通过与靶蛋白或基因序列相互作用而实现的,而不同种属来源的同一种生物大分子的结构和活性可能存在差异,所以若生物技术药物的靶点种属来源不同,则其药理活性可能会截然不同。这对于此类药物的临床前药理活性和安全性评价提出了更高要求。

(4) 多效应性　大部分生物技术药物作用的靶点在人体内分布广泛,涉及多种组织和细胞,而且在人体内相互调节,彼此协同或拮抗,形成多效应性。这也是导致生物技术药物不良反应的重要因素之一。

(5) 免疫原性　生物技术药物对于机体来说都是外来的大分子,相比传统化学药物更容易诱发免疫性不良反应。比如,2018年3月被召回的多发性硬化症治疗药物达利珠单抗,就是由于在临床使用过程中发现部分患者出现了严重的炎症性脑病以及其他器官免疫性反应。

知识链接 18-1

第二节　生物技术药物安全性评价基本原则

生物技术药物安全性评价的标准和规范还在不断地优化完善中,美国、欧盟和日本对支持生物技术药物临床开发和上市批准均采用"case by case"的原则灵活处理,这是基于对生物技术药物复杂性和多样性的考虑(图18-1)。生物技术药物临床前安全性评价试验主要是为了获得以下信息资料:一是评价生物技术药物的临床治疗剂量;二是确定潜在的毒性靶器官和可逆性;三是确认临床监测的安全性参数以及发现毒性反应机制等。

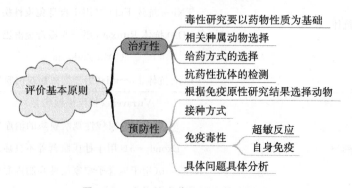

图 18-1　生物技术药物评价基本原则

临床前安全性评价试验方案设计时要求紧紧把握安全性评价目的,参考化学药物临床前毒性试验一般性原则,再结合某种具体的生物技术药物的特点和作用机制而制定出能反映该药物特点的实验方案。生物技术药物根据临床实践用途可分为治疗性生物技术药物和预防性生物技术药物。两者在药物临床前安全性评价方案设计上有共性,也有差别。

一、生物技术药物安全性评价方案设计原则

1. 毒性研究要以药物性质为基础

根据具体药物的理化性质、药物代谢动力学、生物学特征、药理作用机制等设计具有针对性的药物毒性研究,充分考虑影响生物技术药物安全性的因素。

2. 相关种属动物的选择

种属特异性是生物技术药物的最大特征之一,其安全性评价结果的可靠性很大程度上取决于是否选择了与人体不良反应相关的动物种属进行毒性反应考察。所以进行实验动物相关种属选择时要求考虑如下两点。

(1) 受试药物可在此类动物体内表现出药理学活性,即要求实验动物表达受试药物相关的作用靶标,比如相关靶受体等。

(2) 注意受试药物诱发动物产生抗体的情况,选择的实验动物要求既能表现与人体一致的药理作用,产生的免疫抗体又少。具体操作上,可以通过体外考察受试药物对人和不同实验动物的靶标亲和力等来筛选生物技术药物进行在体药理毒理试验的相关动物;根据受试药物的序列同源性筛选实验动物(同源性越高,受试药物越容易与实验动物发生交叉反应),或者通过不同种属的细胞系实验预测受试药物的体内活性特异性,并定量评估受试药物对不同动物种属的相对灵敏度。如果经过筛选后发现没有相关种属动物可选,应考虑使用相关转基因动物表达人源性的靶标。

3. 给药方式的选择

给药方式原则上要求与临床应用尽可能保持一致,同时也要考虑到受试动物的药物代谢动力学和生物利用度等因素的差异。如果动物实验时的生物利用度低,给药途径可以调整为与临床应用有所不同。如果受试药物的活性成分清除较快,可适当增加实验动物的给药次数。给药剂量选择要求包括中毒剂量和未观察到不良反应的剂量,以反映剂量反应关系。高剂量可选择达到最大预期药理活性作用的剂量或动物可耐受最大给药剂量来实现受试药物高暴露。对某些毒性很小或无毒的生物技术药物,需根据药物预期的药理作用、受试药物的易得程度以及临床适应证选择合理的给药剂量。

4. 抗药性抗体的检测

受试药物重复给药毒性考察时,必须考察其是否诱导产生抗药性抗体,该抗药性抗体是否会对受试药物的药理活性作用产生影响。明确该抗体产生的抗原来源是受试药物本身还是所含的其他生物杂质。

二、预防性生物技术药物安全性评价的基本原则

疫苗作为预防用特殊药物,通过诱导人体内免疫系统产生特异性主动免疫的抗体而发挥预防疾病作用。所以疫苗的本质就是抗原,疫苗接种后的免疫毒性反应是其安全性重要的考量指标。由于疫苗的药理作用机制特殊性,常规药物甚至治疗性生物技术药物的安全性评价方法并不能很好地体现疫苗可能存在的不良反应。疫苗的临床前安全性评价应遵循以下原则。

(1) 动物的选择要根据免疫原性研究结果 疫苗安全性评价所选用的动物要求如下:①对疫苗预防的对象要敏感,比如病毒感染或毒素等;②免疫系统要与人体相接近,能产生相近的免疫应答;③对免疫制剂成分本身的毒性敏感;④有大量的历史数据帮助判断试验过程中

出现的异常反应是否与疫苗接种有直接关系。

(2) 接种方式　原则上尽量选择与临床应用一致的疫苗接种方式。重复给药毒性研究的接种剂量原则上应使得疫苗在动物体内达到最佳的免疫应答效果,接种次数建议至少比临床拟接种次数多1次。

(3) 免疫毒性是临床前毒性研究的重点　免疫毒性反应考察包括超敏反应和自身免疫反应等。若发现受试疫苗对免疫系统有损伤,应针对性地追加开展有关免疫功能和免疫病理学等方面的考察。

(4) 具体问题具体分析　由于疫苗的特殊性和动物实验的局限性,目前的疫苗临床前安全性评价在遵循一般药物安全性评价的原则基础上,根据毒性评价目的和疫苗自身特点采取"case by case"的原则,具体问题具体分析。

第三节　生物技术药物安全性评价

一、治疗性生物技术药物安全性评价内容

根据药品注册管理办法,治疗性生物技术药物临床前安全性评价的基本内容与化学药物相同,包括安全性药理、单次给药毒性、重复给药毒性、生殖毒性、发育毒性、遗传毒性、致癌性、药物依赖性以及局部刺激性、溶血性试验等特殊毒性。但是对于具体受试药物的毒性试验内容没有强制性的要求,而是采用个案处理方式,要求注册申请人基于受试药物的特点和机制,参考一般药物安全性评价指导原则,科学合理地进行药理学和毒理学评价。评价的主要内容如图 18-2 所示。

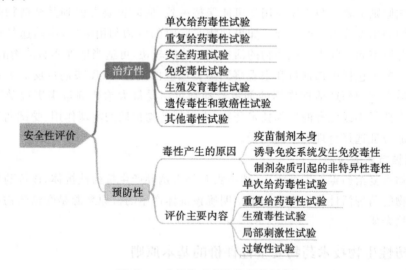

图 18-2　生物技术药物安全性评价

(1) 单次给药毒性试验　单次给药或者 24 小时内多次给药后,实验动物产生的毒性反应。这是毒性评价的第一步,原则上所有含新有效成分的受试药物都要开展这项试验。单次给药毒性研究的目的是掌握毒性反应症状及其变化规律,以及剂量与毒性反应的关系。所有治疗性生物技术药物都需要进行该毒性试验项目。

(2) 重复给药毒性试验　动物经过连续重复多次给药后产生的毒性作用特征,从而预测其可能对人体产生的不良反应,降低临床试验受试者和药品上市后使用人群的用药风险。它是临床前安全性评价的核心内容。原则上重复给药毒性试验的给药周期至少要达到临床拟给

药时间,通常是 1~3 个月。对于临床上拟长期使用的受试药物,一般连续给药 6 个月。拟用于短期使用和急救用的受试药物,给药时间可以缩短为 2 周。所有治疗性生物技术药物都需要进行该毒性试验项目。

（3）安全药理试验　常常与单次和重复给药毒性试验结合进行,其目的是揭示治疗性生物技术药物对机体各大生理系统的功能性影响,发现潜在的不良反应指标。所有治疗性生物技术药物都需要进行该毒性试验项目。

（4）免疫毒性试验　免疫反应是治疗性生物技术药物不良反应的重点内容。在进行长期重复给药的过程中,必须检测实验动物体内的抗药性抗体是否产生、对受试药物的药理活性是否有影响,明确该抗体产生的抗原来源是药物本身（产生中和抗体）还是制剂成分（非中和抗体）。比如 rhbFGF 连续给药 15 天后,在大鼠的 rhbFGF 3 个剂量组中均可检测出抗 rhbFGF 抗体,这种抗体具有抑制 rhbFGF 促进 NIH3T3 细胞增殖的作用,那么该抗药性抗体为中和抗体。这也是治疗性生物技术药物必须开展的毒性试验。

（5）生殖发育毒性试验　针对临床上怀孕或哺乳期的女性可能使用的药品,原则上应实施该试验。

（6）遗传毒性和致癌试验　针对存在致突变和致癌风险的受试药物,应关注相关的安全性评价,尤其是基因治疗药物或具有免疫抑制或促进细胞增殖的生物药物。比如 2003 年一名重症联合免疫缺陷病（SCID）男孩接受试验性基因治疗,将所缺乏的白细胞生成基因拷贝经过基因工程修饰的病毒导入其体内,但是后来该患者得了白血病。原因是新导入的治疗基因破坏了细胞内原有的调控基因,使细胞开始不受控制地分裂导致癌症。

（7）其他毒性试验　取决于受试药物特点、临床适应证和患者人群等因素,设计开展相关临床前安全性评价试验。

二、预防性生物技术药物安全性评价内容

预防性生物技术药物疫苗通常采用局部注射诱导机体免疫系统产生特异性抗体,从而预防疾病抗原的侵染致病。疫苗的不安全性来源主要涉及如下几点：一是疫苗制剂本身作为毒性成分对机体造成直接损伤；二是诱导免疫系统引起的与免疫毒性相关的反应,比如超敏反应、自身免疫反应等；三是污染物及残余杂物引起的非特异性毒性。所以疫苗临床前安全性评价的内容设计应根据疫苗毒性的特点进行,除了单次给药毒性试验、重复给药毒性试验、生殖毒性试验外,要重点考察局部刺激性试验、过敏性试验。一般情况下,不需要进行安全药理、遗传毒性、致癌性等试验。

（1）单次给药毒性试验　为了考察疫苗有效成分本身对机体的损伤。通常情况下,由于疫苗的接种剂量和次数少,对机体产生的直接损失可能性比较小。

（2）重复给药毒性试验　疫苗临床前评价的核心部分,要求设计方案时要尽量模拟人体的临床接种效果。疫苗的重复给药毒性试验与治疗性药物有所不同,不需要每日给药,暴露间隔一般应根据动物的免疫应答而确定,一般采取 2~3 周的暴露间隔,重点考察与免疫细胞、免疫组织和器官有关的指标。

（3）生殖毒性试验　针对拟用于怀孕或可能怀孕妇女的疫苗必须进行生殖毒性试验。由于疫苗诱导的免疫应答主要可能影响胚胎或新生儿的发育,因此其生殖毒性试验研究一般仅考察疫苗对动物胚胎和幼仔发育的影响。

（4）局部刺激性试验　疫苗往往采用局部注射接种,所以其局部刺激性是需要重点检测的内容。疫苗局部刺激性试验的接种方式应根据临床拟用给药途径进行。

（5）过敏性试验　疫苗在临床上最常见的不良反应,因此应在临床前完成常规豚鼠主动过敏试验。同时也鼓励在多种动物上试验以预测疫苗在临床上可能引起的过敏反应。

生物技术药物有高效性和高特异性优势,通常用于恶性肿瘤和自身免疫性疾病的非常规治疗。然而,由于生物技术药物本身和机体反应的复杂性,其安全性评价一直是关注的焦点。不同于化学药物,生物技术药物安全性评价没有标准的评价内容,一直采用"case by case"的灵活个案处理原则。那么,当现有安全性评价体系不完全适用于生物技术药物安全性评估时,如何才能最大限度地降低生物技术药物潜在的不良反应,降低患者不良反应的发生率,是生物技术药物开发过程中亟待解决的重要问题。本章所列出的案例中的治疗性单抗在用药甚至停药3～4个月后依旧引起自身免疫性脑炎的严重不良反应,是出乎人们预期的,提示生物技术药物的潜在毒性反应更需要进行长期监测。

本章小结

近年来生物技术药物发展势头迅猛,PD-1抗体、CAR-T细胞治疗、iPSC治疗、HPV预防性疫苗等重磅级生物技术药物相继入市,为全球的重大疑难疾病防治带来了新的希望和契机。生物技术药物品种丰富多样,特征性明显,通常为复杂结构的大分子甚至细胞,成分鉴定困难,生物活性受影响因素多,动物种属性强,具有免疫原性和多效应性。所以,针对生物技术药物的安全性评价通常是根据具体受试药的特点,在遵循常规药物安全性评价基本原则下,灵活处理个案,以达到安全性评价目的为标准。预防性生物技术药物的安全性评价原则和内容和治疗性生物技术药物大体一致,但也有各自的特点。这是预防性生物技术药物的特殊性所决定的,预防性生物技术药物的药理作用机制完全不同于常规药物和治疗性生物技术药物,应重点考察其免疫毒性反应。

本章主要知识点如下。

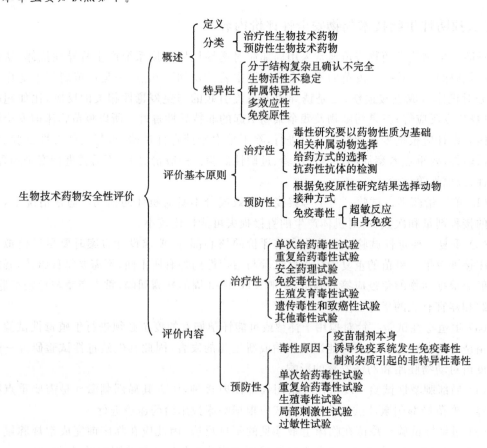

能力检测

1. 结合生物技术药物的特征,简述治疗性和预防性生物技术药物的安全性评价原则和目的。
2. 简述生物技术药物的免疫原性与免疫毒性。
3. 简述影响疫苗应用安全的因素。

(陶蓉蓉)

能力检测
参考答案

第十九章　新药安全性评价和 GLP 规范化管理

> **学习目标**
>
> 1. 掌握：安全性评价的目的与意义，GLP 的概念。
> 2. 熟悉：安全性评价的分类。
> 3. 了解：GLP 实验室建设要求。

第一节　药物安全性评价

新药评价是指新药从发现到批准投产上市，从药学、药理学、毒理学和临床医学等各方面的系统评价过程。从神农尝百草时代开始，人类已经在不断积累有关新药评价的知识。随着医药工业的迅猛发展，新药层出不穷，药物的数量日益增多，因此，如何评价一个新药的安全性问题已经引起了世界各国药物毒理学家的极大关注。

一、药物安全性评价起源

药物安全性评价缘于 20 世纪全世界出现了许多严重的药物中毒事件。1937 年，美国一家公司的主任药师瓦特金斯（Harold Wotkins）为使小儿服用方便，用二甘醇代替酒精做溶媒，配制口服液体制剂，称为磺胺酏剂，没有做动物实验，在美国田纳西州的马森吉尔药厂投产后全部进入市场，用于治疗感染性疾病。在这一年的 9—10 月间，美国南方一些地方开始发现患肾功能衰竭的患者大量增多，共发现 358 人，死亡 107 人（其中大多数为儿童），成为 20 世纪影响最大的药害事件之一。除此之外，还有很多危及生命的药害事件，人类为此付出了沉重的代价，人们不得不严肃认真地对待药物安全性评价问题。

二、药物安全性评价的分类

药物安全性评价的研究内容包括临床前安全性评价、临床安全性评价及上市后安全性再评价。

（一）临床前安全性评价

临床前的毒理学研究是要弄清新药的作用范围及可能发生的毒性反应，在经药物管理部门的初步审批后才能进行临床试验，目的在于保证用药安全。临床前安全性评价是临床前研究的核心内容，包括安全药理学试验、单次给药毒性试验、重复给药毒性试验、生殖毒性试验、遗传毒性试验、致癌试验、局部毒性试验、免疫原性试验、依赖性试验、毒代动力学试验以及与评价药物安全性有关的其他试验。

(二) 临床安全性评价

药物临床试验是指任何在人体(患者或健康志愿者)进行的药物的系统性研究,以证实或发现试验药物的临床、药理和(或)其他药效学方面的作用、不良反应和(或)吸收、分布、代谢及排泄,目的是确定试验药物的安全性和有效性。药物临床试验一般分为Ⅰ、Ⅱ、Ⅲ、Ⅳ期临床试验和药物生物等效性试验以及人体生物利用度试验。

(1) Ⅰ期临床试验　人体的安全性试验。在经过详细的动物实验研究的基础上,观察人体对该药的耐受程度,也就是要找出人体对新药的最大耐受剂量及其产生的不良反应,是人体的安全性试验,为确定Ⅱ期临床试验用药剂量提供重要的科学依据。

(2) Ⅱ期临床试验　治疗作用初步评价阶段。其目的是初步评价药物对目标适应证患者的治疗作用和安全性,也包括为Ⅲ期临床试验研究设计和给药剂量方案的确定提供依据。此阶段的研究设计可以根据具体的研究目的,采用多种形式,包括随机盲法对照试验。

(3) Ⅲ期临床试验　治疗作用确证阶段。其目的是进一步验证药物对目标适应证患者的治疗作用和安全性,评价利益与风险关系,最终为药物注册申请的审查提供充分的依据。试验一般应为具有足够样本量的随机盲法对照试验。

(4) Ⅳ期临床试验　新药上市后应用研究阶段。其目的是考察在广泛使用条件下的药物的疗效和不良反应,评价在普通或者特殊人群中使用的利益与风险关系以及改进给药剂量等。

三、药物安全性评价的目的和意义

药物安全性评价是通过动物实验和对人群的观察,阐明药物的毒性及潜在危害,以决定其能否进入市场或阐明安全使用条件,以最大限度地减小其危害作用,指导临床医师合理、规范用药,保证患者最大限度地获益于新药(表19-1)。

表 19-1　药理毒理研究资料综述

资料顺序编号	资 料 内 容
1	前言:介绍药物开发背景
2	药理毒理研究总结:药效学试验及文献资料
3	药理毒理研究总结:药物代谢动力学试验及文献资料
4	药理毒理研究总结:毒理学试验及文献资料 · 一般药理学(安全性药理学)试验及文献资料 · 单次给药毒性试验及文献资料 · 重复给药毒性(必要时包括毒代动力学)试验及文献资料 · 过敏性(局部、全身和光敏毒性)、溶血性和局部(血管、皮肤、黏膜、肌肉等)刺激性等主要与局部、全身给药相关的特殊安全性实验研究和文献资料 · 复方制剂中多种成分毒性相互影响的试验及文献资料 · 致突变试验及文献资料 · 生殖毒性试验及文献资料 · 致癌试验及文献资料 · 依赖性试验及文献资料
5	药理毒理研究的综合分析和评价:研究项目选择依据、药物有效性、药物安全性、综合评价
6	参考资料

第二节 GLP 实验室

药物非临床安全性研究质量管理规范(good laboratory practice,GLP)是指有关非临床安全性评价研究机构运行管理和非临床安全性评价研究项目试验方案设计、组织实施、执行、检查、记录、存档和报告等全过程的质量管理要求。GLP 是世界范围内药物安全性评价的通用标准,也是国际间毒理学数据交换和资料互认的基础。20 世纪 90 年代初我国引入后,逐渐依照此规定对药物非临床安全性评价研究机构实施 GLP 检查和认证工作,这是从源头上提高新药研究质量、确保用药安全的根本性措施。

一、GLP 实验室产生背景

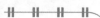
知识链接 19-1

20 世纪 60 年代震惊世界的"反应停"事件中,德国、加拿大、日本、欧洲等 17 个国家的妊娠妇女用"反应停"治疗妊娠呕吐而造成 12000 余例"海豹肢畸形"婴儿。该事件就是药物审批制度不完善的产物,这一悲剧增强了人们对药物毒副作用的警觉,从而进一步完善了现代药物的审批制度。1972—1973 年,新西兰、丹麦率先实施了 GLP 实验室登记规范。美国食品药品监督管理局(Food and Drug Administration,FDA)也于 1976 年 11 月颁布了 GLP 法规草案,并于 1979 年正式实施。1981 年,国际经济合作与发展组织(Organization for Economic Cooperation and Development,OECD)制定了 GLP 原则。20 世纪 80 年代中期,日本、韩国、瑞士、瑞典、德国、加拿大、荷兰等国也先后实施了 GLP 规范。GLP 逐渐成为国际通行的确保药品非临床安全性研究质量的规范。

二、GLP 实验室建设要求

GLP 建设要求参见《药物非临床研究质量管理规范》(2017 年版),对组织机构和人员、实验设施、仪器设备和实验材料、标准操作规程、质量保证、资料档案管理等均作了详细要求。总体来说,包括硬件和软件两个方面,其显著的特征包括对全部要素的保证、文书化保证和第三方质量保证,因此 GLP 建设对药物安全性评价的系统化保证,具有重要的推动作用。具体实施过程中需要加强注意的问题包括以下几个方面。

(一)组织机构

GLP 实验室最显著的特征是有独立的质量保证部门(QAU),对内部来说是全面有效的质量保证活动,对外部来说则是对所有相关内容提供依据。该部门负责实验室所有质量监督检查工作,不仅仅是与实验直接相关的内容(人员、材料、方法),而且包括与实验间接相关的内容,如设施、设备等。因为 GLP 实验室要求有很强的后勤保障能力,而目前国内相对较小的机构在独立进行设施保障方面条件有限,往往依赖于其他机构,因此需要加强这方面的工作。

(二)人员配备

GLP 实验室在人员配备上与普通的实验室不同,在关键岗位的人员资质和交叉使用方面要求严格。例如动物室管理人员应当配备动物医学等相关专业的人员,而供试品保管人员则以药学相关专业背景的为好,但是普通实验室往往缺少专业对口的人员,这需要在 GLP 实验室建设的规划中提前考虑;另外,QAU 负责人、病理诊断人员等对专业从事时间要求较高,因此人才引进和培养应重视其以往的工作经历。

(三)动物来源及饲养

动物及动物管理的水平与安全评价的质量密切相关,但到目前为止动物质量还是困扰国内几乎所有 GLP 实验室的问题,动物来源不充裕的地区,质量更是难以保证,因此实验室积累的动物背景数据尤为重要,而且对环境敏感的动物,如豚鼠、家兔等,应该尽量就近购买。动物饲养的一个关键是饲料,国内动物饲料部分厂家可提供质量检测报告,但是项目不全,应委托第三方进行检测,尤其注意无机盐等检测,大鼠等长期食用无机盐含量不合格的饲料,可能导致肾脏病理异常。而对于垫料的检测,目前尚无国家标准,多数机构参考饲料的标准进行检测,垫料中重金属异常可能导致动物病理性损害,应引起重视。

（四）环境设施

新建实验室在环境设施方面相对较好,但是由于我国南北差异较大,而且近年来极端天气出现较多,高温高湿和低温低湿等气候对环境设施压力较大,所以要求设施尤其是屏障动物设施设计负荷应有较大余量,才能够较好地保证极端气候条件下环境指标的稳定。另外,对环境指标出现的偶发异常波动应该有完善的记录和处理程序,且要求分析环境异常是否造成实验动物和实验结果异常。

（五）设备仪器

实验设备的正常运行是保证毒理学数据质量的先决条件,而仪器验证是重要的保证措施之一。不同实验室使用仪器设备厂家型号各不相同,仪器性能差别较大,因此建议运行中对设备采用标准样和测试样与其他实验室仪器进行比对,对日内精密度和日间精密度等进行分析,以保证仪器故障后应急使用,同时也对实验室设备性能有较好的了解。另外,仪器的安装验证、操作验证和性能验证(3Q)是目前大家普遍关注的问题,但是在进行 3Q 验证的同时,分析仪器要注意进行计量检定,保证仪器管理的规范化。

（六）软件管理

资料档案是 GLP 实验室核心成果,对保证药品非临床评价的质量发挥着不可替代的作用,而档案的形成完全取决于软件管理的水平。GLP 实验室软件管理包括所有硬件设施和软件系统的管理和运行,是内部品质保证(QA)和外部 GLP 检查的文书化证据,软件管理与最终档案的形成密切相关,因此要求实验室在最初组织架构的设置形成同时,完成对软件系统管理的设计。此外,各部门之间的协调和衔接流程是软件管理的重点和难点,从委托方合同签订、受试药物接受、项目负责人(SD)和 QA 的任命、方案制定、实验运行到报告形成归档等一系列系统流程的规范是药物安全性评价结果正确的保障。

三、GLP 与新药安全评价

近年来,国内外医药市场上频频出现了许多药品安全性问题,在给制药公司带来巨大损失的同时,新药的安全性问题成为人们关注的热点。1996 年,美国耶鲁大学研究发现:过量服用 PPA(苯丙醇胺)会使患者血压升高、肾功能衰竭、心律紊乱,严重的可能导致卒中、心脏病而丧生。2000 年 11 月 16 日,中国政府宣布暂停销售含有 PPA 的 15 种药品。2004 年 8 月,美国默沙东公司生产的治疗关节炎的万络,被指大剂量服用可极大地增高心脏病和卒中的发病率。9 月 30 日,美国默沙东公司将此药全球召回。2003 年 2 月,我国同仁堂老药龙胆泻肝丸中的关木通成分含马兜铃酸,而马兜铃酸可导致肾病。这些药品安全问题的涌现进一步揭示,危害最烈的毒副作用其实不是药物本身,而是制度和监管的缺失。为此,我国政府出台了一系列政策法规,完善新药审批、药品不良反应监测、药品说明书监管等一系列制度,最大限度地确保药物的安全性,提高我国药品研究质量和水平,参与国际合作和竞争,避免药害事件的发生。GLP 主要是针对医药、农药、食品添加剂、化妆品、兽药等进行的安全性评价而制定的规范,它的主要目的是严格控制化学品安全性评价试验的各个环节,即严格控制可能影响试验结果准确性的各种主观和客观因素,降低试验误差,确保试验结果的真实性。

本章小结

药物安全性评价贯穿于整个新药研发过程,包括临床前安全性评价、临床安全性评价以及药品上市后安全性检测和再评价。新药临床前安全性评价是指在实验室条件下,采用大于临床用药剂量和长于临床用药时间对实验系统进行受试药物的各种毒性试验,发现并评价受试药物对实验系统的毒性作用等,为新药研发的安全性提供实验依据。GLP作为一个管理体系,通过严格控制安全性评价中可能影响评价结果准确性的各种主观和客观因素,保证研究质量。GLP建设分为软件和硬件两大部分,具体要求参见《药物非临床研究质量管理规范》(2017年版),该规范对组织机构和人员、实验设施、仪器设备和实验材料、标准操作规程、质量保证、资料档案管理等均做了详细要求。

能力检测

1. 药物安全性评价是根据什么分类的?
2. 临床前评价和临床评价有什么局限性?
3. 某药厂拟对所研究化学药物进行注册申报,其药理毒理研究应该提供哪些资料?

(王 文)

第二十章 药物安全药理学研究

学习目标

1. 掌握:安全药理学的概念。
2. 熟悉:安全药理学的基本原则和内容。
3. 了解:安全药理学试验具体内容。

第一节 概 述

国家食品药品监督管理总局于 2014 年颁布了《药物安全药理学研究技术指导原则》,对药物安全性评价中的安全药理学研究进行了明确的规定。安全药理学(safety pharmacology)主要是研究药物在治疗范围内或治疗范围以上的剂量时,潜在的不期望出现的对生理功能的不良影响,即观察药物对中枢神经系统、心血管系统和呼吸系统的影响。根据需要进行追加和(或)补充的安全药理学研究。

追加的安全药理学研究(follow-up safety pharmacology studies):根据药物的药理作用、化学结构,预期可能出现的不良反应,如果对已有的动物和(或)临床试验结果产生怀疑,可能影响人的安全性时,应进行追加的安全药理学研究,即对中枢神经系统、心血管系统和呼吸系统进行深入的研究。

补充的安全药理学研究(supplemental safety pharmacology studies):评价药物对中枢神经系统、心血管系统和呼吸系统以外的器官功能的影响,包括对泌尿系统、自主神经系统、胃肠系统和其他器官组织的研究。

安全药理学的研究目的包括以下几个方面:①确定药物可能关系到人安全性的非期望药理作用;②评价药物在毒理学和(或)临床研究中所观察到的药物不良反应和(或)病理生理作用;③研究所观察到的和(或)推测的药物不良反应作用机制。

第二节 安全药理学的基本原则

一、试验方法

应根据药物的特点和临床使用的目的,合理地进行试验设计。选用适当的经验证的方法,包括科学而有效的新技术和新方法。某些安全药理学研究可根据药效反应的模型、药物代谢动力学的特征、实验动物的种属等来选择试验方法。试验可采用体内和(或)体外的方法。

二、研究的阶段性

安全药理学研究贯穿在新药研究全过程中,可分阶段进行。在药物进入临床试验前,应完成对中枢神经系统、心血管系统和呼吸系统影响的核心组合(core battery)试验的研究。追加和(或)补充的安全药理学研究视具体情况,可在申报临床前或生产前完成。

三、执行 GLP 的要求

药物的安全性评价研究必须执行《药物非临床研究质量管理规范》(GLP)。安全药理学研究原则上须执行 GLP。对一些难以满足 GLP 要求的特殊情况,也要保证适当的试验管理和数据保存。核心组合试验应执行 GLP。追加的和(或)补充的安全药理学研究应尽可能地最大限度遵循 GLP 规范。

四、受试药物

(一) 中药、天然药物

受试药物应采用能充分代表临床试验拟用样品和(或)上市样品质量和安全性的样品。应采用工艺路线及关键工艺参数确定后的工艺制备,一般应为中试或中试以上规模的样品,否则应有充分的理由。应注明受试药物的名称、来源、批号、含量(或规格)、保存条件、有效期及配制方法等,并提供质量检验报告。由于中药的特殊性,建议现用现配,否则应提供数据支持配制后受试药物的质量稳定性及均匀性。当给药时间较长时,应考察配制后体积是否存在随放置时间延长而膨胀造成终浓度不准的因素。如果由于给药容量或给药方法限制,可采用原料药进行试验。试验中所用溶媒和(或)辅料应标明名称、标准、批号、有效期、规格及生产单位。

(二) 化学药物

受试药物应采用工艺相对稳定、纯度和杂质含量能反映临床试验拟用样品和(或)上市样品质量和安全性的样品。受试药物应注明名称、来源、批号、含量(或规格)、保存条件、有效期及配制方法等,并提供质量检验报告。试验中所用溶媒和(或)辅料应标明名称、标准、批号、有效期、规格和生产单位等,并符合试验要求。

在药物研发的过程中,若受试药物的工艺发生可能影响其安全性的变化,应进行相应的安全性研究。

化学药物试验过程中应进行受试药物样品分析,并提供样品分析报告。成分基本清楚的中药、天然药物也应进行受试药物样品分析。

第三节 安全药理学的基本内容

一、主要研究内容

(一) 核心组合试验

安全药理学的核心组合试验的目的是研究受试药物对重要生命功能的影响。中枢神经系统、心血管系统、呼吸系统通常作为重要器官系统考虑,也就是核心组合试验要研究的内容。

1. 中枢神经系统

定性和定量评价给药后动物的运动功能、行为改变、协调功能、感觉或运动反射和体温的变化等,以确定药物对中枢神经系统的影响。可进行动物的功能组合试验。

2. 心血管系统

测定给药前后血压（包括收缩压、舒张压和平均压等）、心电图（包括 Q-T 间期、PR 间期、QRS 波等）和心率等的变化。建议采用清醒动物进行心血管系统指标的测定（如遥测技术等）。

如药物从适应证、药理作用或化学结构上属于易于引起人类 Q-T 间期延长类的化合物，例如，抗精神病类药物、抗组胺类药物、抗心律失常类药物和氟喹诺酮类药物等，应进行深入的试验研究，观察药物对 Q-T 间期的影响。对 Q-T 间期的研究见相关指导原则。

3. 呼吸系统

测定给药前后动物的各种呼吸功能指标的变化，如呼吸频率、潮气量、呼吸深度等。

（二）追加和（或）补充的安全药理学试验

当核心组合试验、临床试验、流行病学、体内外试验以及文献报道提示药物存在潜在的与人体安全性有关的不良反应时，应进行追加和（或）补充安全药理学研究。

1. 追加的安全药理学试验

（1）中枢神经系统：对行为、学习记忆、神经生化、视觉、听觉和（或）电生理等指标的检测。

（2）心血管系统：对心输出量、心肌收缩作用、血管阻力等指标的检测。

（3）呼吸系统：对气道阻力、肺动脉压力、血气分析等指标的检测。

2. 补充的安全药理学试验

（1）泌尿-肾脏系统：观察药物对肾功能的影响，如对尿量、相对密度、渗透压、pH、电解质平衡、蛋白质、细胞和血生化（如尿素、肌酐、蛋白质）等指标的检测。

（2）自主神经系统：观察药物对自主神经系统的影响，如对自主神经的直接刺激作用，心血管反应情况，压力反射和心率等指标的变化情况。

（3）胃肠系统：观察药物对胃肠系统的影响，如对胃液分泌量和 pH、胃肠损伤情况、胆汁分泌情况、胃排空时间、体内转运时间、体外回肠收缩指标的影响。

（三）其他研究

在其他相关研究中，尚未研究药物对某些器官系统的作用但怀疑有影响的可能性时，则应考虑药物对这些器官系统的作用，并作出相应的评价。

（四）结果分析与评价

根据详细的试验记录，选用合适的统计方法，对数据进行定性和定量分析。应结合药效、毒理、药物代谢以及其他研究资料进行综合评价，为临床研究设计提出建议。

第四节　安全药理学试验设计的基本要求

一、生物材料

生物材料有以下几种：整体动物；离体器官及组织；体外培养的细胞、细胞片段、细胞器、受体、离子通道和酶等。整体动物常用小鼠、大鼠、豚鼠、家兔、犬、非人灵长类等。动物选择应与试验方法相匹配，同时还应注意品系、性别及年龄等因素。生物材料选择应注意敏感性、重现性和可行性，以及与人的相关性等因素。体内研究建议尽量采用清醒动物。如果使用麻醉动物，应注意麻醉药物的选择和麻醉深度的控制。

受试动物应符合国家对相应等级动物的质量规定要求，并具有受试动物质量合格证明。

二、样本量

试验组的组数及每组动物数的设定,应以能够科学合理地解释所获得的试验结果,恰当地反映有生物学意义的作用,并以符合统计学要求为原则。小动物每组一般不少于10只,大动物每组一般不少于6只。动物一般雌雄各半。

三、剂量

一般情况下,安全药理学试验应设计3个剂量,产生不良反应的剂量应与动物产生主要药效学的剂量或人拟用的有效剂量进行比较。由于不同种属的动物对药效学反应的敏感性存在种属差异,因此安全药理学试验的剂量应包括或超过主要药效学的有效剂量或治疗范围。如果安全药理学研究中缺乏不良反应的结果,试验的最高剂量应设定为相似给药途径和给药时间的其他毒理学试验中产生毒性反应的剂量。体外研究应确定受试药物的浓度-效应关系。若无明显效应时,应对浓度选择的范围进行说明。

四、对照

一般可选用溶媒和(或)辅料作为阴性对照。如为了说明受试物的特性与已知药物的异同,也可做阳性对照。

五、给药途径

整体动物实验,首先应考虑与临床拟用途径一致,可以考虑充分暴露的给药途径。对于在动物实验中难以实施的特殊的临床给药途径,可根据受试药物的特点进行选择,并说明理由。

六、给药次数

一般采用单次给药。但是若主要药效学研究表明该受试药物在给药一段时间后才能起效,或者重复给药的非临床研究和(或)临床研究结果出现令人关注的安全性问题时,应根据具体情况合理设计给药次数。

七、观察时间

结合受试药物的药效学和药物代谢动力学特性、受试动物、临床研究方案等因素选择观察时间点和观察时间。

本章小结

安全药理学是新药非临床安全性评价的重要内容之一,是研究药物治疗范围内或治疗范围以上的剂量时,潜在的不期望出现的对生理功能的不良影响,主要观察药物对中枢神经系统、心血管系统和呼吸系统的影响,根据需要进行追加的安全药理学研究和(或)补充的安全药理学研究。

能力检测

1. 安全药理学的基本原则包括哪些?
2. 安全药理学包括哪些内容?
3. 设计安全药理学试验应注意什么问题?

(王 文)

第二十一章 药物单次给药毒性研究

学习目标

1. 掌握:单次给药毒性研究的概念、目的和意义。
2. 熟悉:单次给药毒性研究的试验方法。
3. 了解:化学药物以及中药、天然药物单次给药毒性试验原则。

一、化学药物急性毒性试验

(一) 概述

药物单次给药毒性试验(acute toxicity test),研究动物一次或 24 小时内多次给予受试药物后,在一定时间内所产生的毒性反应。

拟用于人体的药物通常需要进行动物单次给药毒性试验。单次给药毒性试验处在药物毒理学研究的早期阶段,对阐明药物的毒性作用和了解其毒性靶器官具有重要意义。单次给药毒性试验所获得的信息对重复给药毒性试验剂量的设计和某些药物Ⅰ期临床试验起始剂量的选择具有重要参考价值,并能提供一些与人类药物过量急性中毒相关的信息。

(二) 基本原则

(1) 试验管理 药物的单次给药毒性试验属于安全性评价研究,根据《中华人民共和国药品管理法》的规定,必须执行《药物非临床研究质量管理规范(GLP)》。

(2) 具体问题具体分析 单次给药毒性试验的设计,应该在对受试物认知的基础上,遵循"具体问题具体分析"的原则。应根据化合物的结构特点、理化性质、适应证特点和试验目的等选择合理的试验方法,设计适宜的试验方案,并结合其他药理毒理研究信息对试验结果进行全面的评价。

(3) 随机、对照、重复 单次给药毒性试验应符合一般动物实验的基本原则,即随机、对照和重复。

(三) 研究内容

1. 受试药物

单次给药毒性试验的受试药物应采用制备工艺稳定、符合临床试验用质量标准规定的样品,并注明受试药物的名称、来源、批号、含量(或规格)、保存条件及配制方法等,并附有研制单位的自检报告。所用辅料、溶媒等应标明批号、规格和生产厂家,并符合试验要求。

2. 动物

(1) 种属 不同种属的动物各有其特点,对同一药物的反应会有所不同。啮齿类动物和非啮齿类动物急性毒性试验所得的结果,无论是质还是量均会存在差别。从充分暴露受试药物毒性的角度考虑,应从啮齿类动物和非啮齿类动物中获得较为充分的安全性信息。因此,单次给药毒性试验应采用至少两种哺乳动物。一般应选用一种啮齿类动物加一种非啮齿类动物进行单次给药毒性试验。若未采用非啮齿类动物进行单次给药毒性试验,应阐明其合理性。

(2) 性别　通常采用两种性别的动物进行试验,雌雄各半。若采用单性别动物进行试验,则应阐明其合理性。

(3) 年龄　通常采用健康成年动物进行试验。如果受试药物拟用于儿童或可能用于儿童,建议必要时采用幼年动物进行试验。

(4) 动物数　对于所用的动物数,应根据动物的种属和研究目的来确定。动物数应符合试验方法及其结果分析评价的需要。应在获得尽量多信息的前提下使用尽量少的动物数。

(5) 体重　动物初始体重不应超过或低于平均体重的20%。

动物应符合国家有关规定的等级要求,来源、品系、遗传背景清楚,并具有实验动物质量合格证。

3. 给药途径

给药途径不同,受试药物的吸收速率、吸收率和暴露量会有所不同,因此需要采用不同给药途径进行单次给药毒性试验。另外,通过对不同途径给药所得结果进行比较,可以获得一些初步的生物利用度信息。通常,给药途径应至少包括临床拟用途径和一种能使原形药物较完全进入循环的途径(如静脉注射)。如果临床拟用途径为静脉给药,则仅此一种途径即可。

经口给药前动物一般应进行一段时间(通常一夜)的禁食,不禁水。因为胃内容物会影响受试药物的给药容量,而啮齿类动物禁食时间的长短会影响到药物代谢酶的活性和受试药物肠道内吸收,从而影响毒性的暴露。

4. 给药剂量水平

单次给药毒性试验的重点在于观察动物出现的毒性反应。可选择适当的方法进行单次给药毒性研究,对于非啮齿类动物给予出现明显毒性的剂量即可,给药剂量没有必要达到致死水平。总体上,给药剂量应从未见毒性剂量到出现严重毒性(危及生命的)剂量,同时设空白和(或)溶媒(辅料)对照组。不同动物和给药途径下的最大给药容量可参考相关文献及实际情况来确定。

5. 观察时间及指标

给药后,一般连续观察至少14天,观察的间隔和频率应适当,以便能观察到毒性反应出现的时间及其恢复时间、动物死亡时间等。观察的指标包括一般指标(如动物外观、行为、对刺激的反应、分泌物、排泄物等)、动物死亡情况(死亡时间、濒死前反应等)、动物体重变化(给药前、试验结束处死动物前各称量一次,观察期间可多次称量)等。记录所有的死亡情况、出现的症状,以及症状起始的时间、严重程度、持续时间等。

6. 病理学检查

所有的实验动物均应进行大体解剖,包括试验过程中因濒死而处死的动物、死亡的动物以及试验结束时仍存活的动物。任何组织器官出现体积、颜色、质地等改变时,均应记录并进行组织病理学检查。

(四) 数据分析及评价

1. 结果处理和分析

(1) 根据所观察到的各种反应出现的时间、严重程度、持续时间等,分析各种反应在不同剂量时的发生率、严重程度。根据观察结果归纳分析,判断每种反应的剂量-反应关系和时间-反应关系。

(2) 判断出现的各种反应可能涉及的组织、器官或系统等。

(3) 根据大体解剖中肉眼可见的病变和组织病理学检查的结果,初步判断可能的毒性靶器官。组织病理学检查应附有病理学检查负责人签名和药品注册申请人盖章的报告及有病变组织的病理照片。

（4）根据不同剂量组各种毒性反应及发生率、动物死亡情况等，确定动物对受试药物的无毒性反应剂量和严重毒性反应剂量。为此，建议采用适当的试验方法来测定最大无毒性反应剂量或最小毒性反应剂量，最大耐受剂量或近似致死量或最小致死剂量等，以初步判断受试药物的安全范围。

（5）对于需要测定 LD_{50} 的药物，应采用合理的统计学方法对其进行求算。

（6）说明所使用的计算方法和统计学方法，提供所选用方法合理性的依据。

2. 综合评价

根据各种反应在不同剂量下出现的时间、发生率、剂量-反应关系、不同种属动物及实验室的历史背景数据、病理学检查的结果以及同类药物的特点，判断所出现的症状与药物作用的相关性。总结受试药物的安全范围、出现毒性的严重程度及可恢复性；根据毒性可能涉及的部位，综合大体解剖和组织病理学检查的结果，初步判断毒性作用靶器官。

单次给药毒性试验的结果可作为后续毒理研究剂量选择的参考，也可提示一些后续毒性研究需要重点观察的指标。此外，根据不同途径给药时动物的反应情况，初步判断受试药物的生物利用度，为剂型开发提供参考。

二、中药、天然药物单次给药毒性试验

（一）概述

中华人民共和国卫生部于 1994 年颁发的《中药新药研究指南》和国家药品监督管理局于 1999 年颁发的《中药新药药理毒理研究的技术要求》，对于统一、规范中药单次给药毒性试验，推动我国中药的研究和开发起到了积极的作用。但随着新药研究手段的不断改进，对中药、天然药物认识的进一步深入，这些要求越来越表现出它的局限性。

多数中药、天然药物作用相对温和，中药复方制剂通过合理的配伍，也可能使毒性减轻。多数中药、天然药物新药，其处方来源有些是古方，有些是医院制剂或临床经验方，有一定的临床应用基础。但由于现代中药、天然药物制剂运用了大量的新技术甚至新的理论，与传统中药相比，物质基础和给药方式可能有明显改变，而有些改变带来的结果又是未知的，特别是当某些成分的含量明显提高后，其药理作用可能会明显增强，毒性反应也可能明显增大。因此，对中药、天然药物进行单次给药毒性试验研究十分必要。

（二）基本原则

同化学药物单次给药毒性试验。

（三）基本内容

同化学药物单次给药毒性试验。

（四）不同情况的中药、天然药物单次给药毒性试验的要求

由于中药、天然药物的特殊性，在具体进行试验时可参照以下要求进行，如不按以下要求进行，应充分说明理由。

（1）未在国内上市销售的从中药、天然药物中提取的有效成分及其制剂，未在国内上市销售的来源于植物、动物、矿物等药用物质制成的制剂，未在国内上市销售的中药材新的药用部位制成的制剂，未在国内上市销售的从中药、天然药物中提取的有效部位制成的制剂，未在国内上市销售的由中药、天然药物制成的注射剂。以上情况，由于其物质基础较传统中药发生了明显改变，或应用经验较少，一般采用两种给药途径、啮齿类和非啮齿类两种动物，全面考察受试药物的单次给药毒性反应情况，并对结果进行分析，如不按以上要求进行，应说明理由。如

临床为非血管内给药,则建议另一给药途径采用静脉给药方式,以便全面暴露受试药物的毒性反应情况。如果因为制剂等原因不能采用静脉给药,应充分说明理由,这种情况下,可采用另一种给药途径或仅采用一种拟临床给药途径进行毒性反应的观察。血管内给药可仅采用拟临床给药途径进行毒性反应的观察。

(2) 未在国内上市销售的由中药、天然药物组成的非注射给药的复方制剂。如该复方制剂处方组成符合中医药理论,有一定的临床应用经验,一般情况下,可采用一种动物,按拟临床给药途径进行单次给药毒性反应的观察。如该复方制剂为天然药物复方制剂,建议采用啮齿类和非啮齿类两种实验动物,按拟临床给药途径进行单次给药毒性反应的观察,如不按以上要求进行,应阐明其合理性。如以上制剂处方中含有天然药物、有效成分或化学药品,则应当对上述药用物质进行单次给药毒性的相互作用研究。

(3) 改变国内已上市销售药品给药途径(不包括由非注射剂改为注射剂)的制剂。可仅采用一种动物,比较改变前后两种不同给药途径的毒性反应。

(4) 改变国内已上市销售药品剂型或改变工艺但不改变给药途径的中药、天然药物复方制剂。如制备工艺有质的改变,建议采用一种动物,按拟临床给药途径进行单次给药毒性的观察。

(5) 增加新的适应证或者功能主治的品种。如需延长用药周期或增加剂量者,应结合原申报资料及处方组成的情况确定是否需进行单次给药毒性试验以及进行单次给药毒性试验的内容。

三、单次给药毒性试验常用试验方法

由于受试药物的化学结构、活性成分的含量各异,毒性反应的强弱会不同,所以研究者应根据受试药物的特点,选择以下方法或国内外公认的试验方法。

1. 近似致死剂量法

该方法主要用于非啮齿类动物的试验,试验方法如下。

一般采用 6 只健康的 Beagle 犬或猴。犬的年龄一般为 4~6 月龄,猴的年龄一般为 2~3 岁,选用其他动物时应说明理由。

根据小动物的毒性试验结果、受试药物的化学结构和其他有关资料,估计可能引起毒性和死亡的剂量范围。按 50% 递增法,设计出含数个剂量的剂量序列表。根据估计,由剂量序列表中找出可能的致死剂量范围,在此范围内,每间隔一个剂量给一只动物,测出最低致死剂量和最高非致死剂量,然后用二者之间的剂量给一只动物。如果该剂量下动物未发生死亡,则该剂量与最低致死剂量之间的范围为近似致死剂量范围;如果该剂量下动物死亡,则该剂量与最高非致死剂量间的范围为近似致死剂量范围。

2. 最大给药量法

对于某些低毒的受试药物可采用该方法。在合理的最大给药浓度及给药容量的前提下,以允许的最大剂量单次给药或 24 小时内多次给药(剂量一般不超过 5 g/kg),观察动物出现的反应。一般使用 10~20 只动物,连续观察 14 天。

3. 固定剂量法

该方法最初于 1984 年由英国毒理学会提出,不以死亡作为观察终点,而是以明显的毒性体征作为终点进行评价。

试验选择 5 mg/kg、50 mg/kg、500 mg/kg 和 2000 mg/kg 四个固定剂量进行试验,特殊情况下可增加 5000 mg/kg 剂量。实验动物首选大鼠,给药前禁食 6~12 小时,给受试药物后再禁食 3~4 小时。采用一次给药的方式进行。如无资料证明雄性动物对受试药物更敏感,首先用雌性动物进行预试。根据受试药物的有关资料,从上述四个剂量中选择一个剂量作为初始

剂量;若无有关资料可作参考时,可用 500 mg/kg 作为初始剂量进行预试,如无毒性反应,则用 2000 mg/kg 进行预试,此剂量如无死亡发生即可结束预试。如初始剂量出现严重的毒性反应,即降低一个档次的剂量进行预试,如此时动物存活,就在此两个固定剂量之间选择一个中间剂量试验。每个剂量给一只动物,预试一般不超过 5 只动物。每个剂量试验之间至少应间隔 24 小时。给受试药物后的观察期至少 7 天,如动物的毒性反应到第 7 天仍然存在,尚应继续观察 7 天。

在上述预试的基础上进行主试验。每个剂量至少用 10 只动物,雌雄各半。根据预试的结果,在上述四个剂量中选择一个可能产生明显毒性但又不引起死亡的剂量进行试验,如预试结果表明,5.0 mg/kg 引起死亡,则降低一个剂量档次进行试验。

给受试药物后至少应观察 2 周,根据毒性反应的具体特点可适当延长。对每只动物均应仔细观察并详细记录各种毒性反应出现和消失的时间。给受试药物当天至少应观察记录两次,以后可每天一次。观察记录的内容包括皮肤、黏膜、毛色、眼睛、呼吸、循环、自主活动及中枢神经系统行为表现等。动物死亡时间的记录要准确。给予受试药物前后各 1 周、动物死亡及试验结束时应称取动物的体重。所有动物包括死亡或处死的动物均应进行尸检,尸检异常的器官应做组织病理学检查。固定剂量法所获得的结果,参考表 21-1 标准进行评价。

表 21-1　固定计量法试验结果的评价

剂量/(mg/kg)	试验结果		
	存活数＜100%	100%存活,毒性表现明显	100%存活,无明显中毒表现
5	高毒(LD$_{50}$≤25 mg/kg)	有毒(LD$_{50}$ 25～200 mg/kg)	用 50 mg/kg 试验
50	有毒或高毒,用 5 mg/kg 进行试验	有害(LD$_{50}$ 200～2000 mg/kg)	用 500 mg/kg 试验
500	有毒或有害,用 50 mg/kg 进行试验	LD$_{50}$＞2000 mg/kg	用 2000 mg/kg 试验
2000	用 500 mg/kg 进行试验	该化合物无严重急性中毒的危险性	

4. 上下法(阶梯法,序贯法)

该方法由 Dixon 和 Mood 首次提出,1985 年 Bruce 又进行了改进,目前是 OECD 和 EPA 推荐的方法之一。其最大的特点是节省实验动物,不但可以进行毒性表现的观察,同时还可以估算 LD$_{50}$ 及其可信限,适合于能引起动物快速死亡的药物。该方法分为限度试验和主试验。限度试验主要用于有资料提示受试药物毒性可能较小的情况。可以从与受试药物相关的化合物或相似的混合物或产品中获得相关毒性资料。在相关毒性资料很少或没有时,或预期受试药物有毒性时,应进行主试验。

(1) 限度试验　最多用 5 只动物进行的序列试验。试验剂量为 2000 mg/kg,特殊情况下也可使用 5000 mg/kg。

①2000 mg/kg 剂量水平的限度试验:将受试药物给予 1 只动物。如果该动物死亡,则进行主试验;如果该动物存活,依次将受试药物给予另外 4 只动物,动物总数为 5 只。如果 1 只动物在试验后期死亡,而其他动物存活,应停止对其他动物给药,对所有动物进行观察,是否在相似的观察期间也发生死亡。后期死亡的动物应与其他死亡的动物同样计数,对结果进行如下评价:有 3 只或 3 只以上动物死亡时,LD$_{50}$ 小于 2000 mg/kg;有 3 只或 3 只以上动物存活时,LD$_{50}$ 大于 2000 mg/kg;如果有 3 只动物死亡,则进行主试验。

②5000 mg/kg 剂量水平的限度试验:特殊情况下,可考虑使用 5000 mg/kg 的剂量。将受试药物给予 1 只动物。如果该动物死亡,则进行主试验;如果该动物存活,将受试药物给予另

外 2 只动物。如果这 2 只动物都存活,则 LD_{50} 大于 5000 mg/kg,停止试验(即不再对其他动物给药,观察 14 天)。如果这 2 只动物中有 1 只死亡或者 2 只均死亡,将受试药物给予另外 2 只动物,一次 1 只。如果 1 只动物在试验后期死亡,而其他动物存活,应停止对其他动物给药,对所有动物进行观察,是否在相似的观察期间也发生死亡。

后期死亡的动物应与其他死亡的动物同样计数,对结果进行如下评价。有 3 只或 3 只以上动物死亡时,LD_{50} 小于 5000 mg/kg;有 3 只或 3 只以上动物存活时,LD_{50} 大于 5000 mg/kg。

(2) 主试验　由一个设定的给药程序组成,在此程序中,每次给药 1 只动物,间隔至少 48 小时。给药间隔取决于毒性出现时间、持续时间和毒性的严重程度。在确信前 1 只动物给药后能存活之前,应推迟按下一剂量给药。时间间隔可以适当调整,但使用单一时间间隔时,试验会更简便。第 1 只动物的给药剂量低于 LD_{50} 的最接近的估计值。如果该动物存活,第 2 只动物给予高一级剂量;如果第 1 只动物死亡或出现濒死状态,第 2 只动物给予低一级剂量。剂量级数因子应选定为 1/(剂量-反应曲线斜率估计值)的反对数(对应于斜率 2 的剂量级数因子为 3.2),并应在整个试验过程中保持不变。当没有受试药物斜率的有关资料时,使用 3.2 为剂量级数因子。

使用默认剂量级数因子时,剂量应从以下序列中选择:1.75、5.5、17.5、55、175、550、2000 mg/kg(或有特殊要求时,剂量应从以下序列选择:1.75、5.5、17.5、55、175、550、1750、5000 mg/kg)。如果没有受试药物的致死估计值,应该从 175 mg/kg 开始。如果预期动物对该受试药物的耐受程度变化很大(即估计斜率小于 2.0),那么开始试验前应考虑增加剂量级数因子超过按对数剂量计算的默认值 0.5(即级数因子为 3.2)。同样,对于已知斜率很大的受试药物,应选择小于默认值的剂量级数因子。

在决定是否及如何对下一只动物给药之前,每只动物都应认真观察 48 小时。当满足停止试验标准之一时,停止给药,同时根据终止时所有动物的状态计算 LD_{50} 估计值和可信区间。当满足下列停止试验标准之一时,停止试验:①连续 3 只动物存活;②任意连续 6 只实验动物中有 5 只实验动物连续发生死亡/存活转换;③第 1 只动物发生转换之后至少有 4 只动物进入试验,并且其 LD_{50} 估算值的范围超出临界值(2.5 倍)。在首次转换的第 4 只动物之后,对每次给药进行计算。

对于 LD_{50} 和斜率的各种组合,在动物发生死亡/存活转换之后,用 4~6 只动物即可满足停止试验标准。但在一些情况下,化合物的剂量-反应曲线的斜率较小,可能另外还需要增加动物(总共可达 15 只)。

5. 累积剂量设计法(金字塔法)

对非啮齿类动物进行急性毒性试验时可采用此方法。经典的试验设计需要 8 只动物,分为对照组和给药组,每组 4 只动物,雌雄各 2 只。剂量的设计可以是 1、3、10、30、100、300、1000、3000 mg/kg,也可以采用 10、20、40、80、160、320、640、1280 mg/kg,通常隔日给予下一个高剂量,剂量逐渐加大,直到出现动物死亡或达到剂量上限时为止。

当没有动物死亡时,MLD(最小致死剂量)和 LD_{50} 大于最高剂量或受限制剂量。当在某一剂量所有动物均出现死亡时,MLD 和 LD_{50} 应在最后两个剂量之间。当在某一剂量部分动物出现死亡,部分死亡出现在后继的下一个高剂量,同时 MLD 位于首次出现死亡的剂量和前一低剂量之间时,LD_{50} 则应在首次出现动物死亡的剂量和所有动物均死亡的剂量之间。假如没有动物死亡,常常以最高剂量给予动物 5~7 天,以确定后续的重复给药试验中高剂量的选择。

6. 半数致死量法

半数致死量法是一种经典的急性毒性试验方法,试验结果经统计学处理可获得受试药物的 LD_{50}。

本章小结

药物单次给药毒性试验属于安全性评价研究,是研究动物一次或 24 小时内多次给予受试药物后,一定时间内所产生的毒性反应。根据《中华人民共和国药品管理法》的规定,化学药物、中药和天然药物单次给药毒性研究必须执行《药物非临床研究质量管理规范》。常用试验方法有近似致死剂量法、最大给药量法、固定剂量法、上下法(阶梯法、序贯法)、累积剂量设计法(金字塔法)、半数致死量法,研究者应根据受试药物的化学结构、活性成分含量、毒性强弱等特点,选择合适的试验方法。

能力检测

1. 药物急性毒性研究的目的是什么?
2. 药物急性毒性研究的原则包括哪些?
3. 药物急性毒性研究常用的试验方法有哪些?

(王 文)

能力检测
参考答案

第二十二章 药物重复给药毒性研究

学习目标

1. 掌握:重复给药毒性研究的概念、目的和意义。
2. 熟悉:重复给药毒性研究的试验方法。
3. 了解:化学药物以及中药、天然药物长期毒性试验原则。

一、化学药物重复给药毒性试验

(一)概述

重复给药毒性试验(长期毒性试验)是药物非临床安全性评价的核心内容,它与单次给药毒性、生殖毒性以及致癌性等毒理学研究有着密切的联系,是药物从药学研究进入临床试验的重要环节。

在药物开发的过程中,重复给药毒性试验的目的是通过重复给药的动物实验表征受试药物的毒性作用,预测其可能对人体产生的不良反应,降低临床试验受试者和药品上市后使用人群的用药风险。具体包括以下五个方面:①预测受试药物可能引起的临床不良反应,包括不良反应的性质、程度、剂量-反应关系和时间-反应关系、可逆性等;②判断受试药物反复给药的毒性靶器官或靶组织;③推测临床试验的起始剂量和重复用药的安全剂量范围;④提示临床试验中需重点监测的指标;⑤为临床试验中的解毒或解救措施提供参考。必须强调的是,重复给药毒性试验的最终目的是为临床试验和临床用药服务。

(二)基本原则

1. 试验管理　根据《中华人民共和国药品管理法》的规定,药物的重复给药毒性试验必须执行《药物非临床研究质量管理规范》。

2. 整体性　药物的开发是一个连续、渐进的系统工程,重复给药毒性试验是药物开发的一个有机组成部分。重复给药毒性试验不能与药效学、药物代谢动力学和其他毒理学研究割裂,试验设计应充分考虑其他药理毒理研究的试验设计和研究结果。重复给药毒性试验的结果应该力求与其他药理毒理试验结果互为印证、说明和补充。

3. 具体问题具体分析　重复给药毒性试验的试验设计应该在对受试药物的认知基础上,遵循"具体问题具体分析"的原则进行。试验设计应根据化合物的结构特点和理化性质、同类化合物在国内或国外的临床使用情况、临床适应证和用药人群、临床用药方案、相关的药效学、药物代谢动力学和毒理学研究信息等综合考虑。

4. 随机、对照、重复　重复给药毒性试验的试验设计应遵循随机、对照、重复的原则。

(三)基本内容

1. 受试药物

重复给药毒性试验应采用制备工艺稳定、符合临床试验用质量标准规定的样品。受试药物应注明名称、来源、批号、含量(或规格)、保存条件及配制方法等,并附有研制单位的自检报告。所用辅料、溶媒等应注明批号、规格和生产厂家,并符合试验要求。在药物开发的过程中,若受试药物的制备工艺发生可能影响其安全性的变化,应进行相应的安全性研究。

2. 实验动物

(1) 实验动物种属或品系的选择 一般化学药物的重复给药毒性试验采用两种实验动物,一种为啮齿类动物,另一种为非啮齿类动物。理想的动物应具有以下特点:①对受试药物的生物转化与人体相近;②对受试药物敏感;③已有大量历史对照数据。基于目前国内的现状,在大多数重复给药毒性试验开始时,尚无法判断不同种系实验动物和人体对受试药物的生物转化的一致性,通常以大鼠和Beagle犬或猴作为重复给药毒性试验的实验动物。某些特殊结构的受试药物应选用特殊种属或品系的动物进行重复给药毒性试验,必要时,也可选用疾病模型动物进行试验。鼓励在重复给药毒性试验前采用体外试验体系对实验动物的种属或品系进行筛选。

(2) 实验动物的质量控制 重复给药毒性试验一般选择正常、健康和未孕的动物,动物体重差异应在平均体重的20%之内。动物应符合国家有关规定的等级要求,来源、品系、遗传背景清楚,并具有实验动物质量合格证。

应根据研究期限的长短和受试药物临床应用的患者群确定动物的年龄。动物年龄应尽量一致,一般大鼠为6~9周龄,Beagle犬为6~12月龄。

(3) 实验动物的性别和数量 一般情况下,重复给药毒性试验中每个试验组应使用相等数量的雌、雄动物。每组动物的数量应能够满足试验结果的分析和评价的需要。一般大鼠为雌、雄各10~30只,Beagle犬或猴为雌、雄各3~6只。

3. 给药方案

(1) 给药剂量 重复给药毒性试验一般至少设高、中、低三个剂量给药组和一个溶媒(或辅料)对照组,必要时还需设立空白对照组或阳性对照组。因为理论上群体中毒性反应的发生率随暴露量的增加而增高,所以高剂量原则上应使动物产生明显的毒性反应,甚至出现个别动物死亡。低剂量原则上应高于动物药效学试验的等效剂量,并不使动物出现毒性反应。为考察毒性反应剂量-反应关系,应在高剂量和低剂量之间设立中剂量。

(2) 给药途径 原则上应与临床用药途径一致,否则应说明原因。

(3) 给药频率 原则上重复给药毒性试验中动物应每天给药,给药期限长(3个月或以上)的药物每周至少应给药6天。特殊类型的受试药物由于其毒性特点和临床给药方案等原因,应根据具体药物的特点设计给药频率。

(4) 给药期限 重复给药毒性试验的给药期限通常与拟定的临床疗程、临床适应证和用药人群有关。

临床单次用药的药物,给药期限为2周的重复给药毒性试验通常可支持其进行临床试验和生产;临床疗程不超过2周的药物,给药期限为1个月的重复给药毒性试验通常可支持其进行临床试验和生产;临床疗程超过2周的药物,可以在临床前一次性进行支持其进入Ⅲ期临床试验(及生产)的重复给药毒性试验;也可以通过不同给药期限的重复给药毒性试验来分别支持其进入Ⅰ期、Ⅱ期或Ⅲ期临床试验(及生产)。一般1个月的重复给药毒性试验可支持用药时间不超过2周的Ⅰ期临床试验(表22-1)。

表22-1 重复给药毒性试验的给药期限

药物临床疗程	重复给药毒性试验给药期限		可以支持的临床试验阶段
	啮齿类动物	非啮齿类动物	
2周~1个月	1个月	1个月	Ⅱ期
	3个月	3个月	Ⅲ期(及生产)

续表

药物临床疗程	重复给药毒性试验给药期限		可以支持的临床试验阶段
	啮齿类动物	非啮齿类动物	
≤3个月	3个月	3个月	Ⅱ期
	6个月	6个月	Ⅲ期（及生产）
≤6个月	6个月	6个月	Ⅱ期
	6个月	9个月	Ⅲ期（及生产）
>6个月	6个月	9个月	Ⅱ期
	6个月	9个月	Ⅲ期（及生产）

通过给药期限较短的毒性研究获得的信息，可以为给药期限较长的毒性研究设计提供给药剂量、给药频率等方面的参考；同时，临床试验中获得的信息有助于给药期限较长的动物毒性研究方案的设计，降低药物开发的风险。以不同给药期限的重复给药毒性试验来分别支持药物进入Ⅰ期、Ⅱ期或Ⅲ期临床试验（及生产）时，不同给药期限的重复给药毒性试验的内容应完整、规范，对结果的分析评价应科学、合理。

4. 检测指标和检测时间

除必需的检测指标外，重复给药毒性试验应根据受试药物的特点，有针对性地增加相应的检测指标（表 22-2）。

表 22-2　重复给药毒性试验中必需的检测指标

检测指标	具 体 项 目
血液学指标	红细胞计数、血红蛋白、红细胞容积、平均红细胞容积、平均红细胞血红蛋白、平均红细胞血红蛋白浓度、网织红细胞计数、白细胞计数及其分类、血小板计数、凝血酶原时间
血液生化学指标	天冬氨酸氨基转化酶、丙氨酸氨基转化酶、碱性磷酸酶、肌酸磷酸激酶、尿素氮、肌酐、总蛋白、白蛋白、血糖、总胆红素、总胆固醇、甘油三酯、γ-谷氨酰转移酶（非啮齿类动物）、钾离子浓度、氯离子浓度、钠离子浓度
尿液分析指标	尿液外观、相对密度、pH、尿糖、尿蛋白、尿胆红素、尿胆原、酮体、潜血、白细胞
需称量并计算脏器系数的器官	脑、心脏、肝脏、肾脏、肾上腺、胸腺、脾脏、睾丸、附睾、卵巢、子宫、肺脏
需进行组织病理学检查的组织或器官	脑（大脑、小脑、脑干）、脊髓（颈、胸、腰段）、垂体、胸腺、甲状腺、甲状旁腺、食管、唾液腺、胃、小肠和大肠、肝脏、胆囊＊、肾脏、肾上腺、脾脏、胰腺、气管、肺、主动脉、心脏、附睾、睾丸、卵巢、子宫、前列腺、乳腺、坐骨神经、膀胱、眼（眼科检查发现异常时）＊、视神经＊、给药局部、骨髓、淋巴结（包括给药局部淋巴结、肠系膜淋巴结）

注：＊为啮齿类动物可不进行组织病理学检查的组织或器官。

试验前，啮齿类动物至少应进行 5 天的适应性观察，非啮齿类动物至少应驯养观察 1～2 周，应对实验动物进行外观体征、行为活动、摄食量和体重检查，非啮齿类动物还至少应进行 2 次体温、心电图、血液学和血液生化学指标等的检测。此外，实验动物相关指标的历史背景数据在重复给药毒性试验中也具有重要的参考意义。

试验期间，应对动物进行外观体征、行为活动、摄食量、体重、粪便性状、给药局部反应、血液学指标、血液生化学指标等的观测。非啮齿类动物还应进行体温、心电图、眼科检查和尿液分析。应根据试验周期的长短和受试药物的特点确定检测时间和检测次数。原则上应尽早发现毒性反应，并反映出观测指标或参数的变化与给药期限的关系。

给药结束后，应对动物（除恢复期观察动物）进行全面的大体解剖外，主要脏器还应称量并计算脏器系数。组织病理学检查对判断动物的毒性靶器官或靶组织具有重要的意义，病理学检查报告应经检查者签名和病理检查单位盖章，如发现异常变化，应附有相应的组织病理学照片。非啮齿类动物对照组和各给药组主要脏器组织均应进行组织病理学检查；啮齿类动物对照组和高剂量给药组动物，以及尸检异常者应详细检查，如某一组织发生病理学改变，其他剂量组动物该组织也应进行组织病理学检查。

重复给药毒性试验应在给药结束后对部分动物进行恢复期观察，以了解毒性反应的可逆程度和可能出现的延迟性毒性反应。应根据受试药物的代谢动力学特点、靶器官或靶组织的毒性反应和恢复情况确定恢复期的长短。

5. 结果分析和评价

重复给药毒性试验的最终目的在于预测人体可能出现的毒性反应。只有通过对研究结果的科学分析和评价才能够清楚描述动物的毒性反应，并推断其与人体的相关性。重复给药毒性试验结果的分析和评价是重复给药毒性试验的必要组成部分，必须对研究结果进行科学和全面的分析和评价。

(1) 研究结果的分析　分析重复给药毒性试验结果的目的是判断动物是否发生毒性反应，描述毒性反应的性质和程度（包括毒性起始时间、程度、持续时间以及可逆性等）和靶器官，确定安全范围，并探讨可能的毒性作用机制。

①正确理解试验数据的意义。在对重复给药毒性试验结果进行分析时，应正确理解均值数据和单个数据的意义。啮齿类动物重复给药毒性试验中多个动物的试验数据均值的意义通常大于单个动物，实验室历史背景数据和文献数据可以为结果的分析提供参考。非啮齿类动物数量少、个体差异大，因此单个动物的试验数据往往具有重要的毒理学意义。

此外，非啮齿类动物的试验结果必须与给药前数据、对照组数据和实验室历史背景数据进行多重比较，文献数据参考价值有限。在分析重复给药毒性试验结果时应综合考虑数据的统计学意义和生物学意义。正确利用统计学假设检验有助于确定试验结果的生物学意义，但具有统计学意义并不一定代表具有生物学意义。在判断生物学意义时应考虑到参数变化的剂量-反应关系、其他相关参数的改变，以及与历史背景数据的比较。此外，在对重复给药毒性试验结果进行分析时，应对异常数据进行合理的解释。

②正确判断毒性反应。给药组和对照组之间检测参数的差异可能来自与受试药物有关的毒性反应、动物对药物的适应性改变或正常的生理波动。在分析试验结果时，应关注参数变化的剂量-反应关系、组内动物的参数变化幅度和性别差异，同时综合考虑多项毒理学指标的检测结果，分析其中的关联和作用机制，以正确判断药物的毒性反应。单个参数的变化往往并不足以判断化合物是否引起毒性反应，可能需要进一步进行相关的研究。此外，毒代动力学研究可以为毒性反应和毒性靶器官或靶组织的判断提供重要的参考依据。

(2) 动物毒性反应对于临床试验的意义　将重复给药毒性试验结果外推至人体时，不可避免地会涉及受试药物在动物和人体内毒性反应之间的差异。首先，不同物种、同物种不同种属或个体之间对于某一受试药物的毒性反应可能存在差异；其次，由于在重复给药毒性试验中通常采用较高的给药剂量，受试药物可能在动物体内呈非线性动力学代谢过程，从而导致与人体无关的毒性反应；另外，重复给药毒性试验难以预测一些在人体中发生率较低的毒性反应或仅在小部分人群中出现的特异质反应；同时有些毒性反应目前在动物中难以检测，如头痛、头晕、腹胀、皮肤瘙痒、视物模糊等。鉴于以上原因，动物重复给药毒性试验的结果一般不会完全再现于临床试验。但如果没有试验或文献依据证明受试药物对动物的毒性反应与人体无关，在进行药物评价时必须首先假设人最为敏感，重复给药毒性试验中动物的毒性反应将会在临床试验中再现。进行深入的作用机制研究将有助于判断动物和人体毒性反应的相关性。

（3）综合评价　重复给药毒性试验是药物非临床安全性研究的有机组成部分，是药物非临床毒理学研究中综合性最强、获得信息最多和对临床指导意义最大的一项毒理学研究。对其结果进行评价时，应结合受试药物的药学特点，药效学、药物代谢动力学和其他毒理学研究的结果，以及已取得的临床研究的结果进行综合评价。对于重复给药毒性试验结果的评价最终应落实到受试药物的临床不良反应、临床毒性靶器官或靶组织、安全范围、临床需重点检测的指标，以及必要的临床监护或解救措施。

二、中药、天然药物长期毒性试验

（一）概述

中华人民共和国卫生部于1994年颁发的《中药新药研究指南》和国家药品监督管理局于1999年颁发的《中药新药药理毒理研究的技术要求》，对于统一、规范中药重复给药毒性试验，推动我国中药的研究和开发起到了积极的作用。但随着新药研究手段的不断改进，对中药、天然药物认识的进一步深入，这些要求越来越表现出它的局限性。

中药在我国已有几千年的应用历史，有丰富的临床应用经验，相对化学药物而言多数中药具有毒性较低的特点。但是，中药的低毒和无毒是相对的。当前，各种新技术、新工艺不断应用于中药新药的开发，而且从中药、天然药物中提取的有效成分、有效部位及其制剂日益增多，已不完全等同于传统意义上的中药，因此对其非临床安全性评价应给予足够的重视。重复给药毒性试验周期长、耗资高、工作量大，若因试验设计不合理，或所进行的试验未充分揭示中药的毒性特征，则会造成人力、物力、财力的浪费，也会影响新药的研究速度。充分认识重复给药毒性试验的重要性，合理、科学地进行重复给药毒性试验设计，对试验结果进行科学的分析，是新药非临床安全性评价的基本要求。

（二）基本原则

同化学药物重复给药毒性试验。

（三）基本内容

同化学药物重复给药毒性试验。

（四）不同情况的中药、天然药物重复给药毒性试验的要求

（1）未在国内上市销售的从中药、天然药物中提取的有效成分及其制剂，未在国内上市销售的来源于植物、动物、矿物等药用物质制成的制剂，未在国内上市销售的中药材新的药用部位制成的制剂，未在国内上市销售的从中药、天然药物中提取的有效部位制成的制剂，未在国内上市销售的由中药、天然药物制成的注射剂。

以上情况，由于其物质基础较传统中药发生了明显改变，或应用经验较少，为全面考察受试药物的重复给药毒性反应情况，应采用两种动物进行重复给药毒性试验（建议为啮齿类和非啮齿类），并仔细分析产生毒性反应的原因。

（2）未在国内上市销售的由中药、天然药物组成的非注射给药的复方制剂，若处方中各味药材均符合法定标准，无毒性药材，无"十八反、十九畏"等配伍禁忌，又未经化学处理（水、乙醇粗提除外），单次给药毒性试验（采用最大给药容量、最大给药浓度）未见明显毒性反应，临床实际用药期为1周以内者，可免做重复给药毒性试验。

临床用药超过1周，未在国内上市销售的由中药、天然药物组成的非注射给药的复方制

剂,可先进行一种动物(啮齿类)的重复给药毒性试验,当发现明显毒性时,为进一步研究毒性情况,再采用第二种动物(非啮齿类)进行研究。若该类处方中含有毒性药材、无法定标准药材或有"十八反、十九畏"等配伍禁忌时,则应进行两种动物(啮齿类和非啮齿类)的重复给药毒性试验。

(3) 改变国内已上市销售药品给药途径(不包括由非注射剂改为注射剂)的制剂、不改变给药途径的非注射给药改剂型制剂和改工艺制剂。

若处方中各味药材均符合法定标准,无毒性药材,无"十八反、十九畏"等配伍禁忌,又未经化学处理(水、乙醇粗提除外),急性毒性试验(采用最大给药容量、最大给药浓度)未见明显毒性反应,临床实际用药期为1周以内者,可免做重复给药毒性试验。

临床用药超过1周,建议增设一个原给药途径、原剂型或原工艺的高剂量对照组,先进行一种动物(啮齿类)的重复给药毒性试验。如发现与原给药途径、原剂型或原工艺制剂不同的明显毒性反应或更严重的毒性反应,应进行另一种动物(非啮齿类)的重复给药毒性试验研究。

(4) 增加新的适应证或者功能主治的品种如需延长用药周期或增加剂量者,应结合原品种的申报资料及处方组成的情况,确定是否需进行重复给药毒性试验研究及重复给药毒性试验研究的内容。

本章小结

重复给药毒性试验(重复给药毒性试验)是药物非临床安全性评价的核心内容,通过重复给药的动物实验表征受试药物的毒性作用,预测其可能对人体产生的不良反应,降低临床试验受试者和药品上市后使用人群的用药风险。根据《中华人民共和国药品管理法》的规定,化学药物、中药和天然药物重复给药毒性试验必须执行《药物非临床研究质量管理规范》。重复给药毒性试验由于研究周期长,人力和财力耗费大,正确合理的试验设计至关重要。结果的分析和评价是长期毒性试验的必要组成部分,必须对研究结果进行科学和全面的分析和评价。

知识链接 22-1

能力检测

1. 药物重复给药毒性研究的目的是什么?
2. 药物重复给药毒性研究的原则包括哪些?
3. 药物重复给药毒性研究的观察指标有哪些?

能力检测
参考答案

(王　文)

第二十三章 药物刺激性、过敏性和溶血性毒性研究

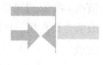

本章PPT

> **学习目标**
> 1. 掌握：药物刺激性、过敏性和溶血性毒性研究的概念、目的和意义。
> 2. 熟悉：药物刺激性、过敏性和溶血性毒性研究的试验方法。
> 3. 了解：皮肤刺激性强度的评价标准。

一、概述

刺激性、过敏性、溶血性是指药物制剂经皮肤、黏膜、腔道、血管等非口服途径给药，对用药局部产生的毒性（如刺激性和局部过敏性等）和（或）对全身产生的毒性（如全身过敏性和溶血性等），为临床前安全性评价的组成部分。

药物的原形及其代谢物、辅料、有关物质及理化性质（如pH、渗透压等）均有可能引起刺激性、过敏性、溶血性毒性反应的发生，因此药物在临床应用前应研究其制剂在给药部位使用后引起的局部和（或）全身毒性，以提示临床应用时可能出现的毒性反应、毒性靶器官、安全范围。

二、基本原则

（一）试验管理

根据《药品注册管理办法》，药物刺激性、过敏性和溶血性研究必须执行《药物非临床研究质量管理规范》（GLP）。

（二）随机、对照、重复

试验设计应遵循随机、对照、重复的原则。

（三）整体性、综合性原则

应根据受试药物特点，充分考虑和结合药学、药效学、其他毒理学及拟临床应用情况等综合评价，体现整体性、综合性的原则。

（四）具体问题具体分析

应在遵循安全性评价普遍规律的基础上，具体问题具体分析，结合受试药物的特点，在阐明其研究方法或技术科学、合理的前提下进行规范性试验，对试验结果进行全面分析评价。

三、基本内容

（一）受试药物和实验动物

（1）受试药物　应采用工艺相对稳定、纯度和杂质含量能反映临床试验拟用样品和（或）

上市样品质量和安全性的样品。

(2) 实验动物　应符合国家有关规定的等级要求,并具有实验动物质量合格证。动物种属的选择根据观察指标和模型合理地确定,如刺激性试验应选择皮肤、黏膜与人类相近的动物,如兔、小型猪等。

(二) 刺激性试验

刺激性是指非口服给药制剂给药后对给药部位产生的可逆性炎症反应,若给药部位产生了不可逆的组织损伤则称为腐蚀性。刺激性试验是观察动物的血管、肌肉、皮肤、黏膜等部位接触受试药物后是否引起红肿、充血、渗出、变性或坏死等局部反应。

1. 血管刺激性试验

(1) 试验方法　通常选兔,每组不少于 3 只。设生理盐水和(或)溶媒对照,可采用同体左右侧自身对比法。给药部位根据临床拟用途径确定,一般选用耳缘静脉。可设多个给药浓度,至少包括临床最大拟用浓度,给药容积、速率和期限一般根据临床拟用法用量,并根据动物情况进行调整,给药体积不可太低。多次给药时间一般不超过 7 天。

(2) 观察指标　根据受试药物的特点和刺激性反应情况选择观察时间和剖检时间,至少观察 72 小时。应对部分动物进行组织病理学检查。对于恢复期动物,根据受试药物的特点和刺激性反应情况,继续观察 14～21 天并进行组织病理学检查。根据肉眼观察和组织病理学检查结果综合判断受试药物的血管刺激性及刺激后动物恢复情况。

2. 肌肉刺激性试验

通常选兔,也可选用大鼠。每组不少于 3 只。应设生理盐水对照或(和)溶媒对照组,可采用同体左右侧自身对比法。根据受试药物的特点和刺激性反应情况选择观察时间,观察期结束时应对部分动物进行组织病理学检查。分别在左右两侧股四头肌内注射给药,观察给药后不同时间的局部反应,如充血、红肿等。给药后 48～72 小时剖检观察注射局部的刺激反应,进行局部组织病理学检查,提供病理照片(表 23-1)。

表 23-1　肌肉刺激反应分级标准

刺 激 反 应	反 应 级
无明显变化	0
轻度充血,面积在 0.5 cm×1.0 cm 以下	1
中度充血,面积在 0.5 cm×1.0 cm 以上	2
重度充血,伴有肌肉变性	3
出现坏死,有褐色变性	4
出现广泛性坏死	5

3. 皮肤刺激性试验

(1) 试验方法　通常选兔、小型猪。兔每组不低于 4 只。一般应进行相同备皮面积的正常皮肤和破损皮肤局部刺激性试验。采用同体左右侧自身对比法,将受试药物直接涂于备皮处,敷料覆盖固定。贴敷时间至少 4 小时。多次给药皮肤刺激性试验应连续在同一部位给药,每次给药时间相同,给药期限一般不超过 4 周。破损皮肤试验中皮肤破损程度以损伤表皮层为限。

(2) 观察指标　在自然光线或全光谱灯光下肉眼观察皮肤反应。根据受试药物的特点和刺激反应情况选择观察时间。通常单次给药皮肤刺激性试验观察时间为去除药物后 0.5～1、24、48、72 小时。多次给药皮肤刺激性试验观察时间为每次去除药物后 1 小时以及每次给药前,以及末次贴敷去除药物后 0.5～1、24、48、72 小时。如存在持久性损伤,有必要延长观察期限以评价恢复情况和时间,延长期一般不超过 2 周。对出现中度及中度以上皮肤刺激性的动物应在观察期结束时进行组织病理学检查,并提供病理照片。单次给药皮肤刺激性试验,计算各组每一时间点皮肤反应积分的平均值,按表 23-2 进行刺激强度评价。

表 23-2 皮肤刺激反应评分标准

刺 激 反 应	分　值
红斑	
无红斑	0
轻度红斑(勉强可见)	1
中度红斑(明显可见)	2
重度红斑	3
紫红色红斑到轻度焦痂形成	4
水肿	
无水肿	0
轻度水肿(勉强可见)	1
中度水肿(明显隆起)	2
重度水肿(皮肤隆起 1 mm,轮廓清楚)	3
严重水肿(皮肤隆起 1 mm 以上并有扩大)	4
最高总分值	8

多次给药皮肤刺激性试验,首先计算每一观察时间各组积分均值,然后计算观察期限内每天每只动物积分均值,按表 23-3 进行刺激强度评价。

表 23-3 皮肤刺激强度评价标准

分　值	评　价
0~0.49	无刺激性
0.5~2.99	轻度刺激性
3.0~5.99	中度刺激性
6.0~8.00	重度刺激性

4. 黏膜刺激性试验

(1) 眼刺激性试验　通常选兔,每组不少于 3 只。应设生理盐水对照组,可采用同体左右侧自身对比法。动物眼睛滴入受试药物,保证药物充分暴露。通常单次给药观察时间为给药后 1、2、4、24、48、72 小时;多次给药眼刺激试验观察时间为每天给药前以及最后一次给药后 1、2、4、24、48、72 小时。如存在持久性损伤,有必要延长观察期限,一般不超过 21 天。一般采用裂隙灯进行眼刺激反应检查,在整个观察过程中应进行荧光素钠染色检查。每次检查都应记录眼部异常反应,根据表 23-4 计算分值。根据表 23-4 和表 23-5 判断刺激程度。

表 23-4 眼刺激反应评分标准

眼刺激反应	分　值
角膜	
无混浊	0
散在或弥漫性混浊,虹膜清晰可见	1
半透明区易分辨,虹膜模糊不清	2

续表

眼刺激反应	分 值
出现灰白色半透明区,虹膜细节不清,瞳孔大小勉强可见	3
角膜不透明,虹膜无法辨认	4
虹膜	
正常	0
皱褶明显加深、充血、肿胀,角膜周围轻度充血,瞳孔对光仍有反应	1
出血/肉眼可见坏死/对光无反应(或其中一种)	2
结膜	
充血(指睑结膜和球结膜)	
血管正常	0
血管充血呈鲜红色	1
血管充血呈深红色,血管不易分辨	2
弥漫性充血呈紫红色	3
水肿	
无水肿	0
轻微水肿(含眼睑)	1
明显水肿伴部分眼睑外翻	2
水肿至眼睑近半闭合	3
水肿至眼睑超过半闭合	4
分泌物	
无分泌物	0
少量分泌物	1
分泌物使眼睑和睫毛潮湿或黏着	2
分泌物使整个眼区潮湿或黏着	3
最大总分值	16

表 23-5 眼刺激强度评价标准

分 值	评 价
0~3	无刺激性
4~8	轻度刺激性
9~12	中度刺激性
13~16	重度刺激性

(2)滴鼻剂和吸入剂刺激性试验 可选用兔、豚鼠或大鼠。给药后观察动物全身状况(如呼吸、循环、中枢神经系统)及局部刺激症状(如哮喘、咳嗽、呕吐、窒息等症状)等。单次给药 24 小时后或多次给药停药后 24 小时处死动物,观察呼吸道局部(鼻、喉、气管、支气管)黏膜组织有无充血、红肿等现象,并进行组织病理学检查。

(3)阴道刺激性试验 通常选用大鼠、兔或犬。给药容积可参考临床拟用情况或不同动物种属的最大给药量。给药频率通常每天 1~2 次,至少 7 天,每次给药与黏膜接触至少 4 小时。观察内容:阴道部位的临床表现(如疼痛症状);阴道分泌物(如血、黏液)等;给药后动物死亡和剖检结果；局部组织有无充血、水肿等现象。并进行阴道和生殖系统组织病理学检查等。

（4）直肠刺激试验　通常选兔或犬。给药容积可参考临床拟用情况或不同动物种属的最大可行量。给药频率通常每天 1~2 次，至少 7 天，每次给药与黏膜接触至少 2~4 小时，必要时可封闭一定时间。观察内容：包括肛门区域和肛门括约肌，给药后临床表现（如疼痛症状）和粪便（如血、黏液），给药后死亡和剖检结果，局部组织有无充血、水肿等现象，并进行肛周组织的组织病理学检查。

（5）口腔用药、滴耳剂等刺激性试验　可参照上述试验，给药途径为口腔、外耳道给药，观察对口腔和喉黏膜，以及对外耳道和鼓膜等的影响。口腔用药建议用金黄仓鼠，观察受试药物对颊黏膜的刺激性。

5. 皮肤给药光毒性试验

成年白色豚鼠，雌雄各半。每组动物数至少 6 只，应设阴性、阳性对照组和受试药物不同剂量组。试验前动物备皮涂敷药物。给药 30 分钟后覆盖固定，UV 光源照射（UVA 波长为 320~400 nm，如含 UVB，其剂量不得超过 0.1 J/cm^2）。试验结束后分别于 1、24、48、72 小时观察皮肤反应。单纯涂受试药物而未经照射区域未出现皮肤反应，而涂受试药物后经照射的区域出现皮肤反应分值之和≥2 的动物数≥1 只时，判为受试药物具有光毒性。

（三）过敏性试验

过敏反应又称超敏反应，是指机体受同一抗原再刺激后产生的一种表现为组织损伤或生理功能紊乱的特异性免疫反应。过敏性试验是观察动物接触受试药物后的全身或局部过敏反应。通常局部给药发挥全身作用的药物（如注射剂和透皮吸收剂等）需考察 Ⅰ 型超敏反应，如注射剂需进行主动全身过敏试验（active systemic anaphylaxis, ASA）和被动皮肤过敏试验（passive cutaneous anaphylaxis, PCA），透皮吸收剂需进行主动皮肤过敏试验（active cutaneous anaphylaxis, ACA）。

1. 主动全身过敏试验（ASA）

（1）实验方法　通常选用体重为 300~400 g 的豚鼠。每组动物数至少 6 只。设阴性、阳性对照组和受试药物不同剂量组，至少包括临床拟用最高剂量或浓度。阴性对照组给予同体积的溶媒，阳性对照组给予牛血清白蛋白或卵白蛋白或已知致敏阳性物质。选择容易产生抗体的给药途径，如腹腔、静脉或皮下注射，隔日一次，共给药 3 次，给药体积 0.5 mL，末次注射后第 14 天、第 21 天分别快速静脉注射致敏剂量的 2 倍进行攻击。

（2）观察指标　即刻观察动物反应，包括症状的出现及消失时间，一般应观察 3 小时。致敏期间每日观察动物的症状，首末次致敏和激发当日测定动物体重（表 23-6、表 23-7）。

表 23-6　过敏反应症状

级　数	过敏症状	级　数	过敏症状	级　数	过敏症状
0	正常	7	呼吸急促	14	步态不稳
1	不安宁	8	排尿	15	跳跃
2	竖毛	9	排粪	16	喘息
3	发抖	10	流泪	17	痉挛
4	搔鼻	11	呼吸困难	18	旋转
5	打喷嚏	12	哮鸣音	19	潮式呼吸
6	咳嗽	13	紫癜	20	死亡

表 23-7　全身致敏性评价标准

症状级数	症状记号	症状评价
0	−	过敏反应阴性
1～4	+	过敏反应弱阳性
5～10	++	过敏反应阳性
11～19	+++	过敏反应强阳性
20	++++	过敏反应极强阳性

2. 主动皮肤过敏试验（ACA）

通常选豚鼠。受试药物应为含活性成分和赋形剂或含透皮促进剂的混合制剂。若受试药物为膏剂或液体，则一般不稀释；若受试药物为固体粉末，则需与适量水或赋形剂混匀，以保证受试药物与皮肤的良好接触。设阳性对照和阴性或赋形剂对照。在致敏接触阶段，应充分保证受试药物在皮肤的停留时间（6 小时）和接触皮肤的范围。第 0 天、第 7 天和第 14 天，同样方法给药。末次给药后 14 天，再次给药激发，给药 6 小时左右后，观察 72 小时内皮肤过敏反应情况，同时应观察动物是否有哮喘、站立不稳或休克等全身过敏反应（表 23-8、表 23-9）。

表 23-8　皮肤过敏反应程度评分标准

皮肤过敏反应	分　值
红斑	
无红斑	0
轻度红斑，勉强可见	1
中度红斑，明显可见	2
重度红斑	3
紫红色红斑到轻度焦痂形成	4
水肿	
无水肿	0
轻度水肿，勉强可见	1
中度水肿，明显可见（边缘高出周围皮肤）	2
重度水肿，皮肤隆起 1 mm，轮廓清楚	3
严重水肿，皮肤隆起 1 mm 以上或有水疱或破溃	4
最高总分值	8

表 23-9　皮肤致敏性评价标准

致敏发生率/(%)	皮肤致敏性评价
0～10	无致敏性
11～30	轻度致敏性
31～60	中度致敏性
61～80	高度致敏性
81～100	极度致敏性

3. 被动皮肤过敏试验（PCA）

通常选大鼠，每组动物数至少 6 只。应设立阴性、阳性对照组和受试药物不同剂量组。阴性对照组应给予同体积的溶媒,阳性对照组给予牛血清白蛋白或卵白蛋白或已知致敏阳性物质。选择静脉、腹腔或皮下注射等,隔日一次,共给药3~5次;末次致敏后第10~14天制备致敏血清。激发时动物备皮处皮内注射合适稀释度的致敏血清0.1 mL,24小时或48小时后,静脉注射与致敏剂量相同的激发抗原加等量的0.5%~1%伊文思蓝染料共1 mL。激发注射30分钟后测量皮肤内层的斑点大小,直径大于5 mm者为阳性。不规则斑点的直径为长径与短径之和的一半,并提供斑点照片。

4. 皮肤光过敏试验

皮肤光过敏试验是根据比较对照组和给药组的反应进行评价的。实验动物原则上选择健康白色豚鼠,每组不少于5只。应设阳性对照组、阴性对照组和受试药物组。常用试验方法如下。

(1) 佐剂加角质剥离(Adjuvant and Strip)法 皮内注射FCA、损伤皮肤角质层后涂敷受试药物、照射紫外线,以上操作反复5次进行致敏,2周后再次涂敷受试药物,照射紫外线激发。

(2) Harber法 涂敷受试药物、照射紫外线,此操作隔日1次共3次致敏。3周后再次涂敷受试药物,30分钟后照射紫外线激发。

(3) Horio法 涂敷20%月桂醇硫酸钠,再涂敷受试药物,立即照射紫外线,此操作每日1次共3次致敏。14天后再次涂敷受试药物,照射紫外线激发。

(4) Jordan法 破损皮肤涂敷受试药物,1小时后照射紫外线,此操作每周5次,连续3周进行致敏,2周后再涂敷受试药物,6小时后照射紫外线,此操作连续2天进行激发。

(5) Maurer法 涂敷受试药物,1小时后照射紫外线及可见光线进行致敏。6周和9周后,各连续3天涂敷受试药物,30分钟后照射紫外线进行激发。

(6) Morikawa法 Harber改良法,涂敷受试药物,30分钟后照射紫外线,此操作每周连续5天,共2周进行致敏,致敏2周后,涂敷受试药物,30分钟后照射紫外线进行激发。

(7) Vinson法 涂敷受试药物,照射紫外线,每天1次,连续5次致敏,7~10天后,再次涂敷受试药物,照射紫外线激发。

(四) 溶血性试验

溶血性是指药物制剂引起的溶血和红细胞凝聚等反应。溶血性反应包括免疫性溶血与非免疫性溶血。溶血性试验是观察受试药物是否能够引起溶血和红细胞凝聚等。

溶血性试验包括体外试验和体内试验,常规采用体外试管法评价药物的溶血性,若结果为阳性,应与相同给药途径的上市制剂进行比较,必要时进行动物体内试验或结合重复给药毒性试验,应注意观察溶血反应的有关指标(如网织红细胞计数、红细胞计数、胆红素、尿蛋白,肾脏、脾脏、肝脏继发性改变等),出现溶血时,应进一步研究。

常规的体外试管法(肉眼观察法)如下。

(1) 血细胞悬液的配制 取兔血(或羊血)数毫升,放入含玻璃珠的三角烧瓶中振摇10分钟,或用玻璃棒搅动血液,除去纤维蛋白原,使成脱纤血液。加入0.9%氯化钠溶液约10倍量,摇匀,1000~1500 r/min离心15分钟,除去上清液,沉淀的红细胞再用0.9%氯化钠溶液按上述方法洗涤2~3次,至上清液不显红色为止。将所得红细胞用0.9%氯化钠溶液配成2%的混悬液,供试验用。

(2) 受试药物的制备 除另有规定外,临床用于非血管内途径给药的注射剂,以各药品使用说明书规定的临床使用浓度,用0.9%氯化钠溶液1:3稀释后作为供试品溶液;用于血管内给药的注射剂以药品使用说明书规定的临床使用浓度作为供试品溶液。

(3) 试验方法 取洁净试管7支,进行编号,1~5号管为供试品管,6号管为阴性对照管,

7号管为阳性对照管。按下表所示依次加入2%红细胞悬液、0.9%氯化钠溶液或蒸馏水,混匀后,立即置于37 ℃±0.5 ℃的恒温箱中进行温育,开始每隔15分钟观察1次,1小时后,每隔1小时观察1次,一般观察3小时。按表23-10所示顺序加入各种溶液。

表 23-10　溶血性试验体外试管法加液顺序

试管编号	1	2	3	4	5	6	7
2%红细胞悬液/mL	2.5	2.5	2.5	2.5	2.5	2.5	2.5
0.9%氯化钠溶液/mL	2.0	2.1	2.2	2.3	2.4	2.5	—
蒸馏水/mL	—	—	—	—	—	—	2.5
受试药物/mL	0.5	0.4	0.3	0.2	0.1	—	—

(4) 结果观察　若试验中的溶液呈澄明红色,管底无细胞残留或有少量红细胞残留,表明有溶血发生;如红细胞全部下沉,上清液无色澄明,表明无溶血发生。若溶液中有棕红色或红棕色絮状沉淀,振摇后不分散,表明有红细胞凝聚发生。如有红细胞凝聚现象,可按下法进一步判定是真凝聚还是假凝聚。若凝聚物在试管振荡后又能均匀分散,或将凝聚物放在载玻片上,在盖玻片边缘滴加2滴0.9%氯化钠溶液,置于显微镜下观察,凝聚红细胞能被冲散者为假凝聚,若凝聚物不被摇散或在玻片上不被冲散者为真凝聚。

(5) 结果判断　当阴性对照管无溶血和凝聚发生,阳性对照管有溶血发生时:若受试药物管中的溶液在3小时内不发生溶血和凝聚,则受试药物可用于注射;若受试药物管中的溶液在3小时内发生溶血和(或)凝聚,则受试药物不宜用于注射。

本章小结

刺激性、过敏性、溶血性是指药物制剂经皮肤、黏膜、腔道、血管等非口服途径给药,对用药局部产生的毒性(如刺激性和局部过敏性等)和(或)对全身产生的毒性(如全身过敏性和溶血性等),为临床前安全性评价的组成部分。根据《药品注册管理办法》,药物刺激性、过敏性和溶血性研究必须执行《药物非临床研究质量管理规范》(GLP)。根据受试药物的特点选择合适的方法,通过肉眼观察及组织切片镜检,综合评价给药可能出现局部毒性或全身毒性反应,对刺激性、过敏性和溶血性等毒性反应进行综合判断和评价。

能力检测

1. 药物刺激性、过敏性和溶血性毒性研究的目的是什么?
2. 药物刺激性、过敏性和溶血性毒性研究的基本原则包括哪些?
3. 药物刺激性、过敏性和溶血性毒性研究的评价方法包括哪些?

(王　文)

第二十四章 上市药品的安全性监测

学习目标

1. 掌握：药品不良反应定义、分类；药物警戒的定义和主要内容。
2. 熟悉：药品不良反应监测方法；药物警戒的目的和意义。
3. 了解：药品上市后风险管理基本内容；药品上市后安全再评价的意义。

本章PPT

我国目前对上市后药品的安全性监测主要是通过药品不良反应报告与监测的方式进行的。只有把"药品不良反应监测"做完善，才能过渡到"药物警戒"，并针对存有安全隐患的品种，建立"风险管理"等一系列上市后安全性监测和管理的制度。

第一节 药品不良反应监测与报告制度

一、药品不良反应监测

根据《药品不良反应报告和监测管理办法》，我国对药品不良反应（adverse drug reaction, ADR）的定义是合格药品在正常的用法用量下出现的与用药目的无关的有害反应。包括副作用、毒性反应、后遗效应、依赖性、首剂效应、继发性反应、特异质反应、过敏反应、停药反应以及致畸、致癌和致突变反应。ADR不包括药物过量、药物滥用和治疗错误。ADR按照程度分为轻度、中度、重度三级。轻度ADR是指轻微的反应或疾病，症状不发展，一般无需治疗。中度ADR是指不良反应症状明显，重要器官或系统功能中度损害。重度ADR是指重要器官或系统功能严重损害（寿命缩短或危及生命）。

ADR监测就是对合格药品在正常用法用量下出现的与用药无关的或意外的有害反应进行的监测，是药品再评价工作的一部分，主要是监测药品上市后的ADR事件，并及时做出评价和制订控制措施，保障公众用药的安全合理。

二、药品不良反应监测方法

（一）自发呈报

自发呈报有正式自发呈报和非正式自发呈报两种形式。正式自发呈报是指国家或地区设有专门的ADR登记处，有ADR的专门委员会或监测中心，以收集、整理、分析自发呈报的ADR资料，并负责反馈。非正式自发呈报无正式登记处，也不设监测中心等组织，多由医生发现可疑的ADR后向医药商或医学期刊投稿。

1. 正式自发呈报监测

正式自发呈报监测在发达国家开展较早，英国1964年由药物安全委员会负责成立不良反应登记处,印发统一表格给医生,如发现可疑的 ADR 就填写呈报,此即"黄卡系统"。澳大利亚药物评价委员会于 1963 年成立,要求医生报告可疑 ADR,其统一表格为蓝色即"蓝卡系统"。美国、瑞典、新西兰等国家,ADR 监测工作都开展较早。这些国家每年都对报告来的不良反应进行评价和总结。例如英国药物安全委员会自 1964 年以来共收集几十万份"黄卡",药物安全委员会每年都对"黄卡"进行总结,对过去一年里的"黄卡"加以分析,以了解药品尤其是新药不良反应发生情况,及时发现问题。正式自发呈报系统的优点是监测范围广,时间长。药品上市后就自然而然地加入被监测行列,且没有时间限制,可以使 ADR 得到早期警告。缺点是存在资料漏报现象。

2. 非正式自发呈报监测

我国过去对 ADR 的监测以非正式自发呈报为主,过去有关 ADR 的资料主要是通过医、药类学期刊进行报道的。临床医生将临床实践中的现象加以分析,整理通过杂志进行报道,这种方法基本上能排除其他原因,得出的结论较可靠,但是此种方法得到的信息较为零散,加之杂志发表周期长,因而信息呈报延续时间较长。

(二)医院集中监测

医院集中监测是指在一定的时间(数月或数年)、一定的范围内对某一医院或某一地区内所发生的 ADR 及药物利用进行详细记录,以探讨 ADR 的发生规律。根据监测对象不同可分为住院患者和门诊患者监测。根据研究的目的又可分为患者源性和药物源性监测;前者以患者为线索,对某一种或几种药物的不良反应进行监测。通过对资料的收集、整理,可以对 ADR 全貌有所了解,如 ADR 出现的缓急、轻重程度、出现部位、持续时间、是否因不良反应而停药、是否延长住院期限、各种药物引起的不良反应发生率和转归等。医院集中监测的优点是记录可靠、病例数多、随访方便、可以计算 ADR 的发生率、方便进行流行病学研究。缺点是费用高,由于是在一定的时间、一定的范围内进行,所以其代表性不强。

(三)处方事件监测

处方事件监测于 1982 年正式开始,主要在英国实施,是英国统计学家 David Finney 于 1965 年首先提出的,强调对药物不良事件而非 ADR 的报道。处方事件监测中凡确认为不良反应的症状以及怀疑为不良反应的症状或因发现症状而到医院就诊等都包含在"事件"之列,例如医生在病历上记载的"发疹""贫血倾向"等均属"事件"。"事件监测"都是按照医生的主观判断而得出的报告,然后在患者病历里抽出客观的"事件",就可对其用药的相关性进行审查。在选定一个研究药物后,处方事件监测通过处方计价局可从全人群中识别出开过此药的处方,由药物安全研究小组把这些处方资料储存起来,如果在 ADR 报告方面发现某种药物问题值得深入调查,就向开过该药处方的医生发出调查表(即绿卡),询问暴露于该药后患者的结果。处方事件监测的优点:迅速从所有开过监测药物的医生处获得报告,对医生处方习惯、处方药物无任何影响;基于人群资料,无外源性选择偏倚;可探测潜伏期较长的 ADR;相对于前瞻性队列研究费用较少。缺点:研究的可信性取决于医生的绿卡回收率。

(四)流行病学方法

1. 队列研究

将样本分为两个组,一组为暴露于某一药物的患者,另一组为不暴露于该药物的患者,进行观察,验证其结果的差异,即可得出不良事件的发生率或评价药物疗效。一般分为前瞻性和回顾性队列研究,前者在 ADR 监测中较常用。前瞻性研究是从现在时点起,对固定人群的观察,其优点:可收集到所有的资料;患者的随访可持续进行;相对和绝对危险度可以估价;假设可产生,就可得到检验。主要缺点:受到的干扰因素较多,得到的资料可能有偏差;容易漏查;假若不良反应发生率低,为了得到可靠的结果常常要增加研究对象或延长观察时间,实施难度大;研究费用较高。

2. 病例对照研究

病例对照研究是将患有某种疾病的病例与未患有某疾病的对照组进行比较,其目的是找出两组对先前的药物暴露的差异。即将人群中患有拟研究的疾病的患者组同未患人群组相比较,研究前者拥有假说因素的比例是否更高。在 ADR 监测中,拟研究的疾病为怀疑药物引起的不良反应,假说因素则是可疑药物。将可疑药物在病例组与对照组中的暴露率进行比较,如果两者差异有统计学意义则说明它们相关。

三、我国药品不良反应监测范围

我国 ADR 监测范围:对于上市 5 年内的药品和列为国家重点检测的药品,应报告该药品引起的所有可疑不良反应;对于上市 5 年以上的药品,主要报告该药品引起的严重、罕见或新的不良反应。

第二节 药品风险产生的原因

药品安全风险分为自然风险和人为风险。自然风险又称"必然风险""固有风险",是药品的内在属性,属于药品设计风险,是客观存在的、来源于药品的不良反应。人为风险属于药品的制造和使用风险,主要来源于不合理用药、用药差错、药品质量问题、政策制度设计及管理导致的风险,是我国药品安全风险的关键因素。

一、药品上市前研究的局限性

药品上市前临床研究过程中受到许多人为因素的限制。①病例少:上市前药品的临床试验病例数较少,我国《新药审批办法》规定Ⅰ期临床试验病例 20~30 例,Ⅱ期临床试验病例 100 例,Ⅲ期临床试验病例 300 例以上。②研究时间短:上市前药品的临床试验过程一般较短,观察期相应较短。③试验对象年龄范围窄:上市前药品不具备在特殊患者人群(如老年、儿童患者)中使用的实际经验。④用药条件控制较严:有心肝肾功能异常、妊娠、精神异常、造血系统异常的患者不参加试验。⑤目的单纯:药品上市前研究主要考察疗效,临床试验的观察指标只限于试验所规定内容,未列入试验内容的一般不予评价。

二、临床不合理用药的严重性

临床不合理用药主要表现在用药适应证不明确,违反禁忌证,疗程过长或过短,给药途径不适宜,合并用药过多等。不合理用药的药品主要涉及抗生素、解热镇痛药、肾上腺皮质激素类等品种。目前世界各国都存在着大量的不合理用药现象。

第三节 药物警戒与药品上市后的风险管理

一、药物警戒

药物警戒从用药者安全出发,发现、评估、预防 ADR,它要求有疑点就上报,不论药品的质量、用法、用量正常与否,更重视以综合分析方法探讨因果关系,容易被广大报告者接受。药物警戒的主要工作内容:①早期发现未知药品的不良反应及其相互作用;②发现已知药品的不良反应的增长趋势;③分析药品不良反应的风险因素和可能的机制;④进行风险/效益评价,发布相关信息,促进药品监督管理和指导临床用药。

目前药物警戒涉及的范围已经扩展到传统药物和辅助用药、血液制品、生物制品、医疗器械以及疫苗等。药物警戒是对已上市药品进行风险/效益评价和交流,并及时反馈相关信息以促进合理、安全用药的一种活动。从宏观上来说,药物警戒对我国药品监管法律法规体制的完善具有重要的意义,这是仅仅进行 ADR 监测工作所不能达到的。开展 ADR 监测工作对安全、经济、有效地使用药品是必需的,但它离不开药物警戒的引导。药物警戒工作既可以节约资源,又能挽救生命。药物警戒与 ADR 监测的区别:药物警戒涵盖了药物从研发到上市使用的整个过程,而 ADR 监测仅是指药品上市后的监测。①监测对象不尽相同:ADR 监测的对象是质量合格药品,药物警戒涉及除质量合格药品之外的其他药品,如低于法定标准的药品、药物与食物的相互作用等。②工作内容不尽相同:药物警戒工作包括 ADR 监测工作以及其他工作,如用药失误、药物滥用、药物相关死亡率评价、缺乏疗效的报告、药品用于无充分科学依据并未经核准的适应证等。③工作本质不同:ADR 监测工作集中在 ADR 信息的收集、分析与监测等方面,是一种相对被动的手段,而药物警戒是积极主动地开展药物安全性相关的各项评价工作。

二、药品风险管理

药品风险管理是通过药品安全监测,在不同环境下对药品风险/效益的综合评价,采取适宜的策略与方法,将药品安全性风险降至最低的一个管理过程。药品上市后风险管理是药品风险管理的重要组分,采取的主要措施有暂停、召回、撤市、救治等,具体包括以下内容。

(1) 维持不变或观察等待　对所出现的安全性信号经进一步分析、评价,未发现明确的证据,不必对该产品采取任何新的管理措施。如果虽发现一定证据,但对其是否对产品的利益-风险平衡构成改变还缺乏充分的资料,暂不采取管理行为,生产企业继续对该产品的使用情况进行监测,以获得进一步资料。

(2) 补充收集资料或发起临床及非临床研究　当潜在的安全性问题出现后,生产企业补充、收集尽可能多的资料,包括补充特定的不良反应病例、发起新的临床或非临床研究项目、寻找同类药物的对比资料等,以用于全面的利益-风险评价。

(3) 修订产品使用信息或限制使用范围　管理部门和生产企业视情形采取修订处方等措施,以避免或减少药品导致的风险。具体做法:补充新的危险性信息,如不良反应、禁忌证、警告、注意事项、药物相互作用等;改变叙述方式或文字重点,以进一步阐述和强调不良反应,限制适应证,或删除某些信息,增加对可能出现的不良反应的治疗建议。

限制产品供应和使用范围的措施:将有显著滥用倾向的产品列入《麻醉药品目录》;从非处方药重新划分为处方药类别;仅限供应较高级别医院或特定医疗机构;仅限本领域高级专家处方;要求患者签署知情同意书;通过"医保"报销目录限制使用人群或用药时间。

(4) 改变产品处方、外观或制造工艺　当不良反应是由于产品的物理、化学性质所造成的时,制药企业主动采取改进其处方、外观或生产工艺等措施来减少风险。例如:改变或去掉某种辅料,如着色剂、赋形剂;改变配方组成,如减少某种成分含量;改变药品剂型;改变活性成分颗粒大小或晶型;改变儿童保护包装等。

(5) 暂停上市许可或临床试验许可　当产品安全性问题的危害尚不足以充分肯定时,采取暂时停止生产、销售的措施,这是许多欧洲国家经常使用的方法。这种暂停可以是短期的,也可以是较长期的。如果产品尚处在上市前临床试验阶段或政府审批阶段,则可以暂时停止临床试验或审批。

(6) 产品从市场撤出　经充分评价,已明确产品的风险超过其收益,或者其利益-风险平衡虽尚未明确,但未找到降低风险的具体措施,制药企业可主动将产品从市场撤出,或由管理部门撤销其上市许可。今后若补充新的资料,生产企业还可以重新申请上市。

第四节 药品上市后安全性再评价

知识链接 24-1

一、药品上市后安全性再评价的意义

药品上市后安全性再评价是指根据药学的最新学术水平,从药理学、药剂学、临床医学、药物流行病学、药物经济学及药物政策等各个方面,对已正式批准上市的药品在社会人群中使用是否符合安全性、有效性、经济性、合理性原则作出科学的评议和估计。

在药品上市前临床研究过程中,由于所涉及的试验病例数较少、观察期相应较短、试验对象年龄范围较窄、用药条件控制较严以及目的单纯(观察指标只限于试验所规定内容),一些发生频率低于 1% 的 ADR 和一些需要较长时间应用才能发现或迟发的 ADR 往往未能发现。由于上市前研究的局限性,上市前安全性评价所获得的信息有限,存在一定的偏倚,部分罕见的或长期 ADR 发生情况无法得到充分提示,使得药品上市后的应用存在风险,因此尽管药品被批准上市时已经获得了药品给患者带来的利益优于风险的评价,仍然需要进行上市后安全性再评价。

二、药品上市后安全性再评价方法

1. 疗效评价(药品有效性研究)
药品在上市后的总有效率、远期效应、新的适应证以及多种因素对有效性的影响。

2. 安全性评价(药品不良反应研究)
药品上市后不良反应发生率、发生规律、影响因素、药物与药物之间的相互作用。

3. 经济性评价(药物经济学研究)
药物应用成本与效应的关系,有助于对药品做出综合性评价。

本章小结

药品不良反应监测就是对合格药品在正常用法、用量下出现的与用药无关的或意外的有害反应进行的监测,是药品再评价工作的一部分,主要是监测药品上市后的不良反应事件,并及时做出评价和制定控制措施,保障公众用药的安全合理。开展药品不良反应监测工作对安全、经济、有效地使用药品是必需的,但药品不良反应监测工作离不开药物警戒的引导。在用药过程中只要有疑点就上报,称为药物警戒。药物警戒是对已上市药品进行风险/效益评价和交流,并及时反馈相关信息,可促进合理、安全地使用药品。从宏观上来说,药物警戒对我国药品监管法律法规体制的完善具有重要意义。

能力检测

1. 药品不良反应监测与药物警戒的区别有哪些?
2. 某药品生产企业获知其生产的新药监测期内的中药注射剂,导致一名患者出现过敏性休克,最终死亡。
   (1) 该中药注射剂导致的药品不良反应属于( )。

A. 副作用   B. 继发性反应   C. 变态反应   D. 特异质反应

(2) 该药品生产企业在新药监测期内应当报告该中药注射剂出现了(　　)。

A. 新的和严重的不良反应   B. 已知的不良反应

C. 所有不良反应   D. 副作用

3. 某医疗机构通过招标采购一批进口疫苗。该医疗机构发现其使用的该进口疫苗导致多名儿童接种后出现发热、呕吐而住院。

(1) 该医疗机构应当采取的处置措施不包括(　　)。

A. 积极救治患者

B. 立即采取暂停药品的使用等紧急措施

C. 迅速开展临床调查，7日内完成调查报告

D. 每一病例通过国家药品不良反应监测信息网络报告

(2) 该疫苗出现的药品不良反应属于(　　)。

A. 一般不良反应   B. 新的不良反应

C. 严重的不良反应   D. 罕见的不良反应

(王　文)

参考文献

[1] 楼宜嘉,李运曼. 药物毒理学[M]. 3 版. 北京:人民卫生出版社,2011.

[2] Pillay V V. Modern medical toxicology[M]. 4th edition. London:Jaypee Brothers Medical Publishers (P) LTD,2013.

[3] Baud F J. Houzé P,Villa A,et al. Toxicodynetics:a new discipline in clinical toxicology [J]. Annales Pharmaceutiques Françaises,2016,74(3):173-189.

[4] Marianne Uteng,Laszlo Urban,Dominique Brees,et al. Safety differentiation:emerging competitive edge in drug development[J]. Drug Discovery Today,2019,24(1):285-292.

[5] Tsatsakisa A M. Vassilopouloub L,Kovatsi L,et al. The dose response principle from philosophy to modern toxicology:the impact of ancient philosophy and medicine in modern toxicology science[J]. Toxicology Reports,2018,5:1107-1113.

[6] Jorrit J. Hornberg,Morten Laursen,Nina Brenden,et al. Exploratory toxicology as an integrated part of drug discovery. Part Ⅰ:why and how[J]. Drug Discovery Today, 2014,19(8):1131-1136.

[7] 李正富,秦霞. 临床常用药物的治疗药物监测研究进展[J]. 中国合理用药探索,2018,15 (10):73-76.

[8] 中华医学会儿科学分会临床药理学组. 儿童治疗性药物监测专家共识[J]. 中华儿科杂志,2015,53(9):650-659.

[9] 边佳明,陈艳,安广文,等. 中国 187 家医院治疗药物监测和个体化给药基因检测调查 [J]. 药学服务与研究,2018,18(3):168-172.

[10] 沈琮,陈文倩,张相林. 替考拉宁治疗药物监测进展[J]. 中国医院用药评价与分析, 2019,19(7):890-894+896.

[11] 彭小林,范亚新,张亮,等. 氨基糖苷类抗生素治疗药物浓度监测的研究进展[J]. 中国感染与化疗杂志,2017,17(1):104-109.

[12] 张海艳,戴助. 抗肿瘤药的治疗药物监测研究进展[J]. 国际药学研究杂志,2018,45(5): 333-338.

[13] Klaassen C D,Casarett,Doull's. Toxicology:the basic science of poisons[M]. 8th edition. New York:McGraw-Hill Companies,Inc. ,2013.

[14] Roberts S M,James R C,Williams P L. Principles of toxicology:environmental and industrial applications[M]. 3rd edtion. New York:A Wiley-Interscience Publication John Wiley & Sons,Inc. ,2015.

[15] 孙志伟. 毒理学基础[M]. 7 版. 北京:人民卫生出版社,2017.

[16] Castell José,Castell Marta. Allergic hepatitis induced by drugs[J]. Current Opinion in Allergy and Clinical Immunology,2006,6(4):258-265.

[17] 陈成伟. 药物与中毒性肝病[M]. 2 版. 上海:上海科学技术出版社,2013.

[18] Jin Ke,Su Kun-kai,Li Tong,et al. Hepatic premalignant alterations triggered by human nephrotoxin aristolochic acid Ⅰ in canines[J]. Cancer Prevention Research,

2016,9(4):324-334.

[19] 王翔朴. 肾脏毒理学[M]. 长沙:湖南科学技术出版社,2004.

[20] 卡萨瑞特·道尔. 毒理学毒物的基础科学[M]. 6版. 黄吉武,周宗灿,译. 北京:人民卫生出版社,2005.

[21] 王海燕. 肾脏病学[M]. 3版. 北京:人民卫生出版社,2008.

[22] 李波,袁伯俊,廖明阳. 药物毒理学[M]. 北京:人民卫生出版社,2015.

[23] Abdulfattah Saidi, Rami Alharethi. Management of chemotherapy induced cardiomyopathy[J]. Current Cardiology Reviews,2011,7:245-249.

[24] RuiAdāo,Gilles de Keulenaerb,Adelino Leite-Moreira, et al. Cardiotoxicity associated with cancer therapy:pathophysiology and prevention strategies[J]. Revista Portuguesa de Cardiologia,2013,32:395-409.

[25] Eugene Braunwald. Biomarker in heart failure[J]. New England Journal of Medicine, 2008,358(20):2148-2159.

[26] Premysl Mladenka, Lenka Applová, Jirí Patocka, et al. Comprehensive review of cardiovascular toxicity of drugs and related agents[J]. Medicinal Research Reviews, 2018,38:1332-1403.

[27] Kazuko Tajiri,Kazutaka Aonuma,Ikuo Sekine. Cardiovascular toxic effects of targeted cancer therapy[J]. Japanese Journal of Clinical Oncology,2017,47:779-785.

[28] Premysl Mladenka, Lenka Applová, Jirí Patocka, et al. Comprehensive review of cardiovascular toxicity of drugs and related agents[J]. Medicinal Research Reviews, 2018,38:1332-1403.

[29] Tchapyjnikov D,Luedke M W. Cefepime-induced encephalopathy and nonconvulsive status epilepticus:dispelling an artificial dichotomy[J]. Neurohospitalist,2019,9(2):100-104.

[30] Tomoki Iemura, Toshiyuki Kitano, Akira Ishii, et al. Metronidazole-induced encephalopathy during treatment for refractory diarrhea after cord blood transplantation[J]. Clinical Journal of Gastroenterology,2019,12(5):414-419.

[31] Mieko Sugiura, Koichi Shibata, Satoshi Saito, et al. Levofloxacin-associated encephalopathy with severe hyperventilation[J]. Internal Medicine, 2019, 58(10):1495-1499.

[32] Arrillaga-Romany I C, Dietrich J. Imaging findings in cancer therapy-associated neurotoxicity[J]. Seminars in Neurology,2012,32(4):476-486.

[33] Yang-Tae Kim, Sang-Woo Lee, Do-Hoon Kwon, et al. Dose-dependent frontal hypometabolism on FDG-PET in methamphetamine abusers[J]. Journal of Psychiatric Research,2009,43(14):1166-1170.

[34] Boussios S, Pentheroudakis G, Katsanos K, et al. Systemic treatment-induced gastrointestinal toxicity:incidence,clinical presentation and management[J]. Annals of gastroenterology,2012,25(2):106-118.

[35] Norman A,Hawkey C J. Drug-induced gastrointestinal disorders[J]. Medicine,2011, 39(3):162-168.

[36] Sharratt C L,Norman A J,Hawkey C J. Drug-induced gastrointestinal disorders[J]. Medicine,2015,43(4):223-229.

[37] 朱大年,王庭槐. 生理学[M]. 8版. 北京:人民卫生出版社,2013.

[38] 杨宝峰,陈建国.药理学[M].9版.北京:人民卫生出版社,2018.

[39] 葛均波,徐永健,王辰.内科学[M].9版.北京:人民卫生出版社,2019.

[40] 李建祥,宋玉果,栗建林.血液毒理学[M].北京:北京大学医学出版社,2011.

[41] 周宗灿.毒理学教程[M].3版.北京:北京大学医学出版社,2005.

[42] 杨九一.药源性血小板减少症机制研究进展[J].中国医院药学杂志,2013,33(22):1874-1877.

[43] 覃万文.头孢菌素类药物的血液毒性分析[J].内科,2018,13(3):419-421.

[44] 汪变红.化放疗骨髓抑制机制及防治研究进展[J].肿瘤基础与临床,2013,26(2):162-164.

[45] Montañez M I, Mayorga C, Bogas G, et al. Epidemiology, mechanisms, and diagnosis of drug-induced anaphylaxis[J]. Frontiers in Immunology, 2017, 8:614.

[46] 张立华.头孢曲松钠治疗慢性支气管炎致过敏性休克1例[J].医学理论与实践,2019,32(1):102.

[47] Kowalski M L, Woessner K, Sanak M. Approaches to the diagnosis and management of patients with a history of nonsteroidal anti-inflammatory drug-related urticaria and angioedema[J]. Journal of Allergy and Clinical Immunology, 2015, 136(2):245-51.

[48] Pichler W J, Adam J, Watkins S, et al. Drug hypersensitivity: how drugs stimulate T cells via pharmacological interaction with immune receptors[J]. International Archives of Allergy and Immunology, 2015, 168(1):13-24.

[49] Perkins J R, Sanak M, Canto G, et al. Unravelling adverse reactions to NSAIDs using systems biology[J]. Trends in Pharmacological Sciences, 2015, 36(3):172-180.

[50] Oussalah A, Mayorga C, Blanca M, et al. Genetic variants associated with drugs-induced immediate hypersensitivity reactions: a PRISMA-compliant systematic review[J]. Allergy, 2016, 71(4):443-462.

[51] Bunchorntavakul C, Reddy K R. Drug hepatotoxicity: newer agents[J]. Clinics in Liver Disease, 2017, 21(1):115-134.

[52] Böhm R, Cascorbi I. Pharmacogenetics and predictive testing of drug hypersensitivity reactions[J]. Frontiers in Pharmacology, 2016, 7:396.

[53] Nakazawa D, Masuda S, Tomaru U, et al. Pathogenesis and therapeutic interventions for ANCA-associated vasculitis[J]. Nature Reviews Rheumatology, 2019, 15(2):91-101.

[54] Vaglio A, Grayson P C, Fenaroli P, et al. Drug-induced lupus: traditional and new concepts[J]. Autoimmunity Reviews, 2018, 17(9):912-918.

[55] Barcellini W, Fattizzo B, Zaninoni A. Current and emerging treatment options for autoimmune hemolytic anemia[J]. Expert Review of Clinical Immunology, 2018, 14(10):857-872.

[56] 彭双清,郝卫东,伍一军.毒理学替代法[M].北京:军事医学科学出版社,2009.

[57] Kandarova H, Liebsch M, Schmidt E, et al. Assessment of the skin irritation potential of chemicals by using the SkinEthic reconstructed human epidermal model and the common skin irritation protocol evaluated in the ECVAM skin irritation validation study[J]. Alternatives to Laboratory Animals, 2006, 34(4):393-406.

[58] Yacoub M R, Berti A, Campochiaro C, et al. Drug induced exfoliative dermatitis: state of the art[J]. Clinical and Molecular Allergy, 2016, 14:9.

[59] Anderson S E, Siegel P D, Meade B J. The LLNA: a brief review of recent advances and limitations[J]. Journal of Allergy, 2011: 424203.

[60] 洪丽玲,周庆云.皮肤致敏反应体外替代方法的研究现状[J].实验动物科学,2012,29(6):60-63.

[61] 朱惠蕾.药源性剥脱性皮炎文献病例的分析[J].蚌埠医学院学报,2012,37(5):573-574.

[62] 杜秋,张晋萍.注射用头孢地嗪钠致剥脱性皮炎[J].药物不良反应杂志,2018,20(1):65-66.

[63] Chung W H, Hung S I. Recent advances in the genetics and immunology of Stevens-Johnson syndrome and toxic epidermal necrosis[J]. Journal of Dermatological Science, 2012, 66(3): 190-196.

[64] Posadas S J, Padial A, Torres M J, et al. Delayed reactions to drugs show levels of perforin, granzyme B, and Fas-L to be related to disease severity[J]. Journal of Allergy and Clinical Immunology, 2002, 109(1): 155-161.

[65] Chung W H, Hung S I, Yang J Y, et al. Granulysin is a key mediator for disseminated keratinocyte death in Stevens-Johnson syndrome and toxic epidermal necrolysis[J]. Nature Medicine, 2008, 14(12): 1343-1350.

[66] de Araujo E, Dessirier V, Laprée G, et al. Death ligand TRAIL, secreted by CD1a$^+$ and CD14$^+$ cells in blister fluids, is involved in killing keratinocytes in toxic epidermal necrolysis[J]. Experimental Dermatology, 2011, 20(2): 107-112.

[67] Duong T A, Valeyrie-Allanore L, Wolkenstein P, et al. Severe cutaneous adverse reactions to drugs[J]. Lancet, 2017, 390(10106): 1996-2011.

[68] Rowe C J, Robertson I, James D, et al. Warfarin-induced erythroderma [J]. Australasian Journal of Dermatology, 2015, 56(1): e15-e17.

[69] Schacht J, Talaska A E, Rybak L P. Cisplatin and aminoglycoside antibiotics: hearing loss and its prevention [J]. The Anatomical Record, 2012, 295(11): 1837-1850.

[70] Lanvers-Kaminsky C, Zehnhoff-Dinnesen A A, Parfitt R, et al. Drug-induced ototoxicity: mechanisms, pharmacogenetics, and protective strategies [J]. Clinical Pharmacology & Therapeutics, 2017, 101(4): 491-500.

[71] 王平荣.3起耳毒性药物致聋诉讼案例医法分析[J].法律与医学杂志,2003(4):204-206.

[72] 龙敏,陈蓉,王颖.氨基糖苷类抗生素耳毒性的药物防治方法研究进展[J].中国药房,2005(16):1264-1265.

[73] Karasawa T, Steyger P S. Intracellular mechanisms of aminoglycoside-induced cytotoxicity[J]. Integrative Biology(Camb), 2011, 3(9): 879-886.

[74] 杨宝峰,苏定冯.药理学[M].8版.北京:人民卫生出版社,2010.

[75] 张冰.中药安全与合理应用导论[M].北京:中国中医药出版社.2017.

[76] 彭成,肖小河,李梢,等.中药"毒与效"整合分析的研究进展和前沿分析[J].中国科学基金,2017,31(2):175-183.

[77] 彭成.中药毒理学新论[J].中药与临床,2014,5(2):1-3.

[78] 杜冠华,李莉,杨秀颖,等.中药毒之古今研究概况分析[J].中药药理与临床,2018,34(4):187-189.

[79] 赵梓邯,张琳,李文斌,等.中药毒性与安全性评价研究进展[J].中国实验方剂学杂志,

2018,24(20):208-216.

[80] 宋丽华.药物毒理学[M].北京:中国医药科技出版社,2016.

[81] Mollanooria Hasan, Shahrakibc Hojat, Rahmati Yazdan, et al. CRISPR/Cas9 and CAR-T cell,collaboration of two revolutionary technologies in cancer immunotherapy, an instruction for successful cancer treatment[J]. Human Immunology,2018,79(12): 876-882.

[82] 李琳,吕琳,陈金香,等.我国 GLP 规范与国际互认[J].中国药事,2008,22(7): 531-533.

[83] 周宗灿.毒理学基础[M].2版.北京:北京医科大学出版社,2000.

[84] 陈奇.中药药理研究方法学[M].3版.北京:人民卫生出版社,2011.

[85] 袁伯俊,王治乔.新药临床前安全性评价与实践[M].北京:军事医学科学出版社,1997.

[86] 刘建文.药理实验方法学——新技术与新方法[M].2版.北京:人民卫生出版社,2008.

[87] 唐蓉蓉.药品安全风险管理研究[D].宁波:宁波大学,2017.

[88] 罗雪燕,赖寒,陈绍成,等.美国药品上市后研究的监管制度及其对我国的启示[J].中国药房,2017,28(31):4330-4334.

[89] 郭晓昕,吴晔,任经天,等.药品上市后的风险管理[J].中国药物警戒,2004,1(1): 37-40.

[90] 赵喜萍.我国上市后药品风险管理体系研究[D].沈阳:沈阳药科大学,2012.

[91] 张程亮,高萍,赵丽等.中国药品不良反应信息通报15年回顾分析[J].药物流行病学杂志,2016,25(11):698-703.

[92] 张昊.制药企业药品上市后风险管理政府规定研究[D].沈阳:沈阳药科大学,2015.

[93] 任经天.浅谈我国药品上市后临床研究的监管[J].中国药物警戒,2007,4(2):68-74.

[94] 柯昌毅.我国药品上市后安全性再评价研究进展[J].中国药房,2010,21(21): 2001-2003.